# Se raconter pour sortir de l'impasse
## des troubles alimentaires

T0176402

Antonella Cavaleri Pendino

# Se raconter pour sortir de l'impasse des troubles alimentaires

Approche historico-culturelle d'une genèse
de l'auto-contrôle de la prise alimentaire

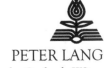

PETER LANG

Bern · Berlin · Bruxelles · Frankfurt am Main · New York · Oxford · Wien

Information bibliographique publiée par «Die Deutsche Bibliothek»
«Die Deutsche Bibliothek» répertorie cette publication dans la «Deutsche National-
bibliografie»; les données bibliographiques détaillées sont disponibles
sur Internet sous ‹http://dnb.ddb.de›.

Ouvrage publié avec l'appui de l'Université de Lausanne, la Fondation du
450e anniversaire de l'Université de Lausanne et de la Société Académique Vaudoise.

Photo couverture: Vulcano, Iles Eoliennes, Antonella Cavaleri Pendino ©

Réalisation couverture: Eva Rolli, Peter Lang AG

ISBN 978-3-03911-621-8

Imprimé en Allemagne

*Habitual compulsive eating can become a painful and an engrossing problem, almost a way of life.*

Susie Orbach

# Remerciements

Cette recherche n'aurait pas pu se réaliser sans le concours de l'équipe médicale de la Consultation de l'obésité et des troubles du comportement alimentaire, du CHUV, à Lausanne. Je l'en remercie vivement, en particulier les docteurs Vittorio Giusti et Eric Héraïef qui m'ont accueillie dans leur service. Je suis également reconnaissante envers toutes les personnes qui ont accepté de participer à cette recherche.

Je remercie également les Professeurs Michèle Grossen et Rémy Droz pour leur accompagnement depuis la germination du projet jusqu'à la parution de cette thèse sous la forme d'un livre. Je suis reconnaissante à la Professeure Christiane Moro, au docteur Vittorio Giusti et au Professeur Yves Clot pour leur participation au jury de thèse, pour leurs réflexions stimulantes et pour leurs judicieux conseils.

Cette présente recherche n'aurait pas pu aboutir sans le soutien, tout au long de ces années de thèse, de mon époux Ciro Pendino, de ma mère Maria-Giuseppa Cannella, de mon père Andrea Cavaleri et de ma belle-mère Maria Innamorato. Je leur en sais profondément gré.

Je remercie également mes amies et amis avec lesquels j'ai fait un bout de chemin. Chaque rencontre a nourri ma réflexion. Je suis en particulier redevable à Louis-Philippe L'Hoste, Sylvie Berlie, Christian Brokatzky, Martine Rossel, Isabelle Vez, Caroline Cortolezzis, Véronique Di Vetta, Karin Athanasiadès et Olivier Taramarcaz.

Pour terminer, je remercie Marcel Weder des Editions Peter Lang pour ses précieux conseils, son écoute et sa patience.

# Table des matières

*Seconde partie*
*Analyse d'une genèse de l'auto-contrôle de la prise alimentaire*

XII

# Préface

Objet de nombreux débats publics, préoccupation constante des institutions en charge de la santé publique, les troubles alimentaires occupent une large place dans la littérature médicale et psychologique spécialisée. Les travaux effectués dans ces domaines portent sur les causes de ces troubles et les divers moyens thérapeutiques d'y remédier. Parmi ces derniers, figurent non seulement les traitements somatiques (médicaments, interventions chirurgicales, etc.) ou diététiques (régimes alimentaires de toute sorte), mais aussi la prise en charge psychologique, laquelle peut s'effectuer à partir d'approches théoriques différentes et dans des dispositifs thérapeutiques variés.

C'est sur l'un de ces dispositifs que cet ouvrage se penche en analysant le déroulement d'un groupe de cinq patientes réunies, sous la conduite de deux thérapeutes, pour une durée de treize séances dans le but de remédier à leurs troubles alimentaires. Au centre de ce travail, un héros: le carnet alimentaire dans lequel les patientes doivent consigner tout ce qu'elles mangent et relever certains éléments liés à leur alimentation. Au point de départ de l'analyse, une énigme qui se présente bien vite à l'auteure: l'une des patientes, à la cinquième séance, ne remplit plus son carnet. Et c'est sur cet événement, à première vue insignifiant, que Antonella Cavaleri Pendino réussit le miracle de nous tenir en haleine en nous associant à son propre travail de découverte. Par un travail d'analyse fin et subtil qui connaît divers rebondissements, elle nous invite à suivre le fil du raisonnement qui permettra d'inscrire cet événement dans un cadre plus large: celui du processus thérapeutique par lequel les patientes en viennent peu à peu et au gré de leurs échanges, à donner une signification personnelle à leurs troubles alimentaires. Il s'agit ici d'opérer un travail d'objectivation à partir d'une observation clinique qui s'est imposée facilement, défi que l'auteure relève avec une rigueur à la fois théorique et méthodologique.

Proposant une histoire sociologique des pratiques alimentaires qui s'appuie entre autres sur les travaux de Norbert Elias, livrant un compte

rendu de certains écrits cliniques sur les troubles alimentaires (en particulier ceux d'orientation cognitivo-comportementaliste), ce travail
présente sur le plan théorique une double originalité: celle de se référer à la psychologie historico-culturelle de Vygotski et à ses développements actuels pour analyser les processus interactionnels à l'œuvre
dans une psychothérapie (ces travaux sont en effet plus souvent con-
nus pour leurs avancées dans le domaine du développement et de
l'apprentissage); celle d'articuler les apports de Vygotski à ceux de
deux auteurs d'envergure: Mikhaïl Bakhtine, théoricien du langage
généralement mieux connu par les linguistes que par les psychologues,
et Paul Ricœur dont l'association avec Vygotski ouvre des pistes intéressantes. De Vygotski, l'auteure retient, et surtout clarifie, des concepts comme ceux d'outil, signe, médiation sémiotique; de Bakhtine,
elle retient la notion de genre de discours; de Ricœur, enfin, elle reprend la notion de récit.

L'articulation de ces trois apports théoriques fournit les outils nécessaires pour s'attaquer à l'analyse du processus thérapeutique en
jeu dans le groupe, autrement dit pour appréhender un phénomène
complexe à plusieurs égards. Complexe non seulement parce que le
changement ne se produit pas toujours là où le chercheur s'attend à
l'observer (c'est-à-dire dans la situation thérapeutique), mais aussi parce
que le changement est de nature psychologique et échappe par con-
séquent à l'observation directe. Tout le problème est donc de savoir
sur quelles traces observables le chercheur peut s'appuyer pour faire
des inférences sur le fonctionnement psychologique du sujet. Mais à
ces deux difficultés, s'en ajoute une troisième. En effet, il est courant
de parler d'«échec» ou de «réussite» d'une thérapie. Mais comment
définir ce qui est échec et réussite? De quel point de vue faut-il définir
ces termes? Ainsi, un «échec» du point de vue du thérapeute peut être
une «réussite» du point de vue du patient, et vice-versa. De même, ce
qui pour l'observateur peut à première vue apparaître comme un
échec (en l'occurrence la non-utilisation du carnet alimentaire) peut
se révéler, à certains égards, une réussite.

Comment donc analyser ce processus thérapeutique? En réponse
à cette question, l'auteure se centre sur deux éléments principaux: les
productions discursives des membres du groupe et le rôle de l'objet

matériel que constitue le carnet alimentaire. Au centre de son analyse des productions discursives, on trouve donc le récit. Toutefois, il ne s'agit pas pour l'auteure de souligner, comme d'autres l'ont déjà fait, le rôle du récit dans le processus thérapeutique, mais bien de montrer que tous les récits ne s'équivalent pas. Il ne suffit donc pas que la patiente «fasse récit» (pour reprendre l'expression de l'auteure), mais qu'elle produise certains types bien particuliers de récits, qu'elle le fasse dans une certaine temporalité et un certain cadre. Par ailleurs, l'analyse effectuée montre bien qu'un récit, loin d'être une production discursive individuelle, s'appuie sur les productions des autres membres du groupe, ainsi que sur d'autres discours qui, dans la société, se tiennent sur l'alimentation, l'image du corps, les régimes alimentaires, etc. Comme le montre l'auteure, un récit est donc une construction collective qui participe de la formation du groupe lui-même et constitue le socle sur lequel chaque membre du groupe peut petit à petit construire un récit qui rend compte de sa propre expérience et de la signification qu'il lui donne.

Quant à l'objet matériel sur lequel repose en partie la thérapie analysée, à savoir le carnet alimentaire, il est pris au sérieux puisqu'il prend pratiquement le statut de partenaire de la thérapie ou mieux, de co-thérapeute. Il n'est donc pas un simple élément de décor du dispositif ou un simple stimulus à l'interaction, mais bien un artefact (au sens à la fois d'outil et d'artifice) mis au service de la dynamique relationnelle et de l'élaboration psychique effectuée par les patientes. Dans l'analyse proposée ici, l'objet matériel (le carnet) et la production discursive des patientes (leurs récits) sont examinés conjointement et les relations qu'ils entretiennent sont considérées comme une source d'élaboration psychique.

Tout ceci ne se fait toutefois pas sans heurts, et c'est l'un des aspects les plus stimulants de ce travail. En effet, alors que de nombreuses recherches sur la relation médecin-patient insistent sur la compliance du patient, l'auteure met l'accent, dans une certaine mesure, sur la désobéissance dans le processus thérapeutique. Comme l'ont montré certains spécialistes du développement de l'enfant (pour ne penser qu'à René Spitz par exemple), la désobéissance fait partie du développement normal de l'enfant et constitue à ce titre une étape cruciale dans le processus de différenciation entre soi et autrui, donc dans la formation de la personne. S'appuyant notamment sur les concepts de mêmeté et d'ipséité de Ricœur, les résultats obtenus au terme d'une analyse passionnante montrent que la désobéissance constitue une étape importante du processus thérapeutique et conduit la personne à se prendre elle-même pour objet de pensée. Elle constitue donc une voie vers l'auto-réflexivité. C'est dire en d'autres termes que le changement psychologique ne se fait pas seulement *avec* l'autre ou *au travers de* l'autre, mais aussi *contre* l'autre. Tout ceci nous permet de penser que l'évolution observée en cours de thérapie passe par ce jeu entre désobéissance et compliance, réflexion qui ouvre des pistes intéressantes pour d'autres champs d'étude.

Michèle Grossen
Université de Lausanne

# Introduction

A l'origine de cette recherche, il y a un étonnement: comment se fait-il que dans notre société tant de personnes, en particulier des femmes, contrôlent leurs prises alimentaires et s'imposent des privations alimentaires sévères alors que l'alimentation n'a jamais été aussi abondante? La littérature médico-psychologique sur cette question est traversée par un large consensus: c'est pour répondre à un idéal culturel de minceur que beaucoup de personnes s'auto-contraignent de la sorte. Mais comment un phénomène d'origine culturelle est-il «intériorisé» par des individus? En d'autres termes, comment un phénomène interpsychologique se transforme-t-il en processus intrapsychologique? A cette seconde question, il n'y a pas vraiment de réponse.

L'objectif de cette recherche est de combler cette lacune en réalisant l'analyse d'une genèse de l'*auto-contrôle de la prise alimentaire* sur la base d'observations empiriques. Cette appellation générique est utilisée comme synonyme de *pratiques alimentaires restrictives*, que celles-ci soient considérées comme socialement normales ou pathologiques: des régimes ou des diètes jusqu'aux *troubles des conduites alimentaires*. L'auto-contrôle de la prise alimentaire implique des transformations physiques, psychiques et comportementales chez les personnes qui le pratiquent.

Pour pouvoir me baser sur des données empiriques, j'ai commencé par recenser dans l'Arc lémanique les consultations traitant de problèmes d'obésité et proposant des méthodes pour contrôler la prise alimentaire. Mon choix s'est arrêté sur une consultation dans un hôpital universitaire, spécialisée dans les problèmes liés à l'obésité et aux troubles alimentaires. Depuis les années nonante, celle-ci s'est spécialisée dans le traitement des troubles du comportement alimentaire car il s'est avéré que 67% des personnes consultant pour un problème de surpoids souffraient de troubles du comportement alimentaire (Giusti, 2004). Une vaste offre thérapeutique y est proposée allant de consultations médicales et diététiques à des thérapies cognitivo-comportementales (TCC) selon le modèle de W. Agras (1988). En collaboration avec le service de chirurgie de cet hôpital, plusieurs types d'opérations chirurgicales y sont également réalisées telles que le *bypass gastrique* (Suter & Giusti, 2005) ou le *cerclage gastrique* (Giusti et al., 1999).

Après avoir obtenu le feu vert de la commission d'éthique de l'hôpital, l'accord du personnel hospitalier et le consentement éclairé des personnes concernées, plusieurs types de consultations ont été filmées: le moment charnière de l'entrée dans la consultation, un groupe diététique et une thérapie d'inspiration cognitivo-comportementale (TCC) destinée à des femmes souffrant d'hyperphagie boulimique, c'est-à-dire n'étant pas ou plus capables, entre autres, de contrôler elles-mêmes la qualité et la quantité d'aliments qu'elles ingèrent.

Au visionnement de l'ensemble de ce matériau, mon attention a été retenue par la thérapie TCC car un de ses objectifs est précisément le développement de l'auto-contrôle de la prise alimentaire. Ce groupe thérapeutique est conduit par deux thérapeutes, un médecin et une psychiatre, et est destiné à cinq patientes. Entre chaque séance, les participantes doivent annoter un carnet alimentaire, dans lequel elles inscrivent leurs prises alimentaires ainsi que les émotions qui y sont associées. Pendant les séances, les contenus annotés servent de base pour la conduite de l'action thérapeutique.

En examinant le déroulement de cette thérapie, j'ai été frappée par un fait non conforme à la démarche-type dans ce genre de thérapie: à partir de la séance V, une des participantes ne restitue plus son carnet alimentaire. Aux séances suivantes, les carnets sont globalement moins annotés par toutes les participantes sauf une. Dans les post-entretiens, le médecin et les participantes interviewés considèrent que l'utilisation des carnets a été un échec. Or, la non-restitution des carnets ne pourrait-elle pas être le signe de processus thérapeutiques non pris en compte dans ce type d'approche? La thèse soutenue dans cette recherche est que, tout au long de la thérapie, les carnets sont utilisés comme des médiateurs dans les interactions entre thérapeutes et participantes. La non-restitution des carnets est un indice d'une transformation structurelle et fonctionnelle de la médiation opérée par les carnets. Les analyses montreront que ces changements permettent des transformations de nature intrapsychologique chez les participantes:

un changement de rapport au carnet induit un changement de rapport à soi. Toutefois ce processus de transformation du carnet, en tant que ressource, en source de développement personnel, n'advient pas de manière automatique. Les participantes, par leur opposition à l'injonction d'annoter leur carnet et par leur utilisation créative du genre faire récit avec le support du carnet, ont une part très active dans ce processus.

Pour étayer cette thèse, une méthode d'analyse de données composées d'interactions orales et médiatisées par des objets est nécessaire. La première partie de cette recherche, composée de deux chapitres, retrace le chemin parcouru pour élaborer une méthodologie de recherche permettant l'analyse d'une genèse de l'auto-contrôle de la prise alimentaire chez des femmes diagnostiquées comme souffrant d'hyperphagie boulimique dans le cadre d'une consultation thérapeutique.

Dans le premier chapitre, j'ai réalisé une revue de la littérature existant sur ce sujet en y incluant les pratiques considérées comme normales (régimes, diètes) et pathologiques (troubles des conduites alimentaires). Le nombre de références en lien avec la question des restrictions alimentaires dans le champ médico-psychologique se chiffre par milliers. Cette littérature s'est développée de manière exponentielle depuis les années septante. On est donc en présence d'un phénomène récent et socialement sensible. Dans le même temps, on s'aperçoit que les thèmes qui émergent sont hétérogènes et les objets de recherche morcelés.

En ce qui concerne plus précisément la genèse des pratiques d'auto-contrôle de la prise alimentaire, comme énoncé plus haut, elle est considérée de manière consensuelle comme étant d'origine culturelle: les individus, en particulier les femmes, restreignent leurs prises alimentaires en quantité et en qualité pour répondre à un idéal culturel de minceur. Néanmoins, il n'y a pas de recherche, à ma connaissance, prenant pour objet le passage de ce phénomène culturel à des pratiques intériorisées. Or, pour combler cette lacune, il ne suffit pas de poursuivre une énième recherche en prenant appui sur un des courants actuels qui ont pour objet d'analyse les conduites alimentaires. En effet, toutes ces approches reposent sur une conception dualiste des phénomènes psychiques et physiques d'une part, individuels et sociaux d'autre part. Elles n'offrent donc pas un cadre conceptuel et méthodologique pertinent pour l'analyse d'un phénomène passant de l'inter- à l'intra-individuel puisque l'inter- et l'intra- sont considérés comme des entités distinctes.

Pour le montrer, je focaliserai l'analyse sur le courant du cognitivo-comportementalisme. Il est dominant dans le champ de la clinique, tant au niveau théorique qu'à celui de ses applications thérapeutiques. De plus, il est utilisé comme cadre de référence dans la consultation où j'ai recueilli mes données (Héraïef, 1992). Cette analyse montrera que, dans cette approche, le culturel est conçu comme ayant une influence sur l'individu, dont un des vecteurs principaux de transmission serait les images (comme celles publiées dans les medias). Un des exemples classiques donnés pour affirmer que l'idéal de minceur est d'origine culturelle est la référence aux tableaux de nus du XVII$^e$ siècle réalisés par le peintre Rubens montrant des femmes aux formes généreuses. La preuve serait faite que l'idéal féminin de beauté change au cours des siècles et serait donc d'origine culturelle et non génétique. On pourra en déduire que ces approches reposent sur l'idée qu'un phénomène culturel est intériorisé par des individus par une simple translation: ce qui est «dehors» se retrouverait «dedans» par un effet de reflet.

A la fin de ce premier chapitre, je présenterai les résultats de recherches réalisées par des historiens qui remettent en question les explications simplistes des tenants du courant cognitivo-comportemental au sujet de la genèse sociale de l'auto-contrôle de la prise alimentaire. Les travaux de Stephen Mennell montrent ainsi que l'auto-contrôle de la prise alimentaire s'est développé en Occident au travers d'un processus séculaire de civilisation des mœurs, au sens que lui donne le sociologue Norbert Elias, en fonction de changements géo-politiques et économiques importants. Ceux-ci vont de pair avec une transformation comportementale et psychique des individus, dont un des changements majeurs est le développement du contrôle de soi et de ses affects. C'est dans ce cadre qu'il faut réinsérer la genèse de l'auto-contrôle de la prise alimentaire. Je prendrai également appui sur les travaux de Brian Turner qui retracent l'histoire de la naissance de la diététique moderne au XIX$^e$ siècle. Cet auteur montre que le développement de cette pratique a permis un accroissement des contraintes sur les individus grâce à de nouveaux *discours*, dans le sens donné par Michel Foucault. Ces discours se matérialisent dans un ensemble de corps de connaissances et de techniques, tels que les tabelles, les balances, etc. Ce sont ces nouvelles pratiques discursives qui ont également servi de support au développement de l'auto-contrôle de la prise alimentaire en Occident.

Ces recherches historiques sont très instructives. Néanmoins, elles ne permettent pas d'analyser comment, à partir de corps de connaissances et de techniques, des individus changent également psychiquement et émotivement. Ces historiens étudient le développement de l'auto-contrôle de la prise alimentaire sur plusieurs siècles pour mettre en évidence des évolutions à l'échelle sociétale. On ne peut donc pas reprendre leur approche telle quelle pour réaliser une analyse psychologique centrée sur l'observation directe d'une genèse de l'auto-contrôle de la prise alimentaire avec des unités temporelles beaucoup plus courtes.

Ces recherches m'inviteront donc à poser la question de l'auto-contrôle de la prise alimentaire en des termes nouveaux et à chercher une approche psychologique qui étudie le développement de l'humain en tant qu'être historique. Ce sera l'objet du second chapitre. Je montrerai que l'école historico-culturelle est celle qui est théoriquement la plus pertinente pour l'analyse d'une genèse de l'auto-contrôle de la prise alimentaire. Son objet est précisément *l'histoire du développement des fonctions psychiques supérieures* médiatisées par *les signes* et *les instruments* – selon la terminologie de son fondateur, le psychologue russe Lev Vygotski (1896-1934). Cette médiation par les signes et les instruments permet la transformation de soi-même et de ses capacités de production. C'est par l'entremise de ces médiations que les humains se transmettent, de génération en génération, leur patrimoine historique et culturel.

Toutefois, pour résoudre les problèmes théoriques auxquels se heurtent les courants classiques en psychologie dans l'analyse de la genèse culturelle d'un phénomène psychique et comportemental, il ne suffira pas de présenter la théorie historico-culturelle de Vygotski, ni les développements conceptuels réalisés par des Post-vygotskiens car la clef du problème se situe plutôt à un niveau épistémologique. Dans les années vingt et trente, Vygotski remet déjà en question les approches psychologiques de son temps en montrant précisément que la psychologie depuis sa création, en tant que discipline scientifique, a été confrontée au problème de la définition de son objet d'étude: s'agit-il de l'étude de l'homme en tant qu'être doté de conscience et capable de réaliser des œuvres culturelles, comme des œuvres d'art par exemple? Ou faut-il se restreindre à l'étude des comportements biologiques que l'homme a en commun avec les animaux (réflexes, comportements, etc.)? Un des principaux reproches que Vygotski adresse aux différentes approches psychologiques de son temps est qu'aucune n'a dépassé une appréhension dualiste des phénomènes physiques et psychiques. L'objectif de ce psychologue est de proposer une solution épistémologique originale basée sur les principes – que je définirai – du *monisme*, de la *dialectique* et du *réalisme-matérialisme* permettant d'ouvrir une voie méthodologique nouvelle pour l'étude de *l'histoire du développement des fonctions psychiques*, que Vygotski qualifie de *supérieures*, tels que la pensée conceptuelle, la mémoire logique, le calcul mental, l'attention volontaire et la conscience de soi.

Après avoir esquissé les fondements épistémologiques de la *théorie historico-culturelle*, je présenterai le modèle de la *conscience* conçue en tant que *système médiatisé par des signes* tel qu'il a été élaboré par Vygotski. Mais, on peut d'ores et déjà signaler que ce psychologue, au cours de sa brève existence, a surtout développé les aspects théoriques de son approche. Il reste à rendre opérationnelles les pistes méthodologiques qu'il proposait. Pour créer mes propres unités d'analyse – englobant des phénomènes interpsychologiques et intrapsychologiques – je m'appuierai sur les prémisses épistémologiques et théoriques proposées par Vygotski en les enrichissant des apports post-vygotskiens. Mais je serai confrontée à une nouvelle difficulté car ceux-ci ont été réalisés principalement dans les champs de l'apprentissage en contextes formels ou informels, ainsi que dans ceux du développement de l'enfant et de l'analyse du travail. Ces domaines n'ont pas de lien direct avec les conduites alimentaires et leur développement, ni avec l'analyse d'actions thérapeutiques. Néanmoins, l'œuvre de Vygotski a, à mon avis, un potentiel encore peu exploité dans le domaine thérapeutique. Dans ce but, on approfondira certains concepts introduits par des Post-vygotskiens et on procédera à un retour à leur source théorique: la notion de *genre du discours* telle qu'elle a été définie par le linguiste russe Mikhaïl Bakhtine et les notions de *récit* et d'*identité* chez le philosophe Paul Ricœur.

A la fin de la première partie, je présenterai la solution conceptuelle et méthodologique, issue de l'école historico-culturelle, qui servira de base pour l'analyse du développement de l'auto-contrôle de la prise alimentaire chez des femmes souffrant d'hyperphagie par leur participation à une thérapie d'inspiration cognitivo-comportementale. A partir de ces prémisses théoriques, la seconde partie sera dévolue à l'étude empirique de celle-ci. Les résultats seront présentés en quatre chapitres:

- Dans le premier, je montrerai comment les interactions entre thérapeutes et participantes sont organisées en *genre du discours* au sens de Bakhtine. Des types relativement stables d'énoncés peuvent être repérés dans les échanges entre thérapeutes et participantes. Le genre du discours le plus important est celui que je nommerai faire récit. La narration se révélera être l'activité principale pendant les séances de thérapie.
- Dans le deuxième, je focaliserai les analyses sur le rôle pris par les carnets alimentaires au cours des interactions entre thérapeutes et participantes et en examinerai l'évolution au cours de l'ensemble de la thérapie. Je montrerai que l'usage du carnet se modifie à partir de la séance V. On assiste à une transformation profonde dans la «nature» même de la médiation réalisée par les carnets.
- Dans le troisième, ce sera le genre faire récit qui sera l'objet de mon attention. J'introduirai la notion d'*opérateur psychologique* pour qualifier la manière dont la narration est utilisée, conjointement avec les carnets, pour avoir une action orientée vers le sujet. J'examinerai également les thèmes présents dans les *histoires* coracontées par les participantes et les thérapeutes et en montrerai

l'évolution au fil de la thérapie.[1] Ce long détour me permettra de construire des indicateurs indirects de traces de développement intrapsychologique chez les participantes.

– Dans le dernier chapitre, je me baserai sur ces indicateurs pour montrer comment les participantes ont évolué au cours de l'ensemble de la thérapie.

La problématique de la genèse de l'auto-contrôle de la prise alimentaire me conduira ainsi à proposer une approche méthodologique nouvelle de la clinique des troubles des conduites alimentaires. Elle me permettra de clarifier la question du rôle d'une médiation sémiotique dans la genèse sociale de processus intrapsycholologiques. Elle me conduira également à élaborer une méthode d'analyse originale des processus thérapeutiques en jeu dans une thérapie de groupe ainsi qu'à esquisser une approche clinique novatrice des troubles des conduites alimentaires.

---

1    Le terme de faire récit sera utilisé pour qualifier un genre spécifique d'activité entre thérapeutes et participantes. Dans le déroulement de cette activité, je distinguerai d'une part le niveau de l'*histoire*, c'est-à-dire le contenu narratif; d'autre part le niveau du *processus de narration*, c'est-à-dire le type spécifique d'interaction entre les participantes et les thérapeutes (voir chapitre III, seconde partie).

# Première partie

## Fondements pour l'étude d'une genèse de l'auto-contrôle de la prise alimentaire

Cette première partie, composée de deux chapitres, retrace le chemin parcouru pour développer une *méthodologie* de recherche sur laquelle prendre appui pour analyser une genèse de l'auto-contrôle de la prise alimentaire. Dans le paradigme historico-culturel vygotskien, le terme de méthodologie ne renvoie pas seulement aux techniques et procédures d'investigation empirique, mais d'abord et surtout à ce qui est de l'ordre de la pratique d'une science et de la construction de son objet (Rochex, 1979).

Dans le premier chapitre, une revue de la littérature médico-psychologique sur la question de la genèse de l'auto-contrôle de la prise alimentaire avancera l'idée que cette problématique ne peut être traitée à partir des prémisses épistémologiques dominantes en psychologie car elles reposent sur une appréhension dualiste des phénomènes interpsychologiques et intrapsychologiques.

Pour élaborer une méthodologie de recherche permettant l'analyse du passage d'un phénomène culturel à son appropriation individuelle, trois problèmes, ayant en arrière-fond des implications épistémologiques et théoriques, devront être résolus dans le second chapitre:

- Le premier est le repérage d'unités d'analyse incluant des phénomènes physiques et sociaux observables, et des phénomènes psychiques apparemment non observables. Autrement dit, il faudra trouver des unités d'analyse incluant des séquences d'interactions entre thérapeutes et participantes dans lesquelles les interactants utilisent le langage et les carnets alimentaires à des fins thérapeutiques.
- Le deuxième est l'élaboration d'indicateurs du développement intrapsychologique chez les participantes au cours de la thérapie analysée.
- Le dernier est de trouver un mode de description et d'analyse de la manière dont les carnets et le langage sont utilisés par les thérapeutes et les participantes pendant les séances de thérapie.

# I. Genèse de l'auto-contrôle de la prise alimentaire

Ce chapitre a pour objectif la réalisation d'une revue de la littérature médico-psychologique sur le thème de la genèse de l'auto-contrôle de la prise alimentaire. Il s'agit de montrer comment cette question est traitée dans les différents courants de pensée, d'en dégager les résultats essentiels et d'en montrer les limites. Je commencerai par analyser la manière dont est traitée la question de l'auto-contrôle de la prise alimentaire dans cette littérature abondante et très hétérogène, en montrant en quels termes est problématisée la question de l'auto-contrôle de la prise alimentaire. Le premier constat qui en émergera est que cette question traverse plusieurs champs théoriques et thématiques avec des terminologies différentes. Pour parcourir ce vaste champ littéraire, le thème des «régimes», ou *«diets»* en anglais, servira de fil conducteur pour la présentation de l'ensemble du chapitre car il a des ramifications dans les champs des pratiques catégorisées comme normales et pathologiques. Le terme de «régime» sera utilisé dans une acception large, c'est-à-dire comme synonyme de pratique impliquant des restrictions alimentaires en vue de perdre du poids.

J'analyserai également comment les tenants de différents courants de pensée expliquent la question de la genèse des pratiques d'auto-contrôle de la prise alimentaire en m'appuyant plus précisément sur l'exemple du courant cognitivo-comportemental pour examiner cette question. Je montrerai les apports et les impasses de ce courant lorsqu'il tente d'expliquer le passage d'un phénomène culturel, comme les régimes, à des pratiques individuelles.

Ce chapitre se terminera par la présentation de recherches récentes d'historiens. Je me baserai sur ces résultats pour remettre en cause les explications habituellement présentées dans la littérature médico-psychologique, et cognitivo-comportementale en particulier, au sujet de la genèse des pratiques d'auto-contrôle de la prise alimentaire. De là, il sera possible de poser cette problématique en des termes nouveaux.

# 1. L'auto-contrôle de la prise alimentaire dans la littérature médico-psychologique

La littérature sur les «diètes» ou les «régimes» dans le champ médico-psychologique s'est développée de manière exponentielle depuis les années septante. Mais on peut d'emblée mentionner que cette abondante production scientifique se laisse difficilement cerner, à tel point que Brownell et Rodin (1994) qualifient ce phénomène de *Maelström de régimes («dieting Maelstrom»)*. En plus, la définition de ce que comprend le terme de «régime» est floue: sous cette même appellation se retrouvent des pratiques qui vont de l'alimentation équilibrée à des diètes hyper-restrictives.

Deux raisons peuvent être avancées pour comprendre cet imbroglio scientifique. Premièrement, le phénomène des régimes peut être considéré comme un *phénomène social total* au sens de Marcel Mauss (1950) dans la mesure où il touche le corps, l'esprit et la société. Nous assistons donc à une multiplication des points de vue en fonction des nombreuses disciplines qui étudient le phénomène. Deuxièmement, les comportements alimentaires actuels posent des problèmes complexes de santé publique. En effet, la pratique des régimes se trouve au cœur de deux problématiques: du côté de la clinique des troubles psychiques liés à l'alimentation, la pratique de régimes sévères est considérée comme un trait central de ces pathologies, voire comme leur déclencheur; du côté de la médecine, les régimes ont été pendant longtemps considérés comme une réponse potentielle au problème de l'obésité.[1] Cette opposition de points de vue a conduit à

---

[1]    Dans le DSM-IV (American Psychiatric Association, 1996), les troubles psychiques en rapport avec l'alimentation sont qualifiés de *«troubles des conduites alimentaires»* et caractérisés par des perturbations graves du comportement alimentaire. *L'anorexie mentale* et la *boulimie* sont les deux diagnostics spécifiques distingués. En résumé, les critères diagnostiques de l'anorexie seraient le refus de maintenir le poids corporel minimum normal pour l'âge et la taille, la peur intense de prendre du poids ou de devenir gros, l'altération de la perception du poids ou de la forme de son propre corps, l'influence excessive du poids ou de la forme corporelle sur l'estime de soi, et pour finir, l'aménorrhée. Quant à la boulimie, les

des débats contradictoires sur les pratiques diététiques et leur bien-fondé[2].

Sans entrer dans les méandres de ce débat, certaines tendances actuelles peuvent être mises en évidence dans le champ de l'obésité et dans celui des troubles psychiques liés à l'alimentation. Après avoir prescrit pendant des années des régimes sévères, le champ médical du traitement de l'obésité a maintenant tendance à se modifier pour plusieurs raisons. Tout d'abord, des études ont montré que 90 à 95% des personnes qui perdaient du poids le reprenaient à long terme (Rosenbaum, Leibel & Hirsch, 1997). Ensuite, le rôle des facteurs héréditaires dans la détermination du poids corporel a été mis en évidence grâce à des recherches où étaient comparés les poids de jumeaux élevés séparément (Rosenbaum, Leibel & Hirsch, 1997; Stunkard et al., 1990). Quant au lien entre excès pondéral et morbidité, voire mortalité, il est apparu qu'il avait été surévalué dans le cas de l'obésité modérée.[3] Enfin, le corps médical est devenu de plus en plus conscient des aspects normatifs de la minceur en tant qu'idéal (Connors & Melcher, 1993; Kassirer & Angell, 1998). C'est pourquoi, actuellement dans un nombre de plus en plus élevé de consultations médicales, l'objectif est de stabiliser le poids, voire si possible de le faire baisser jusqu'à un poids qui diminue les risques de maladies associées à la

---

signes distinctifs seraient la survenue de crises régulières de boulimie. Celles-ci sont définies d'une part, par l'absorption d'une quantité de nourriture largement supérieure à ce que la plupart des gens absorberaient en une période de temps similaire et dans les mêmes circonstances; et, d'autre part, par un sentiment de perte de contrôle sur le comportement alimentaire pendant la crise. En conséquence, la personne aurait des comportements compensatoires inappropriés tels que des vomissements provoqués, l'abus de purgatifs, le jeûne ou la pratique excessive de l'exercice physique. De plus, l'estime de soi serait influencée de manière excessive par le poids et la forme corporelle. La catégorie de *trouble des conduites alimentaires non spécifié* a été ajoutée afin de classer les troubles qui ne remplissent pas les critères d'un trouble spécifique des conduites alimentaires.

2    Pour une revue des différentes positions voir Brownell, 1994.

3    Se basant sur le calcul de l'Index de Masse Corporelle – abrégé par BMI *(Body Mass Index)* –, qui s'obtient en divisant le poids corporel par la taille au carré (kg/m$^2$), Garrow (1981) a proposé une classification des types d'obésité en lien avec le risque d'accidents cardiovasculaires. On parle d'obésité modérée à partir d'un BMI de 30 kg/m2 et d'obésité morbide au-delà de 40 kg/m2.

surcharge pondérale dans le cas de l'obésité morbide (Kassirer & Angell, 1998). Quant aux régimes prescrits, s'il y en a, ils sont modérés et équilibrés, c'est-à-dire contenant des lipides, des glucides et des hydrates de carbones (Di Vetta, Clarisse & Giusti, 2005). Dans le cas particulier de l'obésité sévère, la chirurgie bariatrique, associée au dépistage et au traitement des troubles alimentaires, permet une réduction importante du poids (Giusti, 2006).

Suite aux travaux pionniers de Hilde Bruch (1988), dans le champ de la psychiatrie et de la psychologie, les conceptualisations de la souffrance psychique liée à l'alimentation se sont insérées dans le cadre des différentes écoles traditionnelles de pensée: psychanalyse (Brusset, 1977; Jeammet, 1988), systémique (Selvini Palazzoli, 1978) et cognitivo-comportementalisme (Agras, 1988; Fairburn & Cooper, 1989). Mais il y a également des tendances nouvelles comme les approches psychodynamique féministe (Lawrence & Dana, 1990; Orbach, 1978; 1987) et ethnopsychiatrique (Gordon, 1992). Dans la majorité de ces théories, le symptôme lié à la prise alimentaire n'est considéré que comme le signe apparent d'un trouble plus général qu'il s'agit de traiter globalement; dans les approches cognitivo-comportementales, au contraire, le symptôme du trouble lié à l'alimentation est considéré comme principal et le traitement est focalisé sur celui-ci. Quant à l'étiologie des troubles des conduites alimentaires, plusieurs auteurs de différentes écoles (Bruch, 1988; Garner & Garfinkel, 1980; Garner et al. 1980, Lawrence & Dana, 1990; Orbach, 1978; Selvini Palazzoli, 1978) ont souligné le lien entre la pression sociale à être mince et le développement des régimes.

De cette brève présentation, deux constats s'imposent. Le premier est que les études cliniques dominent le champ de la recherche et que, corollairement, les pratiques diététiques effectives des personnes souffrantes sont peu connues (Brownell & Rodin, 1994; Connors & Melcher, 1993). Le second constat est que tous les auteurs cités ont une approche centrée sur l'individu, bien que tous reconnaissent, à des degrés variables, le rôle de facteurs culturels dans la genèse des pratiques de restriction alimentaire. Toutefois, il y a des exceptions comme les approches systémique, féministe et ethno-psychiatrique qui s'opposent au dualisme individu/société, mais toutes trois restent centrées sur le versant clinique des pratiques diététiques, c'est-à-dire qu'elles analysent l'individu souffrant – ou la famille dans le cas de la systémique – indépendamment des conditions institutionnelles et macro-sociales dans lesquelles les consultations se déroulent. Ces deux constats soulèvent plusieurs questions. Premièrement, dans quelle mesure est-il pertinent de tirer des enseignements sur les pratiques diététiques à partir d'études cliniques? Cette question en pose une autre à son tour: y a-t-il un *continuum* entre des pratiques diététiques considérées comme normales et celles considérées comme pathologiques? Si tel est le cas, cela signifierait que les troubles liés à l'alimentation sont causés, entre autres, par la pratique de diètes sévères; dans le cas contraire, ce serait postuler que les gens qui pratiquent des régimes et ceux qui développent des troubles psychiques liés à l'alimentation n'ont pas une problématique centrale commune. En fait, il n'y a pas de consensus à ce propos dans la littérature: les uns soutiennent l'hypothèse du *continuum* comme Garner & Garfinkel (1980) et Nylander (1971), alors que d'autres comme Bruch (1988), Selvini Palazzoli (1978) soutiennent le contraire.[4] Toutefois, il y a une tendance actuelle dans la littérature à englober dans le champ du pathologique toute une série de signes cliniques qui jusqu'à présent n'avaient pas été considérés comme pathologiques. Par exemple, le diagnostic de *trouble des conduites alimentaires non spécifié* a été introduit dans la dernière version en date du DSM-IV (American Psychiatric Association, 1996).[5]

---

4     Pour une revue de la littérature sur la question du *continuum* ou de la rupture entre régimes et troubles des conduites alimentaires voir Chesters (1994); Polivy & Herman (1987).

5     Le terme de trouble des conduites alimentaires non spécifié correspond au terme anglo-saxon *eating disorder not otherwise specified* (EDNOS). Quant à *l'hyperphagie boulimique* – traduction de *binge eating disorder* (BED), elle est considérée comme un exemple spécifique de *trouble des conduites alimentaires non spécifié*. Le diagnostic de *binge eating disorder (BED)* a été proposé en 1992 (Walsch, 1992, cité par Agras et al., 1995). Ses critères diagnostiques sont la présence d'épisodes récurrents de crises de boulimie, en l'absence d'un recours régulier aux comportements compensatoires inappropriés caractéristiques de la boulimie (American Psychiatric Association, 1996). Pour une revue de la littérature sur la question de l'épidémiologie de l'hyperphagie boulimique, on peut se référer à l'étude de Striegel-Moore & Franko, 2003).

Certains auteurs vont même jusqu'à considérer comme pathologiques les comportements diététiques en soi (Casper & Offer, 1990; Polivy & Herman, 1987).

Quant au second constat selon lequel les approches médico-psychologiques restent focalisées sur l'individu, il pose également une série de questions, car une des hypothèses consensuelles dans les différents courants théoriques est l'origine culturelle de la pratique des régimes. Du coup, on peut se demander comment les auteurs expliquent le passage d'un phénomène culturel à des conduites individuelles. Pour traiter cette question, il faudrait d'abord comprendre ce qu'est un «individu» et ce qui est qualifié de «culturel», puis mettre en évidence comment est conceptualisé le passage de l'un à l'autre.

Voilà deux problématiques de recherche passionnantes qui mériteraient chacune un travail de recherche en soi. En ce qui me concerne, je choisis la seconde car elle englobe la première. En effet, dans une approche psychosociologique, le diagnostic peut être interprété comme un moment où, dans les consultations, l'individu est confronté à une définition de soi traduite en des termes culturels, autrement dit à ce qui est socialement considéré comme normal ou pathologique. Mon travail sera donc centré sur la seconde problématique, c'est-à-dire sur la genèse de l'auto-contrôle de la prise alimentaire ou en d'autres termes sur le développement de pratiques socialisées de restrictions alimentaires chez les individus. C'est précisément l'originalité de cette recherche.

Mais avant de poursuivre plus avant, l'affirmation, selon laquelle l'origine culturelle de l'auto-contrôle de la prise alimentaire n'est pas considérée en psychologie comme un objet d'étude, mérite d'être étayée. Pour le montrer, la suite de la présentation, est focalisée sur l'exemple de recherches issues du courant cognitivo-comportemental. Dominant dans le champ de la psychologie de l'alimentation, tant du point de vue normal que pathologique, ce courant est également celui auquel se réfèrent les praticiens de la consultation spécialisée dans laquelle j'ai recueilli les données pour réaliser mon étude empirique.

Après une présentation de quelques-uns des principaux auteurs de ce courant de pensée dans le champ de la clinique et de la recherche, je mettrai en évidence les présupposés sous-jacents à ce que ces auteurs qualifient de «culturel» ou d'«individuel» et me focaliserai sur leur explication du passage d'un phénomène inter-individuel à intra-individuel.

## 2. Genèse de l'auto-contrôle de la prise alimentaire: perspective cognitivo-comportementale

Partant des postulats darwiniste (Hawton et al., 1989) – l'être humain est un organisme biologique descendant de l'animal – et positiviste (Bernard, 1947/1984), les théories issues du comportementalisme se sont développées en s'enrichissant des apports du cognitivisme et de la théorie de l'apprentissage social (Bandura, 1976), plus particulière- ment pour les thérapies cognitivo-comportementales. Les auteurs regroupés sous le terme de cognitivo-comportementalisme prennent comme unité d'analyse *le comportement* et *les cognitions,* c'est-à-dire les informations traitées par l'organisme.[6]

En partant du postulat selon lequel il y aurait un *continuum* entre des conduites considérées comme normales et celles considérées comme pathologiques, ce courant a traité la question de la diète d'un point de vue clinique, mais s'est également intéressé aux pratiques diététiques de populations non cliniques. Sa thèse principale se base sur une explication cognitive de la diète et des troubles des comporte- ments alimentaires: pour répondre à un idéal de minceur, les indivi- dus se mettraient à pratiquer des régimes et c'est la pratique des régimes qui provoqueraient, en partie, des troubles du comportement alimentaire. Ainsi, les facteurs culturels sont considérés comme déter-

---

6    D'un point de vue historique, le cognitivisme s'est développé en opposition au comportementalisme. Toutefois, d'après Bruner (1991), il n'y a pas de rupture épistémologique entre le behaviorisme et le cognitivisme. A la place du schéma traditionnel Stimulus-Réponse, il y a celui d'Entrée – Traitement de l'informa- tion – Sortie. C'est pourquoi le terme de cognitivo-comportementalisme est uti- lisé dans ce travail dans une acception plus large que dans la littérature, où il n'apparaît que dans les écrits sur les thérapies cognitivo-comportementales.

minants dans le développement de la pratique des régimes dans l'alimentation normale (Polivy & Herman, 1987), voire dans le développement de l'anorexie (Garner & Garfinkel, 1980).

La question est alors de savoir par quels processus ce qui est «culturel» est transmis aux individus. Mais avant de répondre à cette question, il est important de contextualiser ce courant de pensée en présentant d'abord les études expérimentales qui ont mis en évidence les mécanismes cognitifs présents chez les personnes faisant des régimes, puis les thérapies cognitivo-comportementales, développées pour le traitement des troubles du comportement alimentaire. Enfin, j'analyserai comment les cognitivo-comportementalistes définissent les termes «culturel» et «individuel», et examinerai la manière dont est expliquée la question du passage de l'inter- à l'intra-individuel chez certains tenants de ce courant de pensée.

## 2.1. La théorie de la Restriction Cognitive
   *(Restraint Theory)*

Les travaux de Polivy et de Herman ont bouleversé les conceptions traditionnelles dans le champ de l'obésité. Jusqu'alors, une des hypothèses les plus fréquentes était tirée des travaux réalisés par Bruch (1988) qui postulait que les obèses confondent la faim avec des affects négatifs et mangent trop en réponse à des états émotionnels qu'ils ne supportent pas *(Psychosomatic Theory)*. Cela signifierait que l'anxiété serait un facteur causal dans le développement de l'obésité. En revanche, Herman et Polivy (1975) sont partis de l'hypothèse avancée par Nisbett en 1972. Selon cet auteur, les individus auraient un poids corporel dépendant directement du nombre de cellules graisseuses: le *«set point»*. Ce psychiatre postule que les obèses grossissent non pas parce qu'ils sont en état de suralimentation, mais parce qu'ils sont en état de déprivation par rapport à leur *«set-point»* et parce qu'ils mangent moins que ne leur demandent leurs cellules graisseuses. Ce *«set-point»* serait directement dépendant du nombre de cellules graisseuses *(fat cells)* dans le corps. Or, leur nombre serait en partie génétique et en partie fixé dans les premières années de la vie (Herman & Polivy, 1975).

Herman et Polivy (1984) ont repris cette hypothèse et l'ont généralisée au comportement alimentaire des personnes qui font des diètes sans être obèses. Ils ont développé le *«boundary model»* dans lequel ils postulent qu'il y a un *continuum* entre une borne de la faim et une borne de la satiété. Entre ces deux limites physiologiques, il y aurait une zone d'indifférence biologique *(zone of biological indifference)*. Les individus qui ne font pas de diètes mangent quand ils ont faim et arrêtent quand les signaux précurseurs de satiété se déclenchent. Par contre, chez les personnes pratiquant des régimes, sujets appelés *restreints cognitivement*, il y aurait une borne intermédiaire, imposée par la diète qui interviendrait avant les signaux physiologiques de la satiété. Cette troisième borne serait *cognitive*. Elle consisterait en des règles cognitives que le sujet se donne pour limiter les prises caloriques afin de maintenir ou atteindre un poids désiré (voir schéma 1). Ce faisant, ces auteurs laissent tomber la théorie du *set point* en faveur d'une explication cognitive.

*Schéma 1.* «Le *boundary model*» selon Herman & Polivy (1984)

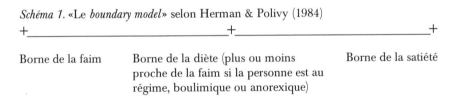

| Borne de la faim | Borne de la diète (plus ou moins proche de la faim si la personne est au régime, boulimique ou anorexique) | Borne de la satiété |

Pour différencier les individus *restreints cognitivement* des autres, Herman et Polivy (1975) ont développé un questionnaire, le *Restraint Scale* et ont réalisé une série de recherches expérimentales afin d'expliquer les différences de comportements entre individus *restreints* et *non restreints cognitivement.*

Dans une première expérience (Herman & Polivy, 1987), les chercheurs donnent à manger de la glace *(ice cream)* à des sujets. Les *sujets non restreints* mangent plus que les *restreints*, ces derniers s'arrêtant à la limite idiosyncrasique qu'ils se sont fixés dans leur diète. Dans une deuxième expérience, ces expérimentalistes donnent une portion de glace initiale aux sujets *(preload)*, puis en reproposent: les sujets *non restreints* en mangent moins, alors que ceux qui se restreignent cognitivement en mangent plus. Ils ont dépassé leur borne cognitive et mangent beaucoup plus que les individus *non restreints.* Ainsi, dans des circonstances normales les sujets *restreints cognitivement* mangeraient moins que les sujets *non restreints,* mais dans des situations de stress émotionnel, les premiers mangeraient plus que les seconds. Enfin, dans une dernière expérience, ces chercheurs ont montré que, mis dans un état de stress, les sujets *restreints* auraient tendance à manger beaucoup plus, voire à présenter des épisodes de perte de contrôle sur leur ingestion d'aliments et à manger de grandes quantités *(binge eating)* (Polivy & Herman, 1987).

Suite à ces travaux, d'autres auteurs ont critiqué et nuancé cette théorie (Lowe, 1993; Ogden, 1993).[7] Deux remarques sont fondamentales à mon avis: les termes de *«dieting»* et de *«dieters»* sont utilisés pour nommer des réalités diverses. Les «essais de faire des régimes» et les «pertes effectives de poids» sont classés dans la même catégorie, alors que la première conduite n'entraînera pas forcément de perte de poids et peut même amener à en prendre (Lowe, 1993). Quant aux questionnaires développés par la suite, comme le *Restraint Eating Scale from the Dutch Eating Behavior Questionnaire* (Van Strien et al., 1986), il est apparu qu'ils ne sélectionnent pas le même type de *dieters* que le *Restraint Scale* de Polivy et Herman (Lowe, 1993). En plus, tous ces questionnaires ne permettent pas de différencier les individus qui font un régime au moment de la passation du questionnaire de ceux qui en font périodiquement, ni de différencier ceux qui essaient actuellement de faire un régime mais ne perdent pas de poids de ceux qui font un régime et perdent du poids (Ogden, 1993). En fait, il apparaît que sous les termes uniques de *«diet»* et de *«dieters»* existent des réalités qu'il serait pertinent de différencier.

Cependant, une hypothèse reste consensuelle dans ce type de littérature: les régimes causent les excès alimentaires *(overeating).* Et, à partir de là, se crée un cycle qui s'auto-perpétue, où s'alternent des périodes d'excès alimentaires, suivies d'épisodes renouvelés de diètes

---

7    Pour une revue sur la *Restraint Theory,* des critiques et des propositions subséquentes, voir Lowe (1993).

(Lowe, 1993). Ce modèle a été repris dans le champ de la clinique et développé pour expliquer l'étiologie de la boulimie et de l'hyperphagie boulimique *(binge eating disorders)*.

## 2.2. Les thérapies cognitivo-comportementales

Depuis les années quatre-vingt, des thérapies cognitivo-comportementales de groupe (TCC) ont été développées pour le traitement de la boulimie (Agras, 1988; Schneider & Agras, 1985). Puis, dans les années nonante, quand les *binge eating disorders (BED)* ont été diagnostiqués, les thérapies proposées dans le traitement de la boulimie ont été appliquées également aux BED. Comme le modèle des BED a été réalisé sur celui de la boulimie tant au niveau étiologique que curatif, je présenterai ici le modèle de la boulimie.

Le premier à avoir adapté les TCC au traitement de la boulimie a été le psychiatre anglais Fairburn en 1981 (Fairburn & Cooper, 1989). Celui-ci s'est inspiré des TCC développées pour le traitement de la dépression (Beck, 1976, cité par Fairburn & Cooper, 1989) et de la théorie de l'apprentissage social (Bandura, 1976).

Fairburn et Cooper (1989) décrivent la boulimie dans les termes suivants: au niveau cognitif, les patients surévaluent leur forme et leur poids, et leur estime de soi et leur sentiment de valeur personnelle fluctuent en fonction de leur forme et de leur poids. Au niveau comportemental, cela se traduirait par la pratique de régimes sévères, de vomissements provoqués, d'abus de purgatifs ou de diurétiques, ainsi que par la pratique soutenue d'exercices physiques. Ainsi, la boulimie serait provoquée par une surévaluation par l'individu de ses formes et de son poids, donc par des erreurs de raisonnement, qui entraîneraient au niveau comportemental des pratiques diététiques sévères. La moindre transgression serait considérée comme un signe de faible contrôle de soi et serait suivie d'un abandon temporaire du contrôle sur la prise alimentaire.

Ces auteurs font l'hypothèse que la plupart des traits psychopathologiques de la boulimie (dépression, anxiété, retrait social, difficultés de concentration) sont secondaires par rapport à l'idée surévaluée que les patients se font de leurs formes et de leur poids. Ils pensent donc qu'en traitant les distorsions cognitives et en renforçant le contrôle que le patient peut avoir sur son propre comportement, les autres symptômes s'atténueront.

À partir de ces postulats, Fairburn et Cooper énoncent trois points communs des TCC pour le traitement de la boulimie. D'abord, celles-ci sont basées sur une conception cognitive du maintien de la boulimie. Cette hypothèse est présentée explicitement aux patients au début du traitement et constitue le fil conducteur logique de toute la thérapie. Ensuite, le traitement ne vise pas seulement à opérer des changements comportementaux, mais également un changement d'attitude par rapport aux formes, au poids, et plus fondamentalement des modifications des «distorsions» cognitives. Enfin, les TCC utilisent une combinaison de procédures cognitives et comportementales comme la restructuration cognitive, un *self-monitoring* des pensées et des comportements significatifs, des connaissances diététiques, l'utilisation par le patient de mesures lui permettant d'établir un canevas de prise alimentaire régulière, ainsi que d'autres mesures variées qui visent à éliminer la pratique des régimes. Ces traitements sont ambulatoires et durent entre trois et six mois.

Après cette présentation des théories cognitivo-comportementales tant du point de vue de la recherche que de la clinique, il est temps d'aborder la question qui a conduit à cette présentation. A savoir, comment les tenants de ce courant expliquent-ils le passage de l'inter- à l'intra-individuel dans le cas des pratiques diététiques? Les cognitivo-comportementalistes expliquent la genèse des pratiques diététiques et des troubles du comportement alimentaire par l'influence déterminante de facteurs culturels. Il semble pertinent de reprendre cette idée afin d'analyser ce qu'ils entendent par «facteurs culturels», par «individu» et comment ils expliquent que des individus ont «appris» à se conduire selon des «facteurs culturels».

## 2.3. De l'inter- à l'intra-individuel

Qu'entendent les auteurs cités par «facteurs culturels»? Deux thèses sont soutenues: la première est celle de Polivy et d'Herman (1987) qui postulent que la pratique des régimes est une préoccupation sociétale, à un tel point qu'elle peut être considérée comme normative dans un sens descriptif et prescriptif. Autrement dit, il serait «normal» pour des individus dans notre société d'exprimer des attentions par rapport à leur poids et de tenter de le modifier. Propre à notre époque, cette norme – la minceur – serait un idéal social associé pour les femmes à la beauté, à la santé et au contrôle de soi. En prenant l'exemple des nus de Rubens, ils montrent que cette norme a changé au cours de l'histoire.

La seconde thèse est celle de Garner et collègues (Garner et al., 1980) qui pensent également que les pressions culturelles sont à l'origine du désir des femmes d'être minces aujourd'hui et que les pratiques diététiques peuvent déclencher des troubles du comportement alimentaire. Selon eux, cet idéal culturel a changé au cours de l'histoire – ils citent également les nus de Rubens mais en précisant cette fois que cet artiste vivait au XVIIᵉ siècle! – pour montrer que les normes de beauté sont propres à une époque donnée. Ils pensent aussi qu'il y a eu un changement de normes entre les années 60 et 80, période qui a également vu exploser le nombre de cas de femmes présentant des problèmes de comportement alimentaire. Pour montrer ce changement d'idéal, ils ont comparé les mensurations des *Playmates* dans la page centrale de la revue *Play Boy* en prenant les années 1959 à 1979, ainsi que les mensurations des gagnantes du concours de *Miss America Pageant* pendant cette même période. Ils considèrent les femmes sélectionnées dans ces revues et ces concours comme étant représentatives de l'idéal de beauté américain contemporain. Puis, en se basant sur des statistiques nationales, ils ont comparé ces mensurations «idéales» avec celles de l'ensemble des femmes pendant la même période aux Etats-Unis. Enfin, ils ont calculé, toujours pour ces mêmes décennies, le nombre d'articles proposant des diètes dans six magazines. Les résultats montrent que les *Playmates* ressemblent, selon les auteurs, de plus en plus à des «tubes» au fil des années («*tubular*» *body form*, p. 489), *Miss America Pageant* est devenue de plus en plus mince et le nombre d'articles proposant des diètes a augmenté. En revanche, les données statistiques montrent que le poids féminin moyen a augmenté au fil de ces décennies.

Ces auteurs pensent ainsi mettre en évidence le rôle de facteurs culturels dans la genèse des pratiques diététiques. Mais qu'entendent-ils par «culturel»? Dans le cas de Polivy et Hermann, c'est une «norme», une entité abstraite sans plus de spécification, alors que dans le cas de Garner et Garfinkel, «culturel» est synonyme de média. C'est moins abstrait, mais dans les deux cas «le culturel» reste une entité séparée de l'individu.

Quant à la notion d'individu, que recouvre-t-elle chez ces auteurs? Ceux-ci n'explicitent pas ce point. Qu'est-il alors possible de déduire de leurs travaux? Dans le modèle de la *Restraint Theory* de Polivy et Hermann – entre deux bornes physiologiques de la faim et de la satiété, il y aurait une zone d'indifférence biologique – les individus *non restreints cognitivement* obéiraient à des mécanismes physiologiques. Par contre, chez les sujets *restreints*, une troisième borne cognitive se grefferait entre les deux premières, influencée par les normes sociales. Il apparaît ainsi que le modèle de l'être humain sous-jacent est celui d'un organisme biologique par rapport auquel le culturel n'est qu'une influence extérieure. Il s'agit donc, d'après mon analyse, d'un modèle dualiste qui oppose un individu (biologique) à la culture.

Enfin, la dernière question concerne le passage du culturel à l'individuel. Par quels processus les femmes apprennent-elles, intériorisent-elles cet idéal social et limitent-elles d'elles-mêmes leurs prises alimentaires en s'imposant des auto-contraintes? Dans le cas des recherches citées, cette question est sans réponse (les femmes seraient-elles de ferventes lectrices de journaux érotiques?). Qu'en est-il des écrits cliniques? La question reste également sans réponse. Il y a bien des évaluations des TCC destinées au traitement de la boulimie et de l'hyperphagie boulimique, mais elles ne permettent pas de montrer par quels processus les changements constatés adviennent.

Pour s'en persuader, on peut examiner de plus près comment ces évaluations ont été réalisées. Elles se basent sur une méthodologie quantitative ou expérimentale: démarche hypothético-déductive, sélection de variables servant de critères pour mesurer les effets du traitement, passation de questionnaires en pré- et post-tests afin de mesurer la diminution de symptômes cliniques, ou encore recours à une quantification d'indicateurs de changement de comportement (nombre de laxatifs utilisés, nombre de crises hebdomadaires, etc.). Deux procédures de groupe contrôle sont utilisées. La première consiste à comparer un groupe de patients qui bénéficie d'une thérapie comportementale à un groupe contrôle, composé de patients qui sont sur une liste d'attente pour le traitement *(«waiting list control»)*. Cette technique permet de montrer que les patients participant aux thérapies cognitivo-comportementales rapportent moins de symptômes cliniques subjectifs que ceux du groupe contrôle (Agras, 1988). La seconde procédure permet de comparer trois groupes: un groupe de participants à une thérapie cognitivo-comportementale, un groupe qui bénéficie d'un autre type de thérapie et un groupe contrôle. Par exemple, Wilfley et ses collaborateurs (Wilfley et al., 1993) comparent un groupe composé de patients suivant une thérapie cognitivo-comportementale, avec un deuxième groupe qui bénéficie d'une prise en charge psychothérapeutique individuelle et un groupe contrôle composé de sujets en attente de traitement. Les deux premiers traitements durent chacun seize séances hebdomadaires. Les résultats montrent que les deux traitements (premier et deuxième groupe) amènent une réduction des symptômes par rapport au groupe n'ayant bénéficié d'aucun traitement, même une année après.

Ainsi, il est possible de montrer que les thérapies cognitivo-comportementales apportent, à moyen terme, une réduction des symptômes boulimiques chez les patients par rapport à un groupe qui ne suit aucune thérapie. Cependant, les évaluations réalisées ne permettent pas de comprendre les *processus de changement* au cours de la thérapie, ni sur quoi finalement se base l'efficacité d'un traitement, car la dernière étude citée montre qu'un autre type de prise en charge est tout aussi efficace qu'une thérapie cognitivo-comportementale.

En résumé, l'analyse de l'explication du lien entre des pressions sociales à être mince et le développement chez des individus de pratiques d'auto-contrôle chez les tenants de l'approche cognitivo-comportementale a montré que, dans ce courant de pensée, l'individu est considéré comme un organisme biologique doté d'une cognition, et que le «culturel» apparaît comme un vernis superficiel, «une influence», un «facteur» rajouté à une conception monadique de l'individu. Ainsi, le culturel et l'individuel seraient deux entités différenciées et différentiables et il serait possible d'isoler l'individu du contexte social dans lequel il évolue. Il y a donc une position dualiste individu/société. De plus, dans le développement phylogénétique des pratiques alimentaires, si les auteurs cités soulignent bien que les normes physiques changent au cours du temps, le simplisme de leur référence (recours aux nus de Rubens) est surprenant. Leur modèle apparaît alors plutôt comme a-historique. Il y a donc, dans ces modèles, une dissociation entre la psyché et les conditions socio-historiques de son développement. Enfin, en prenant le comportement comme unité d'analyse, les auteurs cités restent dans un modèle statique où le passage de l'inter- à l'intra-individuel n'est pas problématisé.

En suivant le raisonnement des tenants de l'approche cognitivo-comportementale, on peut se poser les questions suivantes: serait-ce donc par simple reflet que ce qui est à l'extérieur se retrouve à l'intérieur? La genèse de l'auto-contrôle de la prise alimentaire chez les individus s'est-elle développée par la simple proposition d'images culturelles (dans la peinture ou les médias)? La question ne mérite-t-elle pas d'être posée en d'autres termes? Des recherches réalisées par des historiens au sujet de la genèse de l'auto-contrôle de la prise alimentaire le suggèrent car elles remettent en question ces thèses.

L'objet de la dernière partie de ce chapitre est précisément de présenter comment des historiens ont traité, d'une part la question de la genèse de l'auto-contrôle de la prise alimentaire chez des individus, d'autre part la question de la naissance de la diététique en tant que science.

# 3. Genèse de l'auto-contrôle de la prise alimentaire et naissance de la diététique moderne

Depuis combien de temps et comment les pratiques diététiques se sont-elles développées? Pour répondre à cette question, il serait possible de remonter jusqu'à l'Antiquité (Foucault, 1984), mais on se centrera ici sur l'émergence de l'auto-contrôle de la prise alimentaire et de la genèse de la diététique dans l'ère moderne. Cette question a été traitée de deux points de vue: soit en se centrant sur les pratiques des individus dans leur contexte socio-historique, soit du point de vue de la genèse de la diététique en tant que science. Comme ces deux perspectives sont complémentaires, je propose de les présenter toutes les deux.

## 3.1. Genèse de l'auto-contrôle de la prise alimentaire

Bien que certains manuels de diététique soient parvenus jusqu'à nous, comme le *Regimen Sanitatis* de l'école de Salerne (XIIe siècle, cité par Fischler, 1993) ou le *Trattato della vita sobria* de Cornaro (XIVe siècle, cité par Turner, 1991), il existe peu de documents qui traitent des pratiques alimentaires quotidiennes des individus au fil des siècles. Néanmoins, Stephen Mennell a traité la question en s'appuyant sur les travaux de Norbert Elias (1973), qui a proposé une histoire du processus de civilisation allant de la fin du Moyen Âge au milieu du XIXe siècle, processus sur lequel s'est bâti notre sentiment d'appartenance à la culture occidentale. Ce sentiment repose sur des aspects multiples qui vont des développements technologiques aux règles de savoir-vivre et a impliqué également un développement de l'auto-contrôle sur les affects et les émotions. Et comme l'auto-contrôle de la prise alimentaire s'insère dans ce même processus, pour contextualiser les données recueillies par Mennell, il est nécessaire de présenter tout d'abord les analyses d'Elias.

Aujourd'hui, bien des usages de notre vie nous semblent être propres à notre «nature civilisée» et nous les pratiquons de manière automatique: manger à l'aide d'une fourchette, utiliser un mouchoir pour se moucher, utiliser des toilettes pour soulager ses besoins naturels, etc. Cependant, Elias (1973) montre que ces pratiques sont le fruit d'un apprentissage séculaire. Au travers de l'analyse de manuels de savoir-vivre qui s'échelonnent du XIII^e au XIX^e siècle, il montre la lente évolution de ce processus de civilisation au fur à mesure des changements de société. Bien que ce processus soit continu, un des moments-clefs de son développement a été le passage d'une société médiévale de type féodale à une société de cour, du XVI^e au XVII^e. Les règles de savoir-vivre sont devenues une pratique de distinction sociale pour une couche supérieure d'aristocrates de cour qui évoluaient dans l'entourage des grands seigneurs féodaux. Puis ces règles se sont progressivement étendues à des cercles de plus en plus larges.

En ce qui concerne le développement de l'auto-contrôle des affects, Elias montre que notre seuil de tolérance à des situations émotionnelles s'est modifié au cours des siècles et que nous ne supporterions plus des actes de pure agressivité tels qu'ils étaient pratiqués au Moyen Âge, comme cette coutume qui consistait pendant une fête à brûler vif une demi-douzaine de chats pour le plaisir de les voir flamber. En fait, il s'agissait de sociétés guerrières habituées à côtoyer la mort. Selon Elias, les réalités sociales auxquelles les individus devaient faire face modelaient également leur psychisme et leur économie affective. Il montre donc que la psyché humaine est socialement «modelée» et qu'il y a une interaction entre la structure d'une société et la structure du «moi» individuel. Ensuite, ces processus de développement de l'auto-contrôle passent d'un type de contraintes extérieures à de l'auto-contrainte: s'il existait des manuels de savoir-vivre au Moyen Âge qui édictaient des normes de «bonnes» et de «mauvaises» manières – peu suivies dans les faits – à partir du XVI^e siècle, il y a une pression plus grande entre nobles pour le respect ou l'usage de ces règles. Par la suite, celles-ci seront considérées comme allant de soi et ne seront même plus mentionnées explicitement dans les manuels. Elles seront donc transmises d'une génération à l'autre et auto-appliquées par les individus.

Cependant, si Elias traite largement de la question du développement de l'auto-contrôle des affects, il ne dit pas grand-chose de l'alimentation en tant que telle au niveau quantitatif et qualitatif. Le seul élément qu'il donne concerne la consommation de viande. Au Moyen Âge, il était d'usage de présenter des animaux entiers, voire des volailles avec leurs plumes; le dépeçage de l'animal était un art réservé aux hôtes les plus prestigieux. Au fil du temps, la manière de présenter la viande a énormément changé. Aujourd'hui, nous ne supporterions plus la vue d'un animal entier et la viande est servie en morceaux.

Mais la pratique de la restriction alimentaire volontaire a-t-elle été également l'objet d'un processus de civilisation? C'est précisément la question que s'est posée Mennell (1991) en proposant une argumentation qui va du Moyen Âge au XIX$^e$ siècle. Cependant, ce n'est qu'à partir de la fin du XVII$^e$ et début du XVIII$^e$ qu'il est possible de retrouver des traces d'un développement de l'auto-contrôle de la prise alimentaire, processus que Mennell nomme *the civilizing of appetite*. En effet, c'est à cette période que les grandes famines ont pu être évitées grâce à la pacification des Etats permettant plus d'échanges commerciaux entre aires géographiques, une plus grande division du travail et une meilleure maîtrise des aléas des récoltes. La dernière famine nationale en France date du XVIII$^e$ siècle, tandis il y en aura encore de portée régionale jusqu'au XIX$^e$. Néanmoins, son spectre hantera les esprits encore longtemps, même si la nourriture est devenue plus abondante.

Toujours selon cet auteur, les grands banquets, comme celui qui a été donné par Catherine de Médicis à Paris en 1549 où vingt-quatre sortes d'animaux furent présentées, sont des exceptions. En fait, les gens, même nobles, n'avaient pas un grand choix. Les conditions de précarité existentielle (famines, guerres) laissent plutôt à penser que les gens oscillaient entre des périodes de gloutonnerie et de jeûnes forcés. Dans ces circonstances, l'auto-contrôle de la prise alimentaire n'était pas un problème prioritaire pour la grande majorité des Européens. Il y avait bien un appel à la modération alimentaire de la part de l'Eglise et de la médecine, et certaines lois protestantes interdisaient même les banquets. Cependant ces contraintes externes n'avaient pas prise sur les populations. Ce n'est que progressivement qu'ont émergé des pressions visant à l'auto-contrainte.

Néanmoins, Mennell montre que la quantité d'aliments à disposition a été une manière de se démarquer socialement au cours de ce long processus. Les riches seigneurs guerriers du Moyen Âge mangeaient quantitativement plus que les paysans, et surtout de la viande. A partir de la fin du XVIe et au cours du XVIIe siècle, avec le passage d'une noblesse d'épée à une noblesse de robe, de nouvelles pratiques de distinction se sont mises en place. C'est avec la société de cour, particulièrement en France, que se développent la haute cuisine et le raffinement des goûts culinaires. Il est alors possible de suivre cette pression à l'auto-contrainte et au raffinement au fil des siècles. Au XVIe siècle, les chroniqueurs relèvent le grand appétit de Catherine de Médicis et ses fréquentes indigestions; de même, Louis XIV était connu pour son prodigieux appétit. Dans ces descriptions, ces caractéristiques étaient relevées sans sembler atypiques des pratiques de cour. Par contre, déjà au milieu du XVIIIe siècle, la gloutonnerie de Louis XVI est relevée comme une exception. À la cour, les plats sont de plus en plus diversifiés et raffinés. C'est ce sens de la délicatesse qui est un des premiers signes de l'auto-contrôle. Puis, avec le développement de la société bourgeoise animée par son sens de la rationalisation économique, l'incitation au raffinement et à l'auto-contrainte se développera à grands pas. Au début du XIXe siècle, c'est dans cette couche sociale que se développera un corps de connaissances théoriques sur la gastronomie comme le témoignent les écrits de Brillat-Savarin (1829/1982). Ce dernier insiste sur la nécessité de discriminer les goûts plutôt que de privilégier la quantité des aliments. Le thème de la modération alimentaire deviendra encore plus explicite au cours du XXe siècle. Au début, elle sera développée dans les couches «bourgeoises» pour être répandues largement au travers des médias à partir des années soixante. Aujourd'hui, le comportement alimentaire normal dans nos sociétés occidentales demande, selon Mennell, de l'auto-contrôle. Corollairement, l'obésité et l'anorexie sont des perturbations par rapport à ce comportement alimentaire jugé normal. De plus, elles ne sont possibles que dans des sociétés d'abondance.

En complément à cette première perspective centrée sur le développement de l'auto-contrôle de la prise alimentaire chez les individus dans leur contexte historique, on peut prendre un autre point de vue et montrer comment le développement de la diététique en tant que science a également contribué à la genèse de l'auto-contrôle de la prise alimentaire à partir de la fin du XVIIIe siècle.

## 3.2. Genèse de la diététique comme discours scientifique

L'étude de la genèse de la diététique en tant que pratique discursive a été réalisée par Bryan Turner (1991) en s'appuyant sur les travaux de Michel Foucault et de Max Weber. Le premier a montré que les avancées de la science ont permis d'intensifier les moyens de contrôle social. En effet, le développement des connaissances scientifiques a coïncidé avec l'extension des relations de pouvoir permettant un contrôle social sur un grand nombre de personnes – et sur leur corps – à l'intérieur d'espaces régimentés. Par exemple, le développement de la criminologie a facilité un contrôle plus précis, détaillé et rigoureux des criminels à l'intérieur des pénitenciers. Le schéma du *Panopticon de Bentham* (Foucault, 1989) a rendu possible la surveillance systématique des détenus. De même, le développement de la psychiatrie a permis un plus grand contrôle des aliénés à l'intérieur des asiles psychiatriques (Foucault, 1990). Dès la fin du XVIIIe siècle, la formation des armées, la scolarisation des enfants, l'administration des hôpitaux, le travail en usine ont demandé de nouvelles formes de surveillance et de contrôle, qui ont pris la forme de connaissances organisées sous forme d'horaires, de taxonomies, de typologies, de registres, d'examens et de chrestomathies.[8]

Selon Turner (1991), ce type de discipline rappelle celui qui avait été développé dans les couvents où les moines étaient soumis à des règles ascétiques. Dans ce sens, la discipline dans les usines est une forme d'ascétisme sécularisée qui exclut les gratifications gratuites et le plaisir spontané. Ce sociologue montre que l'idée d'un ascétisme religieux, transposé dans un espace séculaire, se retrouve dans les travaux de Max Weber (1972) qui a exploré les racines religieuses de

---

8    Dans le dictionnaire, *Le Nouveau Petit Robert,* les chrestomathies sont définies comme des recueils de morceaux choisis tirés d'auteurs classiques ou célèbres.

la civilisation industrielle. Selon le père de la sociologie compréhensive, une des conséquences de la doctrine calviniste a été l'organisation rationnelle de la vie séculaire. Elle a permis la création de la discipline au travail et la subordination de «l'homme naturel» à des horaires et aux exigences de la productivité. La rationalisation de la société industrielle a conduit à l'extension de la rationalité instrumentale à chaque sphère de la vie humaine. Selon Turner, dans la sociologie weberienne, le concept de rationalité a plusieurs sens, mais inclut l'idée que la connaissance est représentée par des formules, des schémas et des taxonomies. La systématisation des connaissances a donc été une dimension importante du processus général de rationalisation sociale.

En ce qui concerne le développement de la science diététique, il pourrait être analysé en tant que forme de discours sur le corps et de rationalisation du comportement. Autrement dit, il s'agit de connaissances représentées sous forme de tables diététiques, de manuels d'exercices et de plans alimentaires (Turner, 1991). Par ailleurs, les pratiques diététiques étaient une composante de base dans les régimes médicaux traditionnels et les pratiques ascétiques religieuses. Ainsi, les régimes sont des formes de contrôle exercées sur le corps dans le dessein d'établir une discipline. Turner rappelle que le terme d'ascétisme dérive de *aketes* (moine) et *askeo* (exercice), qui a le sens général de toute discipline pratiquée sur un objet. Le terme de régime qui vient de *regere* (règle) est utilisé dans son sens médical en tant que système de règles thérapeutiques, spécialement une diète organisée. *«Regimen»* dans son sens archaïque se réfère à un «système de gouvernement». Ainsi l'ascétisme religieux et les diètes médicales sont des formes de gouvernement du corps.

En prenant l'exemple de l'Angleterre, Turner met en évidence les filiations de ce discours au niveau historique et montre qu'à partir du XVIIIe siècle, les traités de gestion diététique, comme ceux de George Cheyne, sont devenus particulièrement populaires dans les milieux aristocratiques et bourgeois. Médecin parmi les plus influents en Angleterre, George Cheyne (1671-1743) pensait que les infirmités humaines étaient la conséquence de la civilisation; selon lui, les progrès commerciaux et économiques de l'époque avaient amené sur le marché anglais une nourriture riche et exotique, des boissons et des épices, dont les conséquences seraient désastreuses. Le régime proposé par Cheyne visait à contrecarrer les méfaits de la civilisation en prônant le retour à une vie sobre et la pratique d'exercices réguliers. Il prescrivait une diète à base de fruits, de graines et de lait en s'appuyant sur la médecine des humeurs héritée de l'Antiquité. Il avait également produit des classifications détaillées d'aliments et de boissons selon leurs effets sur la digestion et faisait des recommandations différenciées en fonction de la profession, de l'âge et du sexe.

Les bases théoriques du régime médico-religieux de Cheyne résulteraient de plusieurs influences parmi lesquelles les travaux d'Harvey sur la circulation du sang. Ceux-ci ont conduit Cheyne à considérer le corps humain comme une machine hydraulique remplie de liquides. La santé est donc un système de conduites, pompes et passages qui ne peuvent être maintenus qu'avec des apports alimentaires et liquides appropriés, fondés sur l'expérience clinique et les connaissances scientifiques. Ce modèle de la santé basé sur une conception du corps fonctionnant comme une machine était combiné avec celui de la doctrine chrétienne qui insistait sur la santé comme devoir religieux et considérait la gloutonnerie comme une tentative de suicide.

Au cours du XIXᵉ siècle, la diététique quitte son langage religieux et prend la forme d'un discours scientifique. Elle s'est développée à partir des débats sur la gestion urbaine, l'efficience industrielle et les charges fiscales de l'incarcération. La thermodynamique remplace le discours traditionnel sur les humeurs, la digestion et la qualité. On peut détecter la métaphore de l'homme machine soumis aux lois de la thermodynamique. Ainsi, l'efficacité et la discipline peuvent être mesurées avec précision à travers le calcul des calories.

En Angleterre, l'intérêt scientifique pour la mesure des effets des prises caloriques sur l'énergie humaine était associé aux recherches qui visaient à comprendre quels étaient les besoins nutritionnels des prisonniers et des soldats, c'est-à-dire la combinaison de la diète minimale avec la production énergétique maximale. Cette question de la diète scientifique a été également associée à la question de la pauvreté et de la gestion du budget des familles. Mais, selon Turner, c'est l'avènement des guerres modernes qui a été déterminant dans le développement de la diététique. Pour le cas de la Grande-Bretagne, de la guerre de Crimée à la Deuxième Guerre mondiale, des investigations sur la santé des recrues avaient été menées et avaient montré que la Grande-Bretagne ne pouvait pas se défendre à moins d'améliorer le niveau général de santé de ses troupes. L'anxiété générale suscitée par ces données trouva son expression dans le *«National Efficiency Movement»* qui promouvait la santé et la discipline à travers la modération, le service militaire et l'éducation physique. Cet intérêt pour l'entraînement des corps a coïncidé avec un intérêt pour la santé des écoliers, provoquant la mise en place de contrôles de la qualité des repas servis à l'école et d'inspections médicales régulières. Dans la terminologie de Foucault, les écoles, les usines, les hôpitaux sont devenus des espaces sociaux pour discipliner le corps sous le contrôle des discours scientifiques de la pédagogie, de la diététique, de la démographie, de la criminologie et du Taylorisme (Turner, 1991).

Actuellement, dans la phase de capitalisme tardif, le discours diététique prend place dans un contexte social de populations vieillissantes. Les structures sociales changeantes actuelles suggèrent un nouveau discours démographique, centré sur un régime de diète, de course à pied et de cosmétique pour contrôler des individus souffrant des nouvelles maladies de civilisation (Turner, 1991).

Ces recherches réalisées dans une perspective historique montrent donc que le développement de l'auto-contrôle de la prise alimentaire chez les individus s'est développé dans le cadre d'un long processus de civilisation. Ce processus a évolué au cours des transformations sociétales, modifiant les structures sociales mais également le psychisme des individus. En particulier, l'expression des affects a été l'objet d'un contrôle social grandissant, demandant de plus en plus d'auto-contrôle dans leur expression. Ces transformations sont passées au fil du temps, d'un type de contraintes extérieures à des auto-contraintes.

Et l'une des contraintes extérieures est constituée, à partir du XIXᵉ siècle, par le discours diététique, sous forme d'un corps de connaissances et d'outils (tels les schémas, les graphes, tabelles, etc.). Ces recherches apportent donc une première réponse à la question de la genèse de l'auto-contrôle de la prise alimentaire en prenant l'exemple de la naissance de la diététique en tant que science.

Cependant, ces recherches traitent de la question dans une macro-perspective et conduisent à se demander s'il est possible d'observer le développement de l'auto-contrôle de la prise alimentaire chez des individus dans le quotidien. Le développement advient à travers l'utilisation de connaissances et d'outils qui permettent le contrôle du corps et des comportements. Mais, comment cela se passe-t-il concrètement? Comment le discours diététique est-il intériorisé par des individus? Ces auteurs ne répondent pas à ces questions.

# Conclusion

Au terme de cette revue de la littérature sur la question de la genèse de l'auto-contrôle de la prise alimentaire, on arrive à un constat d'impasse. Les tenants des approches médico-psychologiques postulent que les pratiques d'auto-contrôle de la prise alimentaire sont d'origine culturelle mais sans pouvoir en faire un objet d'étude. La plupart des recherches sont réalisées dans une perspective synchronique et ne peuvent donc pas expliquer la genèse d'un phénomène. Les rares recherches réalisées dans une perspective diachronique (notamment les évaluations des TCC) manquent d'outils méthodologiques pour en montrer les processus à l'œuvre. Par ailleurs, toutes ces recherches sont réalisées dans une perspective dualiste des phénomènes psychiques et physiques d'une part, individuels et culturels d'autre part. Les tenants des différents courants de pensée classiques en psychologie n'ont donc pas les outils méthodologiques nécessaires pour prendre comme objet d'étude la genèse culturelle d'un phénomène psychique et comportemental.

Quant aux approches historiques, elles sont certes très instructives mais leurs instruments d'analyse ne peuvent être repris tels quels. Les historiens utilisent des macro-catégories pour étudier la genèse de l'auto-contrôle de la prise alimentaire qui s'étend sur plusieurs siècles. On ne peut donc pas les utiliser pour réaliser une analyse d'une genèse de l'auto-contrôle de la prise alimentaire chez quelques individus sur une durée de plusieurs mois.

Néanmoins, certains résultats issus de cette revue de la littérature peuvent servir de base pour poser les prémisses qui permettront d'aborder la question, au centre de ce travail, sous un angle nouveau. Des recherches historiques, on retiendra que le développement de l'auto-contrôle de la prise alimentaire est un phénomène récent qui prend naissance en Occident entre la fin du XVIIe et le début du XVIIIe siècle. Ce phénomène est le fruit d'un lent processus de civilisation des mœurs dont le raffinement du goût sera le précurseur. Ce processus va de pair avec le développement du contrôle de soi et de ses affects. Par ailleurs, les recherches sur la naissance de la diététique en tant que science montrent que celle-ci s'est développée à partir du XVIIIe siècle et a pris la forme d'un corps de connaissances instrumentalisées.

Les résultats des recherches médico-psychologiques constituent également une grande source d'information. Les travaux de Polivy et Herman montrent que l'auto-contrôle de la prise alimentaire est un phénomène culturel qui se greffe sur un mécanisme physiologique. La restriction alimentaire prend place dans une zone d'indifférence physiologique entre la borne de la satiété et celle de la faim. On est donc en présence d'un phénomène culturel qui se greffe sur des mécanismes physiologiques. En anticipant un peu sur la suite, et dans le vocabulaire de Vygotski – qu'on présentera au chapitre suivant –, on assiste au développement historique de «fonctions psychiques supérieures» à partir de «fonctions psychiques inférieures».

Par ailleurs, Polivy et Herman ont également mis en évidence un fait de première importance: la restriction cognitive de la prise alimentaire peut engendrer des troubles du comportement alimentaire. Cette prise de conscience des conséquences négatives des régimes s'est généralisée depuis une quinzaine d'années à l'ensemble du monde médico-psychologique. En parallèle à cette prise de conscience, on assiste actuellement à une psychiatrisation des troubles alimentaires. Depuis les années quatre-vingt, à côté des catégories de boulimie et d'anorexie, on répertorie toute une série de nouveaux troubles dont celui d'hyperphagie boulimique. Une des réponses sociales à ce problème est constituée par les thérapies cognitivo-comportementales basées sur un corps de connaissances scientifiques et sur l'utilisation d'une série de techniques dont celle de l'annotation d'un carnet alimentaire comme support pour la conduite de l'action thérapeutique. En se basant sur ces prémisses, il s'agit de poser les bases d'une méthodologie susceptible de permettre l'analyse d'une genèse de l'auto-contrôle de la prise alimentaire. Dans ce but, je chercherai, en psychologie, un courant de pensée qui prenne pour objet de recherche le développement des individus dans une perspective historique à l'aide de signes et d'instruments et l'adapterai pour réaliser l'analyse d'une genèse de l'auto-contrôle de la prise alimentaire. C'est l'objet du prochain chapitre.

# II. Choix méthodologique

Suite à un parcours s'étendant sur plusieurs siècles au niveau de l'histoire de la genèse de l'auto-contrôle de la prise alimentaire en Occident et des problèmes associés à celle-ci, il s'agit de changer de perspective et de pousser la porte d'entrée d'une consultation spécialisée dans les problèmes liés à l'obésité et aux troubles alimentaires. Dans le cadre de cette consultation, mon attention a été retenue par un groupe de thérapie d'inspiration cognitivo-comportementale composé de deux thérapeutes et destiné à cinq femmes souffrant d'hyperphagie boulimique, c'est-à-dire n'étant pas ou plus capables, entre autres, de contrôler elles-mêmes la qualité et la quantité d'aliments qu'elles ingèrent. Avec le consentement des médecins et des participantes, il a été possible de filmer cette thérapie sur treize séances d'une durée d'environ une heure et demie.

En visionnant l'ensemble des séances, plusieurs aspects généraux peuvent être dégagés. Premièrement, on s'aperçoit que les thérapeutes et les participantes dialoguent oralement pendant les séances. Deuxièmement, les thérapeutes proposent aux participantes d'utiliser des carnets alimentaires dans lesquels celles-ci doivent écrire, entre les séances de thérapie, tout ce qu'elles mangent à chaque moment de la journée, ainsi que les émotions associées à ces prises alimentaires. Troisièmement, on peut noter des changements dans les propos tenus par les participantes au fil des séances. Pour finir, avec un peu plus d'attention dans le déroulement de chaque séance, on s'aperçoit d'un fait non prévu à partir de la cinquième séance: les participantes annotent de moins en moins leur carnet, alors que cela semblait être un prérequis pour la conduite de l'action thérapeutique.

Deux constats émanent de cette description sommaire: le premier est que les thérapeutes et les participantes utilisent conjointement le langage oral et les carnets alimentaires pour la conduite de l'action thérapeutique. Le second est que, malgré la non-restitution des carnets à partir de la cinquième séance, des changements peuvent être observés chez les participantes. Le grand défi de cette recherche est de développer une méthode d'analyse permettant de dépasser ces premiers constats. Pour construire cette méthode, trois problèmes doivent être résolus: le premier est de construire des unités d'analyse incluant des phénomènes physiques et sociaux observables et des phénomènes psychiques apparemment non observables, autrement dit de trouver une unité d'analyse incluant des séquences d'interactions entre thérapeutes et participantes dans lesquelles les interactants utilisent le langage et les carnets alimentaires à des fins thérapeutiques. Le deuxième est de repérer, dans ces unités d'analyse, des indicateurs de traces de développement intrapsychologique chez les participantes au cours de la thérapie analysée. Le troisième est de trouver un mode de description et d'analyse de la manière dont les carnets et le langage sont utilisés par les thérapeutes et par les participantes pendant les séances de thérapie.

La difficulté posée par ces problèmes est technique, certes, mais elle est également épistémologique et théorique. Comme le souligne Moro:

> L'unité d'analyse joue le rôle d'indicateur du principe explicatif postulé au plan théorique en même temps qu'elle est en lien avec le découpage d'unités d'observation susceptibles d'objectiver le fait psychologique tant dans ses dimensions inter- qu'intrapsychologiques (Moro, 2001, p. 501).

Dans le même sens, le repérage d'indicateurs de traces de processus intrapsychologiques chez le sujet devrait reposer sur une philosophie du sujet. Ou encore, l'analyse de la manière dont les carnets et le langage sont utilisés dans les interactions devrait être sous-tendue par une théorie du rapport entre sujet et objet. En d'autres termes, ces problèmes de méthode demandent l'élaboration d'une méthodologie de recherche.

Pour la mise en place de celle-ci, je me baserai sur les travaux de deux grands fondateurs de la psychologie sociale: George Herbert Mead (1932/1997; 1934/2006) et Lev Vygotski (1927/1999; 1934/1997). Bien que ces deux psychologues aient développé leur œuvre respective à des milliers de kilomètres l'un de l'autre (le premier est américain et le second est russe), tous deux ont élaboré des théories de la conscience entre lesquelles il y a des similitudes:

- une appréhension moniste des faits psychiques et sociaux;
- une conception du comportement dans laquelle sont englobés des faits observables et des faits apparemment non observables, dont la conscience;
- l'origine sociale de la conscience;
- la conscience en tant que processus réflexif (devenir un autre pour soi-même, se prendre soi-même pour objet);
- le langage en tant que médiateur entre le développement de la conscience et l'environnement social et matériel.

Ces deux psychologues ont donné naissance à plusieurs courants de recherche, l'interactionnisme symbolique et la psychologie historico-culturelle bien sûr, mais aussi plus récemment le courant dit de la cognition située. Ce sont les courants sur lesquels je prendrai appui pour élaborer une méthodologie pour l'analyse d'une genèse de l'auto-contrôle de la prise alimentaire.[1]

Ce chapitre est structuré en trois parties. Dans la première, je partirai de l'œuvre de Vygotski car c'est le psychologue qui a le plus développé la question de l'origine sociale de la conscience dans une perspective génétique. J'analyserai les solutions épistémologiques qu'il a proposées pour dépasser une conception dualiste des phénomènes observables (tels que les comportements sociaux) et des phénomènes psychologiques apparemment non observables. Puis, je présenterai brièvement *la théorie historico-culturelle* de Vygotski en me focalisant sur sa conception de la conscience en tant que système où les fonctions psychiques sont médiatisées par des signes et sur ses explications de l'origine sociale des phénomènes intrapsychologiques. Au cours de sa brève existence, Vygotski a surtout développé les aspects épisté-mologiques et conceptuels de la théorie historico-culturelle. On ne

---

1 Pour une présentation des domaines d'investigation scientifique où le travail de Vygotski se trouve investi, voir Clot (1997). A ma connaissance, l'alimentation n'est pas un thème de recherche classique ni dans les courants post-vygotskiens ni dans celui de la cognition située, à part une recherche sur l'utilisation des mathématiques dans la vie quotidienne où De la Rocha (1986; cité par Lave, 1988) s'est intéressé aux modes de calculs des quantités autorisées par des participants à des groupes *Weight Watchers*.

peut donc se baser uniquement sur son œuvre pour trouver des solutions opérationnelles pour la mise en place d'une méthode d'analyse pour l'étude d'une genèse de l'auto-contrôle de la prise alimentaire.

Cette limite me conduira, dans la deuxième partie du chapitre, à parcourir les travaux, issus du paradigme historico-culturel vygotskien et du courant de la cognition située, à la recherche de solutions méthodologiques pour les choix de l'unité d'analyse, d'indicateurs de traces de développement intrapsychologique ainsi que d'un mode d'analyse du rapport entre sujet, signe et instrument. Parmi les recherches actuelles, je retiendrai deux conceptualisations, celle de *la communauté de pratique* de Lave et Wenger et celle de *la clinique de l'activité* de Clot (1999; 2001). L'examen de ces deux élaborations théoriques me permettra de dégager les concepts qui seront centraux dans cette recherche, ceux de *genres du discours* – dont *les récits*[2] – et d'*identité*. Toutefois, ces notions ne pourront pas être reprises telles quelles car elles sont sous-tendues par des épistémologies différentes et ont été conçues pour l'analyse de phénomènes psychosociologiques dans les champs des apprentissages formels et informels et dans celui du travail. Il faudra donc les adapter pour l'analyse de phénomènes thérapeutiques.

En conséquence, dans la dernière partie du chapitre, j'approfondirai les problèmes théoriques autour des notions de *signes* et d'*instruments*, de *genres du discours*, de *récits* et d'*identité* en me référant aux travaux réalisés sur ces questions chez des tenants de la cognition située et du paradigme historico-culturel vygotskien. Il faudra approfondir ces concepts en remontant à leur source respective: la notion de *genre du discours* chez Mikhaïl Bakhtine et celles de *récit* et d'*identité* chez Paul Ricœur.

Après l'annonce de ce vaste chemin à parcourir, j'entre dans le vif du sujet avec une présentation la théorie historico-culturelle de Vygotski.

---

2   Le terme *récit* est utilisé de manière générique, dans ce chapitre, car les auteurs cités, Cain (1991), Bruner (1991) et Ricœur (1990), utilisent ce terme sans distinction entre faire récit en tant que *genre* et l'*histoire* en tant que contenu narratif, distinction que j'introduirai dans la seconde partie de ma recherche.

# 1. La théorie historico-culturelle

Dans les années trente, un des principaux reproches que Vygotski fait aux différents courants de pensée de son temps est que tous, malgré leurs différences, sont basés sur une conception dualiste du psychisme humain : il y a d'une part les faits intérieurs, la conscience, d'autre part les faits extérieurs, les comportements ou les réflexes. Selon lui, ce dualisme conduit à développer deux sciences distinctes : celle dont l'objet est la conscience et celle dont l'objet est constitué par ce qui est observable (Bronckart & Friedrich, 1999).[3]

Or, selon Vygotski (1927/1999), pour créer une discipline scientifique unitaire, il faut partir de nouveaux fondements épistémologiques et redéfinir l'objet de la psychologie – et corollairement son unité d'analyse –, les conditions de connaissances à partir desquelles appréhender les faits psychologiques, ainsi que les conditions et les critères pour élaborer cette connaissance. Pour présenter le projet épistémologique de Vygotski, je me base sur les synthèses présentées par Bronckart & Friedrich (1999) ainsi que sur les explications de Sève (2002) au sujet de la définition de *la pensée dialectique*.

---

3   Dans les années trente, les courants qui réduisent l'objet de la psychologie à des relations objectives élémentaires (réflexes ou comportements) sont le *behaviorisme* de Watson, la *réflexologie* de Bekhterev et la *théorie générale du conditionnement* de Pavlov. Parmi les courants qui préconisent de se centrer d'emblée sur la conscience et les processus mentaux, on peut citer la *psychologie de l'acte et de la pensée* (école de Würzburg), *le pragmatisme* de James, Angell et Dewey, *le personnalisme* de Stern (1924) ainsi que l'école de la Gestalt (Bronckart & Friedrich, 1999). Selon Bronckart et Friedrich (1999), tous les courants qui se sont développés depuis ont intégré les deux dimensions, conscience et faits psychiques d'une part, et comportements d'autre part, mais avec des solutions épistémologiques dans lesquelles perdure un dualisme entre matière et esprit. Comme illustration de cette impasse, il suffit de se référer à la synthèse présentée dans le chapitre précédent.

## 1.1. Le projet épistémologique de Lev Vygostki

Inspiré par Spinoza, Hegel et Marx, le positionnement de Vygotski peut être caractérisé comme une tentative d'articuler les principes du *monisme*, du *matérialisme-réalisme* et de *la dialectique* (Bronckart & Friedrich, 1999). Sans entrer dans des questions philosophiques trop pointues, je définis ces termes afin de comprendre comment Vygotski a dépassé une conception dualiste des faits observables et des faits psychiques apparemment non observables.

Pour définir l'objet de la psychologie, Vygotski s'inspire de la position moniste de Spinoza. Au niveau ontologique, Spinoza soutient que «l'ensemble des phénomènes attestables dans le monde ont [...] un soubassement ‹naturel›: ils relèvent d'une seule et unique matière en perpétuelle activité» (Bronckart & Friedrich, 1999, p. 43). La «dualité des phénomènes» est donc le produit d'un processus gnoséologique humain et non un reflet direct d'un dualisme d'essence (Bronckart & Friedrich, 1999). Dans la filiation de Spinoza, Vygotski postule donc qu'il n'y a pas de frontières imperméables entre l'individuel et le social (Vygotski, 1925/2003), le physique et le psychique (Vygotski, 1930/2003), ainsi qu'entre le cognitif et l'émotif (Vygotski, 1984/1998).

Ensuite, de Hegel, Vygotski retient le principe selon lequel des formes de fonctionnements psychiques sont «attestables» dans toute vie organique et dans l'espèce humaine. Ces formes ont connu un développement spécifique, qui est en partie le produit de l'histoire des groupes humains et des modalités sémiotico-sociales de leur organisation (Bronckart & Friedrich, 1999). Dès lors, pour Vygotski, une des tâches majeures de la psychologie est l'analyse de «l'histoire du développement des fonctions psychiques supérieures» (Vygotski, 1931/1978). En d'autres termes, expliquer comment «la matière proprement matérielle (spatialisée ou observable) s'est transformée en une ‹matière psychique› (apparemment inobservable) de plus en plus performante» (Friedrich & Bronckart, 1999, p. 45).

Pour atteindre cet objectif, Vygotski (1927/1999) estime que deux conditions sont requises. La première concerne la démarche d'analyse. Vygotski préconise une *analyse en unité* plutôt qu'*en éléments*, c'est-à-dire une démarche non réductionniste qui décompose la structure concrète en unité de base homogène. En prenant l'exemple de l'eau, Vygotski montre que l'on ne peut statuer sur ses propriétés (sur sa capacité à éteindre le feu par exemple) en analysant les propriétés de ses composants élémentaires (l'oxygène et l'hydrogène, particulièrement inflammables). De la même manière, on ne peut comprendre le fonctionnement psychologique en dissociant a priori et artificiellement ses dimensions psychiques (pensées, conscience) et ses dimensions physiques (réflexes, comportements). Il faut donc se doter d'unités d'analyses intégrant ces deux aspects. Malheureusement, Vygotski n'a pas pu aller au-delà de ces propositions. Selon Bronckart & Friedrich (1999), l'œuvre de Vygotski suggère que ces unités pourraient être *la conduite, l'action* ou *le mot/signe*.

La seconde condition a trait à la nécessité d'aborder les objets de la discipline dans une perspective méthodologique d'extériorité. Comme l'expliquent Bronckart & Friedrich, selon Vygotski, les objets de toute science doivent être considérés comme des réalités qui se dressent devant le chercheur, antérieurement à (et indépendamment de) sa propre démarche de connaissance:

> L'objet d'une discipline scientifique doit donc demeurer radicalement disjoint du processus de connaissance, ce qui implique notamment que ce processus ne peut se déployer sous la forme d'une participation directe (perceptive ou idéelle) aux phénomènes sous analyse (Bronckart & Friedrich, 1999, p. 46).

C'est ce que Bronckart et Friedrich qualifient de principe du *réalisme-matérialisme*. En conséquence, selon Vygotski (1927/1999), la psychologie devrait renoncer à l'introspection comme méthode d'investigation pour l'étude du psychisme et se mettre à l'extérieur de son objet en l'abordant par des méthodes instrumentées et indirectes. Il préconise d'adopter une démarche génétique permettant d'expliquer les étapes et les transformations du mouvement naturel de ces unités psychologiques.

Pour l'analyse de la transformation du mouvement naturel de ces unités psychologiques, la psychologie est tenue, comme toute les autres sciences, de s'accorder sur les conditions et les critères d'élaboration de cette connaissance. Pour Vygotski, la démarche de la psychologie doit être *dialectique*. On peut résumer cette méthode d'analyse par quatre grands principes.

Le premier est que *«ce qui meut le monde, c'est la contradiction»* (Hegel, 1970, pp. 554-555, cité par Sève, 2002, p. 251). Développant cette idée, Engels affirme que, si le mouvement des concepts permet de comprendre les processus à l'œuvre dans la réalité qu'ils reflètent, c'est parce que l'analyse dialectique ne constitue elle-même qu'un reflet des processus dialectiques effectivement à l'œuvre dans la nature:

> La dialectique dite objective règne dans toute la nature, et la dialectique dite subjective, la pensée dialectique, ne fait que refléter le règne, dans la nature entière, du mouvement par opposition des contraires qui, par leur conflit constant et leur conversion finale l'un en l'autre ou en des formes supérieures, conditionnent précisément la vie de la nature (Engels, 1925/1975, p. 213, cité par Bronckart & Friedrich, 1985, p. 53).

Le deuxième est celui de *l'unité indissoluble des contraires:*

> [...] dans la nature non moins que dans la pensée, est l'existence d'opposés non pas extérieurement face à face mais intérieurs l'un à l'autre, *l'identité des contraires* qu'ils manifestent alors, comme le haut, en tant que non-bas, contient en lui-même le bas, ou l'identité, en tant que rapport dédoublant de soi à soi, recèle la différence. En ce sens existent bel et bien des contradictions *réelles*, c'est-à-dire des rapports et des procès ne pouvant être dits que dans des énoncés formellement contradictoires: l'identique est différent, l'objectif est subjectif, la vie c'est la mort... (Sève, 2002, p. 246).[4]

Le troisième est celui du *rôle moteur joué par le travail du négatif:*

> La contradiction de l'identique et du différent, par exemple, n'est pas inhérence statique d'un négatif (le différent) à un positif (l'identique) mais surtout dynamique *négation de la négation* (ici, la différenciation de l'identique) où s'opère son dépassement (différencié, l'identique s'élève au déterminé) (Sève, 2002, p. 246).[5]

---

4    Les italiques sont dans le texte original.
5    Idem.

Le dernier est celui du mouvement dialectique. En d'autres termes, la négation d'un état antérieur, dans le passage à nouvel état, se réalise en quatre moments:

> L'immédiat initial, le médiatisé avec lequel il fait couple, son redoublement en médiatisant et le moment nouveau en qui se résume tout le procès. C'est dire à quel point est superficielle et même sans pertinence vraie l'increvable représentation du dialectique sous les espèces chosifiantes de la triade thèse-antithèse-synthèse, où se trouve escamoté, avant la «synthèse», justement l'essentiel: l'acte productif de la négativité sans cesse à l'œuvre dans la contradiction jusqu'à la *sursumer*, pour reprendre la traduction aujourd'hui dominante du verbe allemand *aufheben* (Sève, 2002, p. 246-247).

Sève précise que Vygotski, s'inspirant de Marx, conçoit le mouvement dialectique avec des issues beaucoup plus ouvertes que dans la conception de Hegel.[6] Sève (2002) rapporte que Marx soumet la dialectique de Hegel à «un renversement matérialiste»:

> [Marx] engage du même mouvement une repensée radicale de son contenu dont l'acte premier est d'opposer à cette figure hégélienne du dialectique la contradiction *irréconciliable, antagonique* en un sens nouveau de l'adjectif, dont l'exemple *princeps* est la lutte des classes: le travail du négatif y prépare non point la sursomption de deux contraires dans une unité supérieure mais bien le renversement de la dominance entre eux jusqu'à l'abolition de l'un et l'émancipation de l'autre. Ici prend naissance une dialectique non plus du déploiement génétique circulaire mais du *développement transformateur* dont se tisse une histoire ouverte (Sève, 2002, p. 247-248).

Bref, l'alternative épistémologique proposée par Vygotski peut se résumer ainsi: dans un positionnement moniste, les dimensions psychique et physique, individuelle et sociale, cognitive et émotive sont à appréhender en tant que phénomènes conjoints. L'objet de la psychologie est l'histoire du développement des fonctions psychiques et, pour l'appréhender, il faut choisir des unités d'analyse par unités et des méthodes génétiques indirectes. Enfin, la dialectique est la démarche interprétative à privilégier pour l'élaboration de connaissances scientifiques. A partir de ces prémisses épistémologiques, Vygotski a

---

6   Vygotski s'est inspiré du marxisme en tant que philosophie et a pris ses distances avec ce mouvement en tant qu'idéologie (Vygotski, 1927/1999).

élaboré la *théorie historico-culturelle* qui repose sur une conception de la *conscience* conçue comme un système où les fonctions psychiques sont médiatisées par des *signes*.[7] J'en donne un aperçu en me focalisant sur les notions qui seront centrales dans ma propre recherche: celle de la *conscience, en tant que système médiatisé par des signes et des instruments,* et celle de *développement.*

## 1.2. Une théorie de la conscience dans une perspective moniste

Une des idées constantes qui traverse l'œuvre de Vygotski est de considérer la conscience comme étant d'origine sociale et médiatisée par des signes. Mais cette conception a été élaborée en plusieurs étapes et accompagnée de changements importants au niveau terminologique.[8]

### 1.2.1. De la conscience en tant que problème de structure du comportement à la conscience en tant que système où les fonctions psychiques sont médiatisées

Dans une première étape, Vygotski (1925/2003) pose l'hypothèse selon laquelle la conscience doit être considérée comme un problème de la psychologie du comportement. Il conçoit le comportement comme «un processus dialectique et dynamique entre le monde et l'homme, et au sein de l'homme qui revêt le caractère d'une lutte perma-

---

7    Selon Veresov (1999), le fil conducteur de l'œuvre de Vygotski serait que celui-ci a cherché à construire une théorie scientifique objective de la conscience humaine dans une perspective moniste.

8    Vygotski a élaboré la théorie historico-culturelle en plusieurs étapes. On ne peut donc pas parler d'une théorie unifiée de la conscience sur l'ensemble de l'œuvre de Vygotski. Veresov distingue trois conceptions de la conscience chez Vygotski: le modèle réflexologique de la conscience humaine datant de 1924 *(the reflexological model of human consciousness);* le modèle de la conscience en tant que structure du comportement humain *(the consciousness as a problem of the structure of behaviour),* datant de 1925, et enfin le modèle de la conscience comme un système où les fonctions psychiques sont médiatisées *(a system of mediated psychical fonctions)* (Veresov, 1999, p. 36-37).

nente» (p. 74) ou comme «un système de réactions qui a vaincu» (p. 74).
Au sein de cette lutte, – dans le langage des réflexes qu'il abandonnera
par la suite – il imagine que le groupe d'excitants le plus important
est celui des «excitants sociaux» qui se matérialisent au travers du
langage. Ces excitants sociaux, réversibles par nature, sont des
médiateurs dans les relations avec autrui et peuvent également se transformer en «excitants» pour soi-même au travers du langage intériorisé. Ainsi, pour Vygotski, «au sens large du mot, c'est dans la parole
que se trouve la source du comportement social et de la conscience»
(Vygotski, 1925/2003, p. 89).

Selon cet auteur, la représentation la plus juste de cette conception
de la conscience serait celle d'un «sosie» ou d'un «contact social avec
soi-même» (Vygotski, 1925/2003, p. 91). *La perception intérieure* et *l'introspection* seraient comme «une sorte d'écho de la réaction» au sein de la
lutte permanente que constitue le comportement (Vygotski, 1925/2003,
p. 81). Pour Vygotski, la conscience a une fonction régulatrice et mé-
diatrice au sein de celui-ci.

Ce dédoublement interne permet de disposer de ses propres
expériences à titre d'objet pour de nouvelles expériences:

> Avoir conscience des expériences vécues n'est rien d'autre que les avoir à sa
> disposition à titre d'objet (d'excitant) pour d'autres expériences vécues. La cons-
> cience est l'expérience vécue d'expériences vécues, exactement de la même
> façon que les expériences vécues sont simplement des expériences vécues des
> objets (Vygotski, 1925/2003, p. 78-79).

Dans une seconde étape, dans les années trente, Vygotski (1931/1978a)
élargit sa conception de la conscience à un système où les fonctions
psychiques sont médiatisées. Ce psychologue s'intéresse à la genèse
*des fonctions psychiques supérieures* et généralise la question de la
médiation à l'ensemble des *signes* et aux *instruments*.[9] En bref, selon

---

9    Malheureusement, la version française de l'ouvrage «Histoire du dévelop-
     pement des fonctions psychiques supérieures» est en cours de traduction. Je me
     réfère ici à la version italienne, *Storia dello sviluppo delle funzioni psichiche superiori*
     (Vygotski, 1931/1978a), et non à celle anglaise (Vygotski, 1931/1978b) car cette
     dernière ressemble plus à un résumé qu'à une traduction intégrale. Ce choix
     n'est pas sans conséquence. En particulier, le terme traduit en italien par *strumento*

Vygotski (1931/1978a), au cours d'un long processus historique, les êtres humains ont développé des fonctions psychiques, que l'auteur qualifie de *supérieures*, grâce à l'utilisation des *instruments* et des *signes*.[10] Ce qui caractérise les fonctions psychiques supérieures est donc d'être des processus médiatisés par des signes:

> Toutes les fonctions psychiques supérieures sont unies par une caractéristique commune, celle d'être des processus médiatisés, c'est-à-dire d'inclure dans leur structure, en tant que partie centrale et essentielle du processus dans son ensemble, l'emploi du signe comme moyen fondamental d'orientation et de maîtrise des processus psychiques (Vygotski, 1934/1987, p. 199).

Avec le concept de *développement des fonctions psychiques supérieures*, Vygotski relie deux séries de phénomènes qui constituent, selon lui, deux aspects fondamentaux du développement des formes supérieures du comportement. Il y a d'une part les processus d'acquisition des «strumenti esteriori dello sviluppo culturale e del pensiero» (instruments extérieurs du développement culturel et de la pensée) comme la langue orale et écrite, le calcul et le dessin; d'autre part des processus de développement de fonctions psychiques spécifiques comme l'attention volontaire, la mémoire logique et la formation des concepts (Vygotski, 1931/1978a, pp. 61-62).

Le développement de fonctions psychiques supérieures – grâce à la médiation des signes – entraîne des phénomènes de *prise de conscience*, que Vygotski définit comme «un acte de la conscience, dont l'objet est l'activité même de la conscience» (Vygotski, 1934/1997, p. 316). Le passage du non-conscient à la prise de conscience

---

(Vygotski, 1931/1978a) est traduit en anglais par *tool* (Vygotski, 1931/1978b). Je suis restée fidèle à la tradition italienne et ai traduit *strumento* par *instrument* [et non par *outil* comme le proposent Moro & Rodriguez (2005) à partir de la version anglaise de l'ouvrage]. Pour ne pas introduire plus de confusion, je laisserai les citations en italien avec une traduction française en note de bas de page. Ce problème terminologique mérite des clarifications dans le futur.

10   Vygotski utilise le terme de fonctions psychiques supérieures dans le sens de fonctions psychiques plus complexes: «[...] questo processo rappresenta il passagio dalla forma inferiore del comportamento ad un'altra forma, che convenzionalmente chiameremo superiore perchè più complessa, sia sotto l'aspetto genetico sia sotto quello funzionale» (Vygotski, 1931/1987a, p. 123).

implique un changement de direction de l'activité de la conscience: «Le non-conscient n'est pas du tout pour partie inconscient, pour partie conscient. Il indique non pas le degré de prise de conscience mais une autre direction de l'activité de la conscience» (Vygotski, 1934/ 1997, p. 315-316). Il prend l'exemple de la réalisation d'un nœud:

> Je fais un nœud. Je le fais consciemment. Je ne peux cependant pas dire comment précisément je l'ai fait. Je n'ai pas pris conscience de mon action consciente, parce que mon attention était dirigée sur l'acte même de nouer et non *sur la manière dont*[11] je le faisais. La conscience représente toujours un certain fragment de la réalité. Ce qui est l'objet de ma conscience, c'est l'acte de nouer, le nœud et ce que j'en fais, et non pas les actes que j'effectue en faisant le nœud, non pas la façon dont je le fais. Mais justement cela peut devenir l'objet de ma conscience – il y aura alors prise de conscience (Vygotski, 1934/ 1997, p. 316).

La prise de conscience, quand elle est accompagnée par le développement de l'introspection verbale est un indice que la compréhension interne d'un phénomène se généralise. Il cite l'exemple du passage de l'introspection non verbale à l'introspection verbale à l'âge scolaire. Ce passage est un indice que les formes psychiques de l'activité dont il est question commencent à se généraliser:

> La modification la plus importante de la perception externe à cette période consiste en ce que l'enfant passe d'une perception non verbale et, par conséquent, d'une non-perception du sens à une perception interne du sens à une perception verbale et concrète. Mais, comme l'investigation le montre, la perception du sens, qu'elle soit externe ou interne, peu importe, ne signifie rien d'autre qu'une perception généralisée. Par conséquent, *le passage à l'introspection verbale est forcément l'indice que les formes psychiques de l'activité commencent à se généraliser* (Vygotski, 1934/1997, p. 316).[12]

Pour Vygotski, le passage à un type nouveau de perception interne signifie aussi le passage à un type supérieur d'activité psychique car percevoir les choses autrement, c'est en même temps acquérir d'autres possibilités d'action par rapport à elles. Il prend l'exemple du jeu

---

11   Italique dans le texte original.
12   *Ibid.*

d'échec: en percevant autrement les coups possibles, on joue autrement. Ainsi, pour ce psychologue:

> En généralisant un processus propre à mon activité, j'acquiers la possibilité d'un autre rapport à lui. C'est en gros comme si ce processus était sélectionné dans l'activité générale de ma conscience. J'ai conscience que je me souviens, c'est-à-dire que je fais de l'acte même de me souvenir l'objet de ma conscience. Il y a sélection. D'une certaine façon, toute généralisation choisit un objet. C'est pourquoi la prise de conscience, conçue comme généralisation, conduit directement à la maîtrise (Vygotski, 1934/1997, p. 316-317).

Vygotski qualifie ces phénomènes de prise de conscience où un principe général est devenu clair d'«*expérience-déclic*» (Vygotski, 1934/1997, p. 347).[13]

## 1.2.2. De la notion d'instrument psychologique à celle de signe et d'instrument

Après cette brève synthèse de la conception de la conscience en tant que système où les fonctions psychiques sont médiatisées, je focalise la suite de la présentation sur les notions de *signe* et d'*instrument*. Ces concepts ont également été élaborés en plusieurs étapes. Avant de différencier ces notions, Vygotski avait choisi une autre terminologie, celle d'*instrument psychologique*. Cette dernière est reprise à l'heure actuelle par plusieurs auteurs dont Clot (1999) et Rabardel (1995). Comme ce problème est central dans mon travail, j'examine les raisons pour lesquelles Vygotski a abandonné la notion d'*instrument psychologique* au profit de celles de *signe* et d'*instrument*.

C'est dans l'article «La méthode instrumentale en psychologie» (1930/1985) que Vygotski introduit la notion d'*instrument psychologique*. A côté «des actes et des processus de comportement naturel», il distingue «des fonctions et des formes de comportement artificiel ou instrumental», qu'il qualifie d'*instruments psychologiques* (1930/1985, p. 39). Leur usage augmente et élargit énormément les potentialités du comportement, rendant accessible à chacun le résultat du travail des ancêtres (Vygotski, 1930/1985).

---

13    «Expérience déclic» dont la traduction littérale est en allemand «*ah! ah! Erlebnis*», terme intraduisible en français.

Comme exemple d'instruments psychologiques et de leurs systèmes complexes, Vygotski cite:

> Le langage, les diverses formes de comptage et de calcul, les moyens mnémo-techniques, les symboles algébriques, les œuvres d'art, l'écriture, les schémas, les diagrammes, les cartes, les plans, tous les signes possibles, etc. (Vygotski, 1930/1985, p. 39).

Toujours selon cet auteur, l'intégration de l'instrument psychologique dans le processus du comportement: 1) met en action toute une série de nouvelles fonctions liées à l'usage et au contrôle de l'instrument choisi; 2) se substitue à et rend inutile toute une série de processus naturels dont le travail est développé par l'instrument; 3) transforme le déroulement et les aspects particuliers (intensité, durée, suite, etc.) de tout processus psychique qui entre dans la composition de l'acte instrumental, substitue certaines fonctions à d'autres, recrée et reconstitue toute la structure du comportement. Pris dans leur ensemble, les processus psychiques constituent une unité complexe, structurelle et fonctionnelle orientée vers une solution du problème posé. Ils sont coordonnés et, au cours de l'activité, définis par l'instrument; ils forment ainsi un nouveau complexe que Vygotski nomme *acte instrumental* (Vygotski, 1930/1985, p. 43).

Toutefois, dans son ouvrage de 1931, Vygotski remet en question l'utilisation de la notion d'*instrument* pour nommer des processus sémiotiques car elle est métaphorique.[14] Une expression comme *«la lingua è lo strumento del pensiero»* (la langue est l'instrument de la pensée) est extrêmement floue. Il utilisera donc à la place la notion de *signe (segno)* pour nommer les médiations de nature sémiotique et d'*instrument (strumento)* pour les médiations de nature matérielle.[15] L'analogie fonda-

---

14  «Quel significato confuso e indefinito che assume di solito la parola *strumento*, quando la si adopera in senso traslato, non facilita sostanzialmente i compiti dello studioso che si interessi del rapporto reale, e non figurato, che esiste fra il comportamento e i suoi strumenti ausiliari» (Vygotski, 1931/1978a, p. 135).

15  Pour définir les instruments, Vygotski se base sur la conception de Marx des *instruments de travail (strumenti di lavoro):* «l'uomo ‹si serve delle proprietà mecca-niche, fisiche e chimiche dei corpi per costringerle, in quanto forze, ad agire su altri corpi in modo conforme ai suoi scopi›» (Vygotski, 1931/1978a, p. 135, il cite Marx mais sans donner la référence de l'ouvrage dont il est question).

mentale entre l'utilisation des instruments et des signes est d'être des
«activités de médiation» *(attività di mediazione):* «L'analogia fondamentale fra il segno e lo strumento è data dalla funzione di mediazione
propria sia dell'uno che dell'altro» (Vygotski, 1931/1987, pp. 135-136).[16]

### *1.2.3. La différenciation entre inter- et intrapsychologique*

Les derniers points à approfondir concernent *l'origine sociale de la conscience,* le *passage de l'interpsychologique à l'intrapsychologique,* ainsi que la
notion de *développement.* Pour Vygotski, les relations entre fonctions psychiques supérieures ont d'abord été des relations entre des personnes:

> In via generale protremmo dire che le relazioni tra le funzioni psichiche superiori
> sono state un tempo relazioni fra persone. Mi comporto nei confronti di me stesso
> così come le persone si comportano con me (Vygotski, 1931/1978a, p. 197).[17]

Ainsi, selon cet auteur, chaque fonction dans le cours du développement
culturel de l'enfant fait son apparition deux fois, sur deux plans différents,
d'abord sur le plan social, puis sur le plan psychologique, d'abord entre
les personnes, comme catégorie interpsychologique, puis à l'intérieur de
l'enfant, comme catégorie intrapsychologique (Vygotski, 1931/1978a).

Comme exemple de développement culturel de l'enfant, Vygotski
donne celui du pointage, prototypique – selon lui – du développement
de toutes les fonctions psychiques supérieures.[18] En enquêtant sur

---

16  «L'analogie fondamentale entre le signe et l'instrument est donnée par la fonction spécifique de médiation de l'un et de l'autre» (trad. pers.).
17  «De manière générale, nous pouvons dire que les relations entre fonctions psychiques supérieures ont une fois été des relations entre les personnes. Je me
comporte à mon égard comme les personnes se comportent avec moi» (trad. pers.).
18  Pour Vygotski, le développement des fonctions psychiques supérieures commence dans la toute première enfance avec l'utilisation des instruments et du langage:
«Proprio nella più tenera infanzia si trovano le radici genetiche di due forme
fondamentali del comportamento culturale: l'uso degli strumenti e il linguaggio
umano» (Vygotski, 1931/1978a, p. 50). Ce développement se poursuit jusqu'à
l'adolescence avec l'apprentissage des concepts scientifiques par exemple (Vygotski,
1934/1997). Toutefois, comme Vygotski élargit la notion du développement à
l'ensemble de la formation de la personne, des processus de développement
d'actes instrumentaux peuvent être imaginés à tous les âges de la vie (voir par

l'histoire du développement du pointage, Vygotski note que le pointage réalisé par l'enfant représente originellement un simple mouvement destiné à attraper un objet qui est objectivement hors de portée,
«une indication en soi» (Vygotski, 1931/1978, p. 199).[19] Celui-ci est
considéré par Vygotski comme le point de départ de chaque développement successif. Puis, quand la mère de l'enfant intervient pour aider
son enfant et interprète le mouvement de celui-ci comme une indication, la situation change radicalement. Le pointage devient un «geste
pour les autres» (p. 199) qui transforme le sens du mouvement de la
préhension initiale.[20] Ce n'est que lorsque l'enfant fait le lien entre son
mouvement de préhension et la réponse de sa mère, qu'il commence
à considérer son propre geste comme une indication. Le pointage
commence donc par indiquer d'abord, avec le mouvement, ce qui est
compris par les autres, et seulement plus tard devient une indication
pour l'enfant lui-même, «un geste pour soi»[21] (Vygotski, 1931/1978).
    Au cours de ce processus d'assimilation de la signification sociale du
sens des gestes et des mots, l'enfant n'intériorise pas les expériences
culturelles telles quelles. Il se les approprie en les utilisant comme des
«nutriments». Vygotski utilise le terme d'*assimilation*[22] pour qualifier ce
processus:

> L'organismo, assimilando le influenze esterne, e assimilando una serie di forme
> del comportamento, assimila queste in dipendenza dal livello dello sviluppo
> psichico in cui si trova. Accade qualcosa che ricorda ciò che, nella crescita del
> corpo, si chiama nutrimento, cioè si verifica l'assimilazione di determinate cose
> dall'esterno, di materiale esterno, che tuttavia viene elaborato e assimilato dall'
> organismo in modo specifico (Vygotski, 1931/1978, p. 205).[23]

---

exemple les recherches sur les *genèses instrumentales* telles qu'elles ont été étudiées
   par Rabardel (1995; 2002). Celles-ci seront présentées en fin de chapitre.
19  Traduction Sève, 2002, p. 255.
20  *Ibid.*
21  *Ibid.*
22  Le mot russe est *ousvoiénié*, littéralement le *faire-sien* (Sève, 2002, p. 257).
23  «L'organisme, en assimilant les influences externes, en assimilant une série de
   formes du comportement, assimile celles-ci en fonction de son niveau de développement psychique. Il se passe quelque chose qui rappelle ce qui, dans la
   croissance du corps, s'appelle nutriment, c'est-à-dire se vérifie l'assimilation de

Selon l'heureuse expression de Clot (2002), les apports culturels en tant que *ressource* deviennent *source* de développement pour le sujet. C'est grâce à la confrontation active avec l'environnement que l'enfant développe ses propres fonctions psychiques (Vygotski, 1931/1978). L'enfant entre ainsi en contact avec des formes culturelles évoluées de comportement qu'il ne maîtrise pas et c'est le conflit intérieur qui en résulte qui est le moteur de son développement (Vygotski, 1931/1978).

Mais comment Vygotski explique-t-il le passage de l'intrapsychologique à l'interpsychologique? Dans une conception moniste, pour Vygotski, il n'y a pas de frontières métaphysiques entre intérieur et extérieur (Vygotski, 1934/1997). Selon lui, il existe une interaction constante entre les opérations extérieures et les opérations intérieures, le passage s'effectuant constamment d'une forme à l'autre, l'une se développant sous l'influence de l'autre. Il donne l'exemple du langage intérieur: celui-ci est d'autant plus proche du langage extériorisé qu'il lui est plus étroitement lié dans le comportement et qu'il peut prendre une forme tout à fait identique lorsqu'il est une préparation au langage extériorisé, comme lors d'une révision mentale avant un discours (Vygotski, 1934/1997).

Pour Vygotski, ce passage constant entre extérieur et intérieur transforme profondément le processus même de la médiation d'un point de vue structurel et fonctionnel (Vygotski, 1931/1978). Ce qui est social à l'origine (donc un), se différencie dialectiquement en deux, en interpsychologique d'une part et en intrapsychologique d'autre part:

> Dietro a tutte le funzioni superiori e ai loro rapporti stanno geneticamente delle relazioni sociali, relazioni reali tra uomini. Ne segue che uno dei principi fondamentali della nostra volontà è quello della divisione delle funzioni tra gli uomini, una nuova suddivisione binaria di ciò che ora è fuso insieme, il dispiegarsi, sperimentale, del processo psichico superiore nel dramma che ha luogo tra gli uomini (Vygotski, 1931/1978, p. 201).[24]

---

certaines choses de l'extérieur, de matériel externe, qui toutefois sont élaborés et assimilés par l'organisme de manière spécifique» (trad. pers.).

24    «Derrière toutes les fonctions supérieures ainsi que leurs rapports, il y a les relations sociales, les relations entre les hommes. Il s'ensuit qu'un des principes fondamentaux de notre volonté est celui de la division des fonctions entre les hommes, une nouvelle subdivision binaire de ce qui est maintenant fusionné

Ce processus de division en deux de ce qui était uni à l'origine se réalise de manière dialectique:

> Ogni successivo stadio nello sviluppo del comportamento è, da una parte, la negazione del precedente, negazione nel senso che le caratteristiche che sono inerenti al primo stadio del comportamento vengono superate, annientate, e talvolta trasformate nel loro opposto nello stadio superiore (Vygotski, 1931/1978, p. 210).[25]

Pour illustrer la similitude et la différence entre stades de développement différents, Vygotski prend l'exemple de la mémoire à l'aide des signes. D'un côté, cette mémoire ne procède pas comme la mémoire habituelle fondée sur l'instauration d'habileté et, d'un autre côté, elle possède certaines caractéristiques qui manquent à la première. Mais en même temps, si on décompose le processus de la mémoire fondée sur des signes, on s'apercevrait que de tels processus contiennent en dernière analyse les mêmes réactions propres que la mémoire naturelle, dans une nouvelle combinaison (Vygotski, 1931/1978, p. 211-212).

Vygotski entend donc par *développement* un processus extrêmement complexe, qui a deux caractéristiques: la première est que, dans chaque transformation, le «substrat» à la base du phénomène en évolution reste le même. La seconde, et plus immédiate, consiste en ce que chaque changement a, dans une certaine limite, un caractère intérieur. Ainsi, c'est le lien intérieur entre le stade évolutif précédent et la transformation qui s'est opérée qui constitue la caractéristique fondamentale du concept de développement (Vygotski, 1931/1978, p. 205-206).[26]

---

ensemble, le déploiement du processus psychique supérieur dans le drame qui a lieu entre les hommes» (trad. pers.).

25  «Chaque stade successif dans le développement du comportement est, d'une part, la négation du précédent, négation dans le sens que les caractéristiques qui sont inhérentes au premier stade du comportement sont dépassées, anéanties, et toutefois transformées dans leur opposé dans le stade supérieur» (trad. pers.).

26  En ce qui concerne le rapport entre développement et apprentissage, Vygotski s'oppose à une conception selon laquelle on peut considérer seulement ce qui procède de l'intérieur comme du développement et que ce qui procède de l'extérieur comme de l'apprentissage, de l'éducation. Pour ce psychologue, «L'apprentissage de chaque nouvelle opération est le résultat d'un processus de développement» (Vygotski, 1931/1978, p. 207). Pour le montrer, il prend, entre autres, l'exemple de l'apprentissage des quatre opérations de l'arithmétique. C'est seule-

Sur ces bases, Vygotski définit le développement comme:

> Un processus dialectique complexe, caractérisé par une périodicité elle-même complexe, une disproportion dans le développement des fonctions considérées isolément, des métamorphoses ou des transformations qualitatives de formes en d'autres, un complexe entrelacs de processus d'évolution et d'involution, de complexes entrecroisements de facteurs internes et externes, une complexe succession d'adaptations et de victoires remportées sur les difficultés (Vygotski, 1931/1978, p. 190).[27]

Cette conception complexe du développement des fonctions psychiques supérieures peut aisément être étendue à l'ensemble du développement de la personne comme le souligne Vygotski lui-même:

> Cosicchè potremmo dire che diventiamo noi stessi attraverso gli altri, e che tale regola si riferisce non solo alla personalità nel suo complesso, ma anche alla storia di ogni singola funzione. In questo sta la sostanza del processo dello sviluppo culturale, espresso in una forma puramente logica. La persona diventa «per sè» per il fatto che è «in sè» e attraverso il fatto che si manifesta «per gli altri». Questo è il processo della formazione della persona (Vygotski, 1931/ 1978, p. 200).[28]

Cette petite incursion dans l'œuvre de Vygotski montre la profondeur de la pensée de ce psychologue. Dans une vision moniste de l'individuel et du social, Vygotski dépasse une conception du développement comme étant un phénomène passant de l'inter- à l'intra-individuel. Conception qui reste dualiste puisqu'elle est sous-tendue par le postulat que l'inter- et l'intra- sont deux réalités disjointes. L'originalité de la théorie historico-culturelle est de concevoir la conscience en tant

---

ment vers sept-huit ans que l'enfant est capable d'apprendre ces opérations quand s'est développé en lui le développement des connaissances arithmétiques.

27    Traduction Sève, 2002, p. 259.
28    Ainsi, nous pourrons dire que nous devenons nous-même au travers des autres et qu'une telle règle se réfère non seulement à la personnalité dans son ensemble, mais aussi à l'histoire de chaque fonction singulière. C'est en cela que réside la substance du processus de développement culturel, exprimé dans une forme purement logique. La personne devient «pour soi» par le fait qu'elle est «en soi» et à travers le fait qu'elle se manifeste «pour les autres». Tel est le processus de formation de la personne (trad. pers.).

que système où les fonctions psychiques supérieures sont médiatisées par des signes. Le signe médiateur appartient tant à la réalité intérieure qu'à la réalité extérieure. Il est entre les deux. De cette conception de la conscience où les fonctions psychiques sont médiatisées, on peut également déduire que, pour Vygotski, le sujet n'a pas un accès direct à lui-même. Vygotski ne se situe donc pas dans une philosophie du sujet dans laquelle le sujet c'est *je*. Le développement de la conscience, d'origine sociale, devient tel un «sosie», un contact social avec soi-même. C'est en tant qu'autre que le sujet accède à son intériorité dans un rapport réflexif. Son œuvre suggère le concept de *soi* comme dans l'expression *«in sè»* pour nommer ce processus réflexif qui se développe au travers de la médiation des relations avec autrui et au travers de l'utilisation des signes et des instruments.[29]

Un autre élément très intéressant de la pensée de Vygotski est sa conception du conflit comme moteur du développement. Ce sont les difficultés rencontrées par l'organisme dans son adaptation active à un environnement social et culturel complexe qui le pousse à nier, dépasser ses capacités psychiques actuelles pour les remodeler en des capacités psychiques plus performantes.

Par rapport à la problématique de cette recherche, à savoir la genèse sociale des pratiques d'auto-contrôle de la prise alimentaire, le positionnement épistémologique et théorique de Vygotski me donne une base: je retiens sa conception moniste des faits de conscience et du comportement, ainsi que du cognitif et de l'émotif. Je privilégierai la recherche d'unités d'analyse par unité et le choix d'une méthode génétique et indirecte. Je reprendrai également son modèle de la conscience en tant que système où les fonctions psychiques supérieures sont médiatisées par des signes ainsi que sa conception dialectique du développement.

Toutefois, beaucoup de questions restent ouvertes. Comme le note Sève, «le vygotskisme n'est pas une doctrine close, c'est un chantier ouvert» (Sève, 2002, p. 263). Elle demande donc à être interprétée et poursuivie. Dans le cadre de cette recherche, il faudra choisir une unité d'analyse et réfléchir aux rôles des médiations. A ce sujet, sera-t-il

---

29  Ce concept de *soi* se retrouve également dans l'œuvre de Mead (1934/2006).

pertinent de reprendre la terminologie vague et métaphorique d'*instrument psychologique* alors que Vygotski lui-même y a renoncé au profit de celles de *signe* et d'*instrument ?* Ensuite, quel est le rapport entre le signe et l'instrument? Pour Vygotski, leur point commun est d'être des activités médiatisées, mais comment opèrent-ils sur le psychisme et comment sont-ils utilisés conjointement? Finalement, comment faire le lien entre développement de la conscience et développement du *soi?* Pour Vygotski, le développement de la personne et celui des fonctions psychiques supérieures sont des processus similaires mais il manque tout de même une réflexion sur le rapport entre les deux. En corollaire, le choix d'indicateurs de traces de développement intrapsychologique chez les sujets n'est que partiellement résolu. Il y a bien les «expériences-déclics» comme indices de prise de conscience mais il manque des indicateurs pour mettre en évidence le développement de la réflexivité.

Dans la prochaine section, j'examinerai précisément comment des auteurs issus du paradigme historico-culturel vygotskien et du courant de la cognition située ont résolu ces problèmes. Mais avant d'aborder ces questions difficiles, je présente brièvement le projet scientifique qui unit les chercheurs affiliés à ces courants de pensée.

# 2. La nébuleuse de la cognition située et des courants post-vygotskiens

## 2.1. Similitudes entre les courants de la cognition située et post-vygotskiens

Actuellement, une nébuleuse de chercheurs est regroupée sous le label fédérateur de *cognition située* d'une part et de courants issus du *paradigme historico-culturel vygotskien* d'autre part.[30] Moro (2001) situe ces

---

30  Il est difficile de différencier le courant de la cognition située des courants issus du paradigme historico-culturel vygotskien: des auteurs, que l'on peut

courants dans un *Zeitgeist* qui, en sciences humaines, s'intéresse à des processus qui ne peuvent se réduire à des structures générales, privilégiant notamment les approches phénoménologiques, interactives et pragmatiques. Ces courants tendent à:

> Insister sur les aspects dynamiques (voire imprédictibles) afférant à la construction de la signification et de la communication *versus* les aspects prédictibles et «préfabriqués» (en termes de codes, de représentations et de structures) de l'action humaine (Moro, 2001, p. 495).

Ces courants émergent aux Etats-Unis dans les années quatre-vingt, à partir d'une critique des conceptions éducatives fortement imprégnées par la tradition individualiste cognitiviste, et soulignent le rôle instituant de la culture et des formations sociales dans l'apprentissage et dans la construction de connaissances. Dans une conception de l'apprentissage radicalement environnementaliste, ces courants ont en commun le postulat selon lequel les apprentissages et la transmission des savoirs adviennent par la participation active des sujets apprenants aux contextes sociaux et matériels qui les entourent, la personne et le monde étant entendus comme mutuellement constitutifs (Moro, 2001).

---

classer comme proches de la cognition située, se réfèrent à Vygotski, comme Cain (1991), et des auteurs se définissant comme post-vygotskien sont proches de la cognition située comme Bruner (1991). Une des raisons de cet *imbroglio* est que l'œuvre de Vygotski a souffert de problèmes de censure et de traductions parfois peu fiables (Sève, 1997). Selon Sève (2002), ces problèmes de traduction et de retard d'édition ont contribué à transmettre une œuvre déformée de la pensée complexe de Vygotski dans un sens cognitiviste. Ainsi, plusieurs courants de pensée se sont développés en Occident. En Ex-URSS, l'œuvre de Vygotski a été diffusée par ses collaborateurs, dont Leontiev et Luria, et a donné naissance à la *théorie de l'activité* (pour les similitudes et les différences entre Vygotski, Leontiev et Luria, voir Veggetti, 1978; Friedrich, 1997; Veresov, 1999). Les principaux ambassadeurs de l'œuvre de Vygotski aux Etats-Unis sont Bruner (1991), Cole (1996) et Wertsch (1985; 1991) qui l'ont développée sous le nom de *psychologie culturelle*. En France et en Suisse, l'œuvre de Vygotski a donné naissance à *l'école historico-culturelle*, dont quelques-uns des principaux auteurs sont Clot (1999, 2002), Rabardel (1995, 1997, 2002), Moro & Rodriguez (1989), Rochex (1995) et Brossard (2004), ainsi que Bronckart (1997) et Schneuwly (1998).

Un autre point commun aux courants de la cognition située et aux approches issues du paradigme historico-culturel vygotskien est de considérer que les activités humaines sont médiatisées par des signes et des instruments (au sens de Vygotski). En ce qui concerne la médiation par les signes, tout un champ de recherche se développe actuellement sur le rôle des récits en tant que «média» de transmission culturelle dans la vie quotidienne et dans les situations d'apprentissages formels et informels (Bruner, 1991, 1996b; Cain, 1991; Wertsch, 1998). Quant au rôle des instruments dans les interactions, ils sont l'objet d'études approfondies spécialement quand ils sont utilisés en tant que moyen d'action pour le sujet.[31] On peut citer comme exemples les recherches sur la question de la résolution de problèmes via l'utilisation de nouvelles technologies (Grossen & Pochon, 1997; Pochon & Grossen, 1997), celles sur l'utilisation d'instruments dans certains corps de métier (Hutchins, 1993; 1994; 1996; Engeström & Middleton, 1996), dans le dessin technique (Brassac, 2001) ou la taille des perles en pierre dure (Bril & Roux, 1993) ou encore dans la résolution d'une tâche professionnelle (Norman, 1993a, 1993b; Rabardel, 1995; 1997; 2002).

Une multitude de chercheurs focalisent donc actuellement leurs analyses sur les pratiques réelles des acteurs sociaux en privilégiant l'observation fine de l'activité des sujets et de la manière dont ceux-ci utilisent des signes et instruments dans l'élaboration d'une tâche. C'est précisément ce que je souhaite réaliser dans cette recherche: l'analyse d'une genèse de l'auto-contrôle de la prise alimentaire en me basant sur l'observation directe d'interactions verbales entre des thérapeutes et des patientes souffrant d'hyperphagie boulimique, médiatisées par des carnets alimentaires.

Parmi les solutions théoriques et empiriques élaborées par ces chercheurs, y en aurait-il qui pourraient me servir de base pour l'élaboration de ma propre méthode d'analyse? Pour le savoir, j'ai sélectionné deux conceptualisations. La première est celle de la *clinique de l'activité* de Clot qui se situe dans le paradigme historico-culturel vygotskien et

---

31    On peut noter que l'intérêt pour le rôle des instruments dépasse le cadre strict de ces courants de pensée. Il y a une véritable prise de conscience dans les sciences sociales sur le rôle des objets dans les interactions (Latour, 1994; Preda, 1999).

la seconde est celle de la *communauté de pratique* de Lave et Wenger, issue du courant de la cognition située: comment ces auteurs ont-ils résolu les problèmes des choix de l'unité d'analyse, des indicateurs de traces de développement intrapsychologique et conceptualisé la question du rapport entre sujet et objet? Dans la prochaine section, cette question servira de fil conducteur pour l'examen de ces deux approches.

## 2.2. Unité d'analyse, indicateurs de processus intrapsychologiques et rapport entre sujet et objet

L'approche de Clot et celle de Lave et Wenger sont épistémologiquement très différentes. C'est pourquoi je les examine chacune à tour de rôle; je discuterai ensuite des apports et des limites de chaque modèle pour l'élaboration de ma propre méthode de recherche.

### 2.2.1. La clinique de l'activité

Dans la filiation des approches historico-culturelle de Vygotski et dialogique de Bakhtine (1974), Clot et son équipe développent depuis quelques années une approche originale nommée *clinique de l'activité* dans le champ de l'analyse du travail (Clot, 1999).[32] Cette approche allie la résolution concrète de problèmes professionnels à une conceptualisation très étayée. Pour rendre compte du travail en situation ordinaire, Clot et son équipe opèrent une distinction conceptuelle entre ce qu'ils nomment *l'activité réalisée* et le *réel de l'activité:* «Ce qui se fait – et que l'on peut considérer comme l'activité réalisée – n'est jamais que l'actualisation d'une des activités réalisables dans la situation où elle voit le jour» (Clot, 2001, p. 126). Clot postule donc que le «réalisé n'a pas le monopole du réel» (Clot, 2001, p. 126). Le développement de l'activité qui a vaincu est «gouverné par les conflits entre activités

---

32 Dans cette section, je restreints la présentation de l'approche de Clot et de son équipe aux éléments qui seront développés dans cette recherche. Ce compte rendu ne rend donc justice à la richesse conceptuelle de la clinique de l'activité pour l'analyse du travail.

rivales éliminées qui auraient pu, sans doute à d'autres coûts, réaliser la même tâche» (Clot, 2001, p. 126).

Dans cette perspective, l'analyse du travail consiste à mettre en place une méthode d'intervention susceptible de permettre aux membres d'un collectif de travail de retrouver «l'histoire oubliée d'une activité abandonnée» (Clot, 2001, p. 126). Selon Clot, l'histoire d'un milieu professionnel est partagée présentement comme façon de prendre les choses ou les gens, mais il est également sous-tendu par les actes qui ont été faits puis récusés pour des raisons diverses. Ces activités non réalisées, que Clot nomme *activités empêchées,* n'en sont pas moins présentes dans la vie du sujet. Celles-ci peuvent être source d'erreurs professionnelles et d'épuisement (Clot, 1999). La clinique de l'activité a donc pour objet l'analyse du rapport entre activités réalisées et réel de l'activité.

Or, selon ce psychologue, «l'expérience vécue n'est pas accessible directement mais seulement à l'aide de traces qu'il faut reconstruire» (Clot, 2001, p. 128). Il faut donc opter pour une méthode génétique indirecte et analyser l'histoire du développement de l'activité et de ses conflits. En conséquence, le dispositif mis en place par Clot vise à «organiser le redoublement de l'expérience vécue», c'est-à-dire à inventer un dispositif qui permette aux sujets «de transformer l'expérience vécue d'un objet, en objet d'une nouvelle expérience vécue afin d'étudier le passage d'une activité dans l'autre» (Clot, 2001, p. 128).

*a) Méthode*

Pour répondre à ces objectifs, Clot et son équipe ont mis en place deux méthodes: *les auto-confrontations croisées,* qui visent à seconder des professionnels cherchant à élargir leur rayon d'action ou leur pouvoir d'agir sur leur milieu ou sur eux-mêmes (Clot, 1999). La mise en scène de ces confrontations a pour objet la manière de travailler de ces professionnels et consiste à leur demander de commenter des images vidéo de l'activité d'un collègue avant que ce dernier ne commente les siennes propres. La seconde méthode est celle de *l'instruction au sosie* qui implique un travail de groupe au cours duquel un sujet volontaire est amené à imaginer qu'il doit transmettre à un remplaçant, non spécialiste, toutes les consignes nécessaires pour pouvoir être remplacé le lendemain à son propre poste de travail. Je focalise la suite de l'analyse sur la description de la seconde technique car elle contient des éléments de réponses par rapport à l'unité d'analyse retenue par Clot et sur ses indicateurs de traces d'activité intrapsychologique.

## b) Unité d'analyse

La technique de l'instruction au sosie se déroule en deux phases. Lors de la première, un professionnel se confronte à lui-même par la médiation de l'activité réglée d'un sosie, rôle joué par le chercheur lui-même, avec la consigne suivante:

> Suppose que je sois ton sosie et que demain je me trouve en situation de devoir te remplacer dans ton travail. Quelles sont les instructions que tu devrais me transmettre afin que personne ne s'avise de cette substitution? (Clot, 2001, p. 134).

Dans la seconde phase, les matériaux recueillis, après retranscription, sont repris par le professionnel concerné et commentés par écrit par lui-même. Ainsi, ce dernier est amené à se mesurer aux traces matérialisées de son échange avec le sosie, puis à réfléchir et à élaborer sa propre réaction par l'intermédiaire d'une activité d'écriture.

A partir des premiers éléments fournis par le sujet lors de la première phase, Clot et son équipe délimitent une séquence de travail déterminée en focalisant l'expérimentation sur certains détails du travail et en s'intéressant plus à la question du «comment» que du «pourquoi». Quatre domaines d'expérience professionnelle sont recensés pour lesquels sont exigées des consignes précises:

> Le champ des rapports à la tâche proprement dite, le champ des rapports aux pairs dans les collectifs, celui du rapport à la ligne hiérarchique, enfin, celui des rapports aux organisations formelles et informelles du monde du travail (Clot, 2001, p. 134).

L'unité d'analyse est constituée par ce que Clot nomme *l'activité dirigée*, conçue comme une triade vivante de l'agir: «L'activité peut se regarder comme la plus petite unité de l'échange social, tournée à la fois vers son objet comme action opérationnelle et vers l'activité des autres portant sur cet objet» (Clot, 2001, p. 134). Cette triade n'est pas dans un état d'harmonie mais au contraire prise dans un mouvement disharmonique:

> Cette activité dirigée est une arène, ou plutôt le théâtre d'une lutte, et toute unification au profit de l'une de ses configurations est un leurre. La seule «unité» qu'on puisse envisager ici est celle, non d'un état, mais d'un mouvement dysharmonique: l'unité d'un développement dont l'équilibre transitoire apparaît après coup, suite à une lutte «au point de collision» entre plusieurs développements possibles (Clot, 1999, p. 100).

*c) Rôle des médiations sémiotiques et instrumentales*
*dans le développement du sujet*

L'ensemble de l'investigation scientifique dans la technique de l'instruction est conçu par cet auteur comme *un instrument,* au sens de Rabardel,[33] dont les professionnels peuvent disposer (Clot, 2001, p. 133). Dans cette conception, les exercices d'instruction à un sosie visent «une transformation indirecte du travail des sujets grâce à un déplacement de leurs activités dans un nouveau contexte [...]» (Clot, 2001, p. 133). Pour réaliser ces déplacements, Clot utilise deux types de médiations, qui constituent deux *genres de discours:* le premier est constitué par la séquence d'interaction orale entre le professionnel et son sosie; le second par l'élaboration de sa propre expérience au travers de l'utilisation de l'écrit.

Clot donne deux explications au sujet de la manière dont l'ensemble du dispositif opère en tant qu'«instrument» au sens de Rabardel. Premièrement, la technique de l'instruction au sosie place l'instructeur et le sosie dans une situation paradoxale. La transmission de consignes susceptibles de permettre un remplacement effectif est une

---

33    Rabardel distingue les notions d'*artefact* et d'*instrument,* qu'il définit de la manière suivante: «Nous utilisons le concept d'artefact pour désigner de façon neutre toute chose finalisée d'origine humaine. Les artefacts peuvent aussi bien être matériels que symboliques. Un artefact peut avoir différents statuts pour le sujet et notamment, [...] le statut d'instrument lorsqu'il est moyen d'action pour le sujet» (Rabardel, 2002, p. 269). La *théorie instrumentale étendue* de Rabardel sera discutée plus loin (voir pp. 78-80).

mission impossible. Le sosie-remplaçant n'arrive pas à récupérer l'expérience nécessaire pour se confronter à l'épreuve quand il sera seul. Il cherche donc les informations les plus utiles dans les consignes transmises par l'instructeur. Ce faisant, le sosie doit anticiper les obstacles et les ressources qu'il trouvera dans la nouvelle situation en fonction de la représentation qu'il s'en fait. Du coup, le sosie ouvre un accès à l'instructeur à ce qui n'a pas été et qu'il n'a pas vécu. Ainsi, techniquement, «l'activité du sosie consiste à résister à l'activité de l'instructeur qui cherche à lui faire partager sa version «réalisée» du réel» (Clot, p. 137). De plus, le sosie fait entrer l'instructeur dans «une répétition sans répétition possible» (Clot, 2001, p. 138). Le sosie cherche à se laisser guider par les consignes de l'instructeur mais cette conformité opératoire apparaît au sosie comme une réduction de sa propre activité, ce qui débouche sur une remise en question de l'action habituelle de l'instructeur et sur les inhibitions de celui-ci dans la phase conflictuelle qui la précède.

Deuxièmement, c'est le «jeu» et la circulation d'un genre de discours à un autre qui est source de développement. Autrement dit, c'est le passage d'une interaction verbale – avec un autre que soi – à une médiation à soi via un support écrit, dans des contextes différents, qui est source de développement pour le sujet:

> En circulant à travers différents *«genres de discours»*, de l'oral à l'écrit, du langage intérieur au langage extérieur, l'expérience se transforme sous l'effet des contraintes et des ressources de chacun de ces genres. Sous l'effet de ces multiples réalisations langagières, la pensée accroît ses moyens d'agir (Clot, 2001, p. 140).

### d) Indicateurs de traces de développement intrapsychologique

Très clairement, pour Clot, il n'y a pas une «perception immédiate du psychisme» (Clot, 2001, p. 130). La pensée réalisée n'est pas toute la pensée et l'expérience vécue n'est qu'une partie de l'expérience vivante. On ne peut donc pas être en contact immédiat avec l'expérience du sujet. La seule subjectivité réelle «c'est l'histoire réelle de la subjectivité entre des activités réalisées» (Clot, 2001, p. 130). Du coup, l'expérience et la conscience ne sont observables que dans leurs développements, non pas comme des produits, des états ou des structures invariantes mais au travers des processus qui font et défont ces formes sédimentées.

Pour ce chercheur-praticien les indicateurs de développement intra-psychologique du sujet sont donc indirects et à chercher dans les traces de transformations et de mouvements «d'une forme d'activité sédimentée à une autre».

Avant d'analyser en détail les apports et les limites de cette approche pour ma propre recherche, je présente la théorie de *la communauté de pratique* élaborée par Lave et Wenger. Pour me baser sur un exemple empirique, je focaliserai mon analyse sur une étude réalisée par Cain (1991) sur le contrôle de la boisson dans un groupe d'Alcooliques Anonymes.

### 2.2.2. *La communauté de pratique*

La théorie de *la communauté de pratique (community of practice)* a été développée conjointement par Lave et Wenger (1991) au Etats-Unis. Anthropologue de formation, la première a étudié initialement des situations d'enseignement-apprentissage dans des métiers d'artisanat dans des sociétés traditionnelles; puis, avec son collègue, elle a étendu l'objet de ses recherches à d'autres formes d'apprentissages informels. Pour Lave et Wenger (1991), toute activité est socialement *située*, autrement dit, c'est dans le cours des activités sociales que les apprentissages adviennent.

Le concept de communauté de pratique se base sur une théorie de l'apprentissage *(learning)* qui part du postulat selon lequel l'engagement dans des pratiques sociales est le processus fondamental au travers duquel nous apprenons et du coup devenons qui nous sommes (Wenger, 1998). De manière très synthétique, la communauté de pratique représente un système d'activité, à propos duquel ses membres partagent la compréhension de ce qu'ils sont en train de faire et le sens que cela prend pour leur vie et leur communauté (Lave & Wenger, 1991). Selon Wenger (1998), tout notre tissu social est traversé par des communautés de pratique: dans notre foyer familial, au travail, à école, dans les loisirs, etc. On est donc ici en présence d'une vision de la notion de groupe dans laquelle ce sont les pratiques qui «cimentent» la communauté. Concernant l'unité d'analyse retenue, Lave et Wenger (1991) ne se prononcent pas sur cette question dans leur ouvrage écrit en commun. Par contre, Wenger (1998) aborde de front cette question et postule que son unité d'analyse n'est ni l'individu ni les institutions sociales mais les «communautés de pratique» informelles que les gens forment alors qu'ils poursuivent une entreprise commune au travers du temps.

L'individu est à appréhender dans le processus de participation à une communauté de pratique (Lave & Wenger, 1991; Wenger, 1998). La participation sociale est définie comme un: «encompassing process of being active participants in the pratices of social communities and constructing identities in relation to these communities» (Wenger, 1998, p. 4). Ces deux chercheurs refusent tout dualisme entre individuel et collectif. Selon eux, la voie royale pour la mise en évidence de processus d'apprentissage au niveau individuel est l'analyse du mode de participation des sujets dans la communauté de pratique. Pour clarifier le débat, Lave et Wenger (1991) développent leur conception de l'apprentissage en tant que processus de participation croissante, en opposition à celle de l'apprentissage conçu comme un processus d'«*internalisation*», tel qu'il est défini par les tenants de la psychologie culturelle post-vygotskienne américaine (voir Lave et Wenger, 1991, p. 48-49).[34]

Pour comprendre comment ce modèle d'analyse de la théorie de la communauté de pratique s'actualise dans une recherche empirique, il faut se référer à l'ouvrage de Lave et Wenger de 1991. Dans celui-ci, plusieurs recherches empiriques sont mentionnées, dont une qui a attiré particulièrement mon attention: l'étude de Cain (1991) sur les

---

34   Dans un ouvrage plus récent, Wenger (1998) explore les connexions existant entre *la communauté (community)*, *les pratiques sociales (social practice)*, *la signification (meaning)* et *l'identité (identity)*. Il développe un modèle d'analyse dans lequel il distingue deux dimensions de l'identité: l'identification et la négociabilité. L'identification est définie comme un processus «providing experiences and material for building through an investment of the self in relations of association and differentation» (Wenger, 1998, p. 188). Quant à la négociabilité, elle «determines the degree to which we have control over the meanings in which we are invested» (Wenger, 1998, p. 188). A partir de ces deux dimensions, Wenger modélise plusieurs types de participations et de non-participations pour chacune de ces deux dimensions.

Alcooliques Anonymes (AA), des groupes de pairs qui se réunissent régulièrement pour discuter de leur problème d'alcoolisme. Bien qu'il y ait des différences de conceptualisation entre Cain, Lave et Wenger, je focalise la suite de l'analyse sur la recherche de Cain car celle-ci contient des pistes pour l'élaboration de ma propre méthode d'analyse.

Anthropologue de formation, Cain se situe par ses références à cheval entre le courant de la cognition située et celui issu du paradigme historico-culturel vygotskien. Elle prend comme objet d'étude un processus de transformation de l'identité personnelle dans un groupe de pairs. Elle met en évidence d'une part le rôle des pairs dans la transformation de soi, par des processus d'étayage, et d'autre part le rôle des «récits personnels» *(personal stories)*, qu'elle nomme *outil cognitif (cognitive tool)*, pour opérer des changements d'identité chez les participants.

La thèse de Cain est que la participation à de tels groupes implique chez les participants une transformation de l'identité de la personne de buveur non alcoolique *(drinking non-alcoholics)* à celle d'alcoolique abstinent *(non-drinking alcoholics)*. Ce changement d'identité implique une transformation de leur manière d'agir dans le monde et d'interpréter leur propre passé et passe, selon Cain, par un processus de *diffusion de l'identité (identity diffusion)* suivi par un processus de *reconstruction de l'identité (identity reconstrution)*. Cain définit l'identité comme «the way a person understands and views himself, and is viewed by others, a perception of self that is fairly constant» (Cain, 1991, p. 213).[35]

*a)  Rôle des médiations sémiotiques et instrumentales*
    *dans le développement du sujet*

Pour opérer ce que Cain nomme des transformations de l'identité, les AA utiliseraient les récits dans lesquels ils apprennent à raconter leur propre histoire selon le modèle des Alcooliques Anonymes dans lequel l'alcoolisme est considéré comme une maladie incurable qui

---

35    «La manière dont une personne se comprend et se perçoit et est perçue par les autres, une perception qui est plutôt constante» (Cain, 1991, p. 212, trad. pers.).

affecte tous les domaines de la vie de la personne (Cain, 1991). Selon elle, en intégrant les canons narratifs des AA, les membres des AA apprennent à interpréter les événements de leur propre vie et leurs expériences personnelles selon ces schémas. Les récits des AA sont donc considérés par Cain comme des *outils cognitifs*, c'est-à-dire des médiateurs pour la compréhension de soi: «The AA story is a cognitive tool [...], a mediating device for self-understanding» (Cain, 1991, p. 215).[36]

Ce processus de transformation de l'identité au travers de l'utilisation des récits des AA se déroule en groupe. Dans celui-ci, les participants vétérans du groupe narrent leurs expériences selon un schéma narratif conforme au modèle des AA. Dans ce processus de re-narration de leur passé et des événements de leur vie, les novices sont secondés par les vétérans qui interviennent dans la trame narrative du récit personnel du novice en interprétant certains événements ou en ne considérant pas les explications non conformes au canon narratif des AA. Pour décrire ce processus d'étayage des novices par les plus anciens, Cain se réfère au concept de *scaffolding* élaboré par Bruner (Wood, Bruner & Ross, 1976, cité par Cain, 1991).[37]

### b) Méthode et unité d'analyse

D'un point de vue des méthodes de recueil et d'analyse des données, Cain utilise les techniques de l'observation – en participant à des réunions de groupes d'AA – et celle des entretiens de recherche. Elle a réalisé des entretiens avec des AA dans lesquels elle leur demande, entre autres, de lui raconter leur histoire personnelle en lien avec l'alcoolisme. Dans son article, elle ne rapporte malheureusement que les résultats des analyses réalisées sur les entretiens. Dans ceux-ci, Cain repère des unités d'analyse, qu'elle qualifie d'*unité de discours*, d'une quinzaine de minutes dans lesquelles les interviewés font des récits.

---

36 «Le récit des AA est un outil cognitif, outil de médiation pour la compréhension de soi» (trad. pers.).

37 *Scaffolding*: littéralement *échafaudage* que je traduis par *étayage*.

## c) *Indicateurs de traces de développement intrapsychologique*

Dans le cas des entretiens, Cain fait l'hypothèse d'un lien entre la durée depuis laquelle une personne est sobre, à partir de son entrée chez les AA, avec sa plus ou moins grande capacité de se comprendre en se reconnaissant comme un alcoolique. Pour Cain, la manière dont les propositions des AA et leurs croyances sont incorporées et le degré de similitude entre les récits personnels et la trame canonique narrative des récits des AA sont des indicateurs du degré *d'internalisation of identity* (internalisation de l'identité).

### 2.2.3. Discussion

Les présentations succinctes de l'approche de *la clinique de l'activité* et de *la communauté de pratique* mettent en évidence des similitudes: l'intérêt pour l'analyse des pratiques des acteurs sociaux dans une perspective microgénétique, la mise en lien de phénomènes individuels et collectifs, ainsi que la focalisation sur le rôle des médiations sémiotiques et instrumentales. Toutefois, un examen attentif fait émerger des différences fondamentales entre elles. Je les synthétise brièvement.

Premièrement, dans ces deux approches, l'unité d'analyse est constituée par la transformation d'un phénomène dans le temps. Elle n'est pas pour autant comparable. Dans l'approche de la communauté de pratique, la question de l'unité d'analyse n'est pas tranchée. Seul Wenger se prononce en postulant que c'est l'ensemble de la communauté de pratique qui est l'unité de l'analyse. Quant à Clot, il focalise son analyse sur les rapports entre un ou plusieurs sujets avec d'autres, ainsi que sur le rapport de ceux-ci avec la tâche à accomplir.

Deuxièmement, tant Clot que Lave et Wenger refusent tout dualisme entre individuel et social. Mais la position *moniste* du premier inclut les phénomènes intrapsychologiques alors que celle des seconds les exclut. Selon sa propre terminologie, la position de Clot peut être qualifiée de *monisme historique* (*moniste* dans le sens où l'activité comprend des dimensions intrapsychologiques et interpsychologiques; *historique* dans le sens où les processus intrapsychologiques ne peuvent être appréhendés que de manière indirecte au cours d'une expérience de transformation dans le temps). Tandis que la position de Lave et Wenger peut être qualifiée de *monisme radical,* selon l'expression de Moro (1991): seul ce qui est observable est l'objet de l'analyse. Lave et Wenger développent explicitement le concept de *participation* en opposition à celui d'*«internalisation».* Il n'y a donc pas de prise en considération de phénomènes intrapsychologiques dans leur approche. Selon Moro (1991), l'approche de la communauté de pratique inclut des phénomènes individuels, collectifs et environnementaux au prix de l'exclusion de tout processus intrapsychologique. Toutefois, la position de Cain est différente. En choisissant comme indicateur de traces de développement intrapsychologique le rapport entre identité et récit canonique des AA, elle inclut des phénomènes intrapsychologiques: c'est le degré de similarité entre la forme canonique des récits des AA et le récit personnel de chaque interviewé qui est l'indicateur d'un changement d'identité.

Troisièmement, tous ces auteurs accordent une place centrale aux médiations sémiotiques et instrumentales. Ils ont néanmoins une terminologie et une conception différentes de ce que comprennent ces médiations. Par exemple, pour Clot, l'entier du dispositif est médiatisé et constitue un *instrument* utilisé pour opérer une action orientée vers le sujet. Au sein de ce dispositif, il différencie deux types de *genres de discours* (le dialogue verbal avec le sosie et la confrontation à soi au travers de l'activité d'écriture). En revanche, Cain utilise le terme de *«cognitive tool»* ou de *«semiotic device».* Celui-ci est utilisé pour qualifier les récits des AA. Malgré ces différences, je relève qu'il y a tout de même une similitude entre Clot et Cain: ils utilisent tous les deux une terminologie indifférenciée pour nommer les médiations sémiotiques et instrumentales.

La mise en évidence des similitudes et des différences entre ces approches me donne maintenant la possibilité de faire des choix pour ma propre recherche. L'approche de Clot s'inscrit dans la continuité de l'approche vygotskienne à laquelle j'adhère. Tandis que celle de la cognition située me conduirait à une impasse par rapport à ma propre problématique puisqu'elle exclut les phénomènes intrapsychologiques. Je reprends donc la notion d'*activité dirigée* comme unité d'analyse, conçue, pour rappel, comme «la plus petite unité de l'échange social, tournée à la fois vers son objet comme action opérationnelle et vers l'activité des autres portant sur cet objet». Je réitère mon adhésion à l'idée selon laquelle les phénomènes intrapsychologiques ne peuvent être appréhendés que de manière indirecte et par une méthode génétique.

En revanche, pour l'analyse d'une genèse de l'auto-contrôle de la prise alimentaire dans un cadre thérapeutique, les développements théoriques réalisés par Clot aux sujets du rapport entre sujet et objet et des indicateurs de traces de développement intrapsychologique doivent être adaptés. Premièrement, la notion de genre de discours doit être approfondie: quels sont les genres de discours et quelles sont les contraintes et les ressources de chacun d'eux? Deuxièmement, en focalisant les analyses sur la notion d'*activité*, la question du *soi* reste dans l'ombre. Or, dans une perspective thérapeutique, le thème du développement de la personne est central. Cette partie se devra encore d'être développée théoriquement. De plus, serait-il imaginable de repérer des traces de développement intrapsychologique dans l'élaboration des genres de discours et, si oui, serait-il possible de construire des indicateurs discursifs de ces traces?

Sur ces points non élucidés, l'approche de la cognition située donne des réponses qu'il vaut la peine d'examiner. En particulier, Cain focalise son attention sur le rôle de la narration collective dans un groupe de pairs. Je retiens plusieurs idées: premièrement la narration est un médiateur majeur dans les interactions. Deuxièmement, un des éléments qui contribue à l'efficacité des récits narrés collectivement est l'étayage réalisé par les vétérans.[38] Troisièmement, le choix de s'intéresser au récit permet de faire le lien avec une dimension intrapsychologique, celle de l'identité du narrateur. Toutefois, je n'adhère pas à la conception de Cain au sujet du lien entre récit et identité. Celle-ci est sous-tendue par une conception homothétique de l'identité du narrateur et de l'identité du personnage mis en scène dans l'histoire narrée. A mon avis, elle repose sur une *philosophie du sujet* où le

---

38   A vrai dire, cette notion vient de Vygotski lui-même avec la notion de *zone prochaine de développement* (1934/1997).

sujet est «je», donc une position dans laquelle il y a une immédiateté et une transparence du sujet à lui-même.

Trois problèmes restent donc encore à affiner: premièrement, il faut articuler les notions de *signe*, de *genre de discours* et de *récit;* deuxièmement, clarifier le rôle des médiations sémiotiques et instrumentales dans les interactions et choisir une terminologie; troisièmement, relier la question des médiations à une théorie du sujet dans laquelle la réflexivité soit conceptualisée. Pour les résoudre, j'examinerai les travaux dans les courants de la cognition située et du paradigme historico-culturel vygotskien sur ces questions très pointues. J'en retiendrai les résultats principaux et en montrerai les limites: une terminologie floue pour nommer les médiations sémiotiques et instrumentales, un approfondissement nécessaire de l'explication de la manière dont le récit est utilisé en tant que médiateur, pour avoir une action orientée vers le sujet, et enfin un confinement dans une philosophie du sujet dans laquelle le sujet est «je».

Pour sortir de ces impasses conceptuelles, j'approfondirai deux pistes suggérées respectivement par Clot et par Bruner. La première est celle de la notion de *genre du discours* introduite par Bakhtine (Clot, 2002). J'examinerai comment ce théoricien et historien de la littérature russe a conçu cette notion. Pour Bakhtine, le récit est précisément un genre du discours. Ceci me permettra de faire le lien entre le genre du discours et le récit. La seconde est la théorie narrative du philosophe français Paul Ricœur (Bruner, 1991). S'opposant aux philosophies du sujet dans lesquelles le sujet est «je», Ricœur développe une herméneutique du *soi*, dans laquelle il y a le primat de la médiation réflexive sur le «je».

Bakhtine et Ricœur sont des auteurs issus de traditions scientifiques très différentes. La solution que je propose ressemble donc plus à un *patchwork* qu'à une théorie unifiée. Toutefois, il y a des points de convergences entre Bakhtine et Ricœur: une conception dialogique du récit, le langage analysé dans son contexte d'énonciation et le primat de la médiation du *soi* sur le *«je».*

# 3. Le récit en tant que genre du discours

Comme mentionné plus haut, un des points forts des approches post-vygotskiennes et de la cognition située est de focaliser les analyses sur le rôle des instruments et des signes, considérés comme des médiateurs pour le développement tant inter- qu'intrapsychologique (Säljö, 1997). Dans ces approches, comment le rôle de ces médiations est-il conceptualisé et analysé?

Le premier élément à relever est que tous les auteurs consultés intègrent conjointement les médiations sémiotiques et instrumentales dans leur approche. Par exemple, Goodwin postule que «The ability to build and interpret a material cognitive artifact, such an archaeological map, is embedded within a web of socially articulated discourse» (1996, p. 626). Toutefois, en examinant dans le détail ses analyses, on ne sait pas ce qu'il considère comme un «discours». On ne comprend donc pas quelle est son unité d'analyse. Après avoir consulté beaucoup de recherches sur ces questions, je pense que les auteurs prennent effectivement en considération les médiations sémiotiques et instrumentales mais que dans les faits ils développent conceptuellement et empiriquement soit l'une soit l'autre.

Je propose donc une synthèse très succincte de ces résultats en ciblant ceux qui seront prépondérants pour ma propre recherche. J'examinerai également jusqu'où peut conduire la solution conceptuelle consistant à qualifier les médiations sémiotiques et instrumentales par un même terme de base. A cette fin, je présenterai *la théorie instrumentale étendue* de Rabardel qui est, à mon sens, l'auteur qui a suivi cette option avec le plus de rigueur.

## 3.1. Les signes et les instruments dans les approches de la cognition située et post-vygotskiennes

En opposition à une conception monologique de la cognition, le grand apport des recherches focalisées sur le rôle des médiations instrumentales est de montrer que la cognition est *distribuée*. Autrement dit, dans le cours des activités humaines, collectives ou solitaires, les savoirs sont répartis entre les individus d'une part, d'autre part entre les instruments et les signes qui les entourent (Moro, 2001).

Un exemple classique de ce type d'approche est celui de Hutchins (1994, 1995). Ce chercheur analyse les micro-interactions dans des collectifs de travail. Par exemple, il examine les différents supports informationnels utilisés par les pilotes d'avion dans une cabine de pilotage (Hutchins, 1994). Selon lui, l'étude du pilotage devient un cas exemplaire pour comprendre que l'activité cognitive ne réside pas seulement dans le cerveau individuel mais dans le système qui inclut des humains, des «artefacts» et des objets. Dans ce but, il analyse les différents formats d'accès à l'information sur la vitesse et montre que les pilotes utilisent deux types de représentations: celles qui proviennent des supports techniques externes ou de la parole et les représentations mentales internes.

### 3.1.1. Les signes et les instruments: organisateurs et contraignants

Les recherches centrées sur l'étude des aspects distribués de la cognition en font émerger deux aspects prépondérants: premièrement les instruments et les signes ont un rôle organisateur dans les interactions sociales, deuxièmement ils ont des propriétés qui peuvent être contraignantes pour l'activité du sujet.

Par exemple, dans une étude sur les interactions entre adultes et bébé, Moro & Rodriguez (1989) étendent la notion de «médiation sémiotique» aux «systèmes d'objets», car ils sont le produit de l'activité humaine. Autrement dit, ils sont «dépositaires de pratiques et de significations que le bébé s'approprie dans des contextes d'interaction avec autrui» (Moro & Rodriguez, 1989, p. 81). Pour ces auteures, l'utilisation par les adultes de marqueurs linguistiques et extralinguistiques pour ponctuer les actions accomplies et pour maintenir l'attention du bébé montre que l'objet est un organisateur:

> Organisateur de l'action interindividuelle du point de vue de la pratique qu'il suscite mais aussi de la transmission de celle-ci et qu'il est dans une grande mesure l'agent de la construction via l'adulte des fonctions psychiques du bébé

puisqu'il oriente et détermine le comportement interindividuel (Moro & Rodriguez, 1989, p. 81).[39]

Quant aux aspects contraignants des instruments, ils ont été mis en évidence, par exemple, dans les travaux de Norman (1993). Ce chercheur introduit le concept *d'artefact cognitif*, défini comme «un outil artificiel conçu pour conserver, exposer et traiter l'information dans le but de satisfaire une fonction représentationnelle» (p. 18). Dans l'article cité, l'objectif de l'auteur est de montrer le rôle que jouent les artefacts physiques dans le traitement de l'information, d'où le terme d'*artefact cognitif.* Son analyse porte donc sur les propriétés de l'artefact et sur l'influence que sa conception a sur la personne et sur la tâche. Il montre que l'introduction d'un artefact modifie la tâche à accomplir, peut distribuer les actions dans le temps et les actions entre les personnes. En prenant l'exemple des check-lists utilisées par les pilotes d'avion, il montre qu'un des points positifs de l'artefact est qu'il peut casser les automatismes de certaines tâches accomplies sans attention consciente et, par ses contraintes physiques, obliger l'acteur à interrompre volontairement l'activité normale et le pousser à l'attention.

Le rôle contraignant des médiations sémiotiques a été mis en évidence par Bruner dans des recherches centrées sur le rôle des récits dans la vie quotidienne. Selon ce psychologue, «Nous vivons l'essentiel de notre existence dans un monde construit selon les règles et les outils du récit» (Bruner, 1996b, p. 185).[40] Pour cet auteur, le mode narratif est un medium pour analyser la réalité. Celui-ci a des propriétés propres qui conduisent à donner forme aux réalités qu'il crée.

---

39    Moro & Rodriguez (2005) ont publié très récemment les résultats finaux de leur recherche sur la question de l'appropriation des usages canoniques des objets par le bébé entre sept et treize mois dans l'interaction avec autrui. Dans cet ouvrage, elles ont pris une option originale en se basant sur la sémiotique de Charles Sanders Peirce. Au moment où j'en ai pris connaissance, la rédaction de cette recherche était malheureusement terminée.

40    «We live most of our lives in a world constructed according to rules and devices of narrative» (Bruner, 1996a, p. 149).

J'en rapporte quelques-unes:

- La séquentialité. Bruner considère qu'un récit est composé «d'une séquence unique d'événements, d'opérations mentales, de scènes qui mettent en action un individu, personnage ou acteur» (Bruner, 1991, p. 57).[41] Il avance la thèse de Ricœur selon laquelle le «récit découpe le temps, non pas en faisant appel à une montre ou à un métronome, mais en faisant succéder des événements importants, avec au minimum un début, un milieu et une fin» (Bruner, 1996b, p. 166).
- L'attribution de raisons à ses actions. Pour Bruner, les actions narratives impliquent des états intentionnels tels que des croyance, des désirs, des théories ou des valeurs.
- La focalisation sur un «problème-obstacle». Selon Bruner, les événements qui méritent d'être racontés et analysés naissent «au milieu des problèmes».
- L'extensibilité historique du «récit». La narration peut se développer sur l'ensemble d'une vie donnant ainsi une cohérence à une personne.

Pour Bruner, une chose rend possible cette «expansibilité de l'histoire» et de l'autobiographie, ce sont les «moments de bascule», les «événements-pivots» dans le temps où le «nouveau» remplace «l'ancien» (Bruner, 1996b, p. 180).

En évoquant la propriété de l'extensibilité historique du récit, Bruner fait le lien avec la question de l'identité du narrateur. Chez ce psychologue, le *self* ou le soi, n'est pas conçu comme ayant un noyau stable et unifié dans le temps mais il est le fruit d'un processus de narration:

> Le *self* n'est ainsi pas une chose statique ou une substance, mais une configuration d'événements personnels, dans une unité historique qui inclut, non seulement ce que l'on a été, mais aussi des anticipations sur ce que nous serons (Bruner, 1991, p. 125).

---

41 Dans la version française de l'ouvrage cité de Bruner (1991) les termes de *récit* et d'*histoire* sont utilisés mais sans clarification sur leur sens spécifique.

Pour cet auteur, le *self* est distribué, c'est-à-dire qu'il est le produit d'un processus culturel contextualisé, fruit d'une co-construction narrative dans laquelle un sujet raconte son histoire à un autre sujet.

De ce bref aperçu sur les recherches portant sur le rôle des instruments et des signes dans les activités individuelles et collectives, il ressort donc que la cognition est distribuée. Les signes et les instruments sont des médiateurs dans les interactions. Ils peuvent prendre la fonction d'organisateur dans les interactions et de par leurs propriétés, ils peuvent être contraignants pour leurs utilisateurs. Toutefois, l'examen attentif de ces recherches sur des points cruciaux pour ma propre étude empirique aboutit à un constat d'impasse conceptuelle:

- **Une terminologie vague pour nommer les médiations sémiotiques et instrumentales.** Chaque auteur utilise des termes sémantiquement proches pour nommer des réalités très différentes. Hutchins utilise le terme «d'artefact»; Norman celui d'«artefact cognitif»; Moro & Rodriguez, celui de «système d'objets». Quant à Bruner, il utilise le terme d'«outil» *(device)* pour qualifier les récits. Il utilise donc un vocabulaire métaphorique inspiré de l'analogie à la technique pour nommer des médiations sémiotiques.
- **Un flou au sujet de la manière dont les médiations, en particulier le récit, opèrent pour avoir une action orientée vers le sujet.** Bruner relève que le récit a des propriétés spécifiques. Par exemple, la narration permet de «faire travailler» le rapport au temps, de donner du sens aux événements de sa propre vie et de se construire une cohérence identitaire. Mais pourquoi la question du temps est-elle si fondamentale? Et quel est le principe explicatif unificateur derrière toutes ces explications partielles? Enfin, comment le récit permet-il de faire «travailler» l'identité?
- **Une théorie du sujet dans laquelle le sujet est transparent à lui-même.** En ce qui concerne le lien entre identité du narrateur et identité du personnage dans l'histoire narrée, pour le dire en une phrase, les auteurs consultés restent ancrés dans une *philosophie du sujet* dans laquelle le sujet c'est «je». L'identité du personnage est considérée comme étant la réplique de l'identité du narrateur. On oscille entre deux conceptions de l'identité: à un extrême, l'identité

est conçue comme stable et unifiée dans le temps, comme c'est le cas de la position de Cain présentée dans la section précédente; et à l'autre extrême, la position de Bruner dans laquelle le *self* est conçu de manière contextuelle et distribuée. Il n'y a plus de noyau stable, ni d'intériorité mais le *self* reste synonyme de «je» dans le processus de la narration. Du coup, il y a un espace de sens à combler entre d'un côté des signes et des instruments conçus comme des médiateurs et d'un autre côté une conception de la conscience et du *soi* comme étant réflexifs.

J'examine encore jusqu'où peut conduire la solution consistant à utiliser un vocabulaire métaphorique inspiré de l'analogie à la technique pour nommer les médiations sémiotiques et instrumentales. Je présente la solution de Rabardel (1995, 1997, 2002). Ergonome de formation, cet auteur s'est donné pour projet de développer *«une théorie instrumentale étendue»* à partir de *la théorie instrumentale* telle qu'elle a été élaborée par Vygotski en 1930 (voir pp. 50-62). Je me baserai en partie sur sa terminologie mais en l'adaptant.

### 3.1.2. *«Le langage en tant qu'instrument»: une impasse conceptuelle?*

Selon Rabardel (1995), il faut développer une approche proprement psychologique des «objets techniques», c'est-à-dire de la manière dont les humains les utilisent dans le cours de leurs activités. Dans ce but, il différencie les notions d'*artefact* et d'*instrument:*

> Nous utilisons le concept d'artefact pour désigner de façon neutre toute chose finalisée d'origine humaine. Les artefacts peuvent aussi bien être matériels que symboliques. Un artefact peut avoir différents statuts pour le sujet et notamment, celui qui nous intéresse ici, le statut d'instrument lorsqu'il est moyen d'action pour le sujet (Rabardel, 2002, p. 269).

Quant à l'*instrument,* il est conçu comme une entité mixte, constituée, du côté de l'objet d'un *artefact,* d'une fraction, voire d'un ensemble d'artefacts matériels ou symboliques, et du côté du sujet d'organisateurs de l'activité. Ces organisateurs d'activités sont nommés par Rabardel *schèmes d'utilisation.* Ils comprennent des dimensions représentatives et opératoires.

Pour Rabardel, le sens que l'individu donne à un artefact et l'utilisation qu'il en fait sont dépendants du contexte social. C'est sa *valeur fonctionnelle située*. Il donne l'exemple du marteau:

> Lorsque j'ai besoin d'un marteau et que je n'en dispose pas, je peux utiliser une clé anglaise en guise de marteau. La valeur fonctionnelle stable de la clé anglaise, sa signification en tant qu'outil est par destination le serrage ou desserrage. Mais sa valeur fonctionnelle située, contextuelle, son sens instrumental en situation est ici celui d'un marteau (Rabardel, 2002, p. 274-275).

Pour cet auteur, la valeur fonctionnelle située d'un artefact est à la fois culturellement partagée, historiquement dynamique et variable en fonction des situations.

Les processus de transformation active des artefacts en instruments constituent des *genèses instrumentales* (Rabardel, 1995, p. 12.): celles-ci «portent à la fois sur les artefacts tant qu'au niveau structurel que fonctionnel, et sur le sujet lui-même (les objets de l'activité, les formes de l'activité et leurs organisateurs que sont les représentations et les schèmes)» (Rabardel, 1995, p. 281).

Les genèses instrumentales sont liées aux classes de situations auxquelles les sujets ont régulièrement affaire aussi bien dans la vie quotidienne qu'à l'école ou au travail. Elles permettent au sujet de produire les moyens de ses actions et de son activité dans la diversité des situations qu'il rencontre et en fonction des spécificités et des régularités propres à chaque classe de situation (Rabardel, 2002, p. 283).

Grâce aux processus de genèses instrumentales, les instruments se constituent chez le sujet en *systèmes d'instruments* liés à des domaines d'activités (Rabardel, 2002, p. 281). Dans ces systèmes d'instruments, Rabardel différencie des *instruments à dominante sémique,* tels que le langage; des *instruments à dominante pragmatique,* composés à partir d'artefacts matériels et des *instruments mixtes* (à la fois sémique et pragmatique).

En bref, en se basant sur la théorie instrumentale de Vygotski, Rabardel développe une conceptualisation très intéressante du rapport entre sujet et objet. Un des principaux apports de sa théorie est d'opérer une distinction entre l'*artefact* et l'*instrument.* Son objet d'étude devient ainsi l'analyse des *genèses instrumentales.* Très pertinente pour des questions liées à l'ergonomie, cette approche montre toutefois ses limites pour l'analyse de phénomènes thérapeutiques où le langage est utilisé de manière prépondérante. D'un point de vue terminologique, Rabardel utilise les notions d'*artefact* et d'*instrument*, tant pour qualifier des processus incluant des objets techniques que des processus sémiotiques. On reste malheureusement ici dans une représentation métaphorique du langage, nommé «instrument» par analogie aux instruments techniques. Rabardel différencie bien des instruments «à dominante pragmatique» et des instruments «à dominante sémique». Mais on ne sait pas ce qu'il entend par «sémique», que représente l'instrument sémique? Est-ce le sème, le mot ou encore l'ensemble du langage comme l'indique le titre d'une de ses contributions «Le langage en tant qu'instrument» (Rabardel, 2002)?

En conclusion, j'arrive au même constat que Vygotski dans les années trente: l'utilisation de métaphores pour nommer les médiations sémiotiques aboutit à un résultat flou. A mon avis, si l'on suit l'exemple de Vygotski lui-même, on doit renoncer à utiliser ce type de vocabulaire. Toutefois, la terminologie vygotskienne de *signe* et d'*instrument* doit encore être clarifiée: que représente le signe et comment nommer les médiations sémiotiques et instrumentales quand elles sont utilisées pour avoir une action orientée vers le sujet? Pour commencer, je clarifie la notion de *signe* en examinant la notion de *genre du discours* élaborée par Bakhtine.

## 3.2. Les genres du discours (Mikhaïl Bakhtine)

Selon Bakhtine, il n'est pas pertinent d'étudier le langage en dehors de son contexte d'énonciation: «La langue pénètre dans la vie à travers des énoncés concrets (qui la réalisent), et c'est encore à travers des énoncés concrets que la vie pénètre dans la langue» (Bakhtine, 1984, p. 268). Pour Bakhtine, tout énoncé, oral ou écrit, est toujours adressé à un locuteur dans ce qu'il nomme des «domaines de l'activité humaine» (1984, p. 265). L'utilisation de la langue s'effectue sous forme d'énoncés concrets, uniques (oraux ou écrits) qui émanent des représentants de tel ou tel domaine de l'activité humaine. L'énoncé reflète les conditions spécifiques et les finalités de chacun de ces domaines, non seulement par son contenu (thématique), autrement dit par la sélection opérée dans les moyens de la langue – moyens lexicaux, phraséologiques et grammaticaux –, mais aussi et surtout par sa construction compositionnelle. Pour Bakhtine, ces trois éléments – contenu thématique, style et construction compositionnelle – fusionnent dans le tout que constitue *l'énoncé individuel.*

Pour chaque sphère d'utilisation de la langue, on peut repérer des types relativement stables d'énoncés que Bakhtine nomme les *genres du discours* (Bakhtine, 1984, p. 265). Ces genres du discours sont aussi riches et variés que l'est l'activité humaine et chaque sphère de cette activité comporte un répertoire de genres du discours qui va se différenciant et s'amplifiant à mesure que se développe et se complexifie la sphère donnée (Bakhtine, 1984, p. 265). Pour cet auteur, les genres du discours sont reliés à des activités sociales historiquement constituées: «ce sont les courroies de transmission qui mènent de l'histoire de la société à l'histoire de la langue (Bakhtine, 1984, p. 271). Chaque activité langagière humaine s'inscrit donc dans cette histoire sociale des modes d'énonciation.

Hétérogènes, les genres du discours peuvent être oraux ou écrits. Pour Bakhtine (1984) ils vont de la réplique brève du dialogue quotidien (avec la diversité que celui-ci peut présenter en fonction des thèmes, des situations et de la composition de ses protagonistes), le récit familier, la lettre (avec ses formes variées), le commandement militaire standardisé, sous sa forme laconique et sous la forme de l'ordre circonstancié, le répertoire assez bigarré des documents officiels (standardisés pour la plupart), l'univers du discours des publicistes (au sens large du mot, dans la vie sociale, politique).

Selon cet auteur, toutes les interactions sociales, de la situation la plus informelle à la plus officielle sont organisées en genres du discours. La maîtrise de l'utilisation de ceux-ci est apprise au travers de l'apprentissage de la langue. Pour Bakhtine:

> Apprendre à parler c'est apprendre à structurer des énoncés (parce que nous parlons par énoncés et non par propositions isolées et, encore moins, bien entendu, par mots isolés). Les genres du discours organisent notre parole de la

même façon que l'organisent les formes grammaticales (syntaxiques). Nous apprenons à mouler notre parole dans les formes du genre et, entendant la parole d'autrui, nous savons d'emblée, aux tout premiers mots, en pressentir le genre, en deviner le volume (la longueur approximative d'un tout discursif), la structure compositionnelle donnée, en prévoir la fin, autrement dit, dès le début, nous sommes sensibles au tout discursif qui, ensuite, dans le processus de la parole, dévidera ses différenciations (Bakhtine, 1984, p. 285).

Cette capacité à construire des énoncés et à interagir avec autrui n'est pas forcément réalisée consciemment par les locuteurs:

> Pour parler nous nous servons toujours des genres du discours, autrement dit, tous nos énoncés disposent d'une forme type et relativement stable, de *structuration d'un tout*. Nous possédons un riche répertoire des genres du discours oraux (et écrits). Dans la *pratique*, nous en usons avec assurance et adresse, mais nous pouvons en ignorer totalement l'existence *théorique* (Bakhtine, 1984, p. 285).

De cette brève présentation de la notion de genre du discours telle qu'elle est décrite par Bakhtine, je retiens que tout énoncé est toujours adressé à un locuteur et situé dans un des domaines de l'activité humaine. Pour chaque sphère d'utilisation du langage, des ensembles relativement stables d'énoncés peuvent être repérés: les genres du discours, dont un des genres est précisément le récit.

Mais comment le récit en tant que genre du discours est-il utilisé pour avoir une action orientée vers le sujet? En particulier, pourquoi la question du rapport au temps est-elle si fondamentale? Il reste également à préciser la nature du lien entre identité du narrateur et identité du personnage de l'histoire narrée. A cette fin, je reprends les analyses réalisées par le philosophe Paul Ricœur qui a précisément travaillé sur ces notions et j'examine comment il articule les notions de récit, d'*identité personnelle* et d'*identité narrative*.[42]

---

42    Comme excellente introduction à la théorie narrative de Ricœur, on peut se référer à Gilbert (2001). De plus, dans son ouvrage, Gilbert met en discussion la notion d'identité narrative à la lumière de la théorie psychanalytique.

## 3.3. Récit et identité chez Paul Ricœur

S'inscrivant dans le courant de la phénoménologie, Paul Ricœur a
progressivement développé une approche originale en s'intéressant
notamment à l'herméneutique (Ricœur, 1995). Il remet en question une
présomption commune à Husserl et à Descartes, à savoir «l'immédiateté, la transparence, l'apodicticité du *Cogito*» (Ricœur, 1995, p. 30).[43]
Pour cet auteur, le sujet «ne se connaît pas lui-même directement, mais
seulement à travers les signes déposés dans sa mémoire et son imagi-
naire par les grandes cultures» (Ricœur, 1995, p. 30). Cette opacité
concerne toute la vie intentionnelle du sujet. Un des signes médiateurs
pour le développement du *soi* est précisément le récit.

### 3.3.1. Temps et récit

Pour Ricœur, «raconter, c'est dire qui fait quoi, pourquoi et comment,
en étalant dans le temps la connexion entre ces points de vue»
(Ricœur, 1990, p. 174). La thèse soutenue par Ricœur est que raconter est un acte du discours qui pointe hors de lui-même, vers quelque
remaniement de la dimension temporelle du champ pratique de son
récepteur. Ou, pour le dire autrement «que le temps devient temps
humain dans la mesure où il est articulé sur un mode narratif, et que
le récit atteint sa signification plénière quand il devient une condition
de l'existence temporelle» (Ricœur, 1983, p. 85). Sans entrer dans le
vaste périple philosophique de *Temps et récit* (1982; 1984; 1985), je
présente la thèse de Ricœur au sujet d'un rapport de conditionnement
mutuel entre narrativité et temporalité.

   Selon Ricœur, plus on cherche à répondre à la question «qu'est-ce
que le temps?», plus on aboutit à des apories philosophiques: premièrement, il y a une insurmontable irréductibilité entre une approche
physique, cosmologique et une approche psychologique, phénoméno-

---

43   Dans le Grand Dictionnaire Encyclopédique Larousse, l'«apocticité» est définie
     ainsi: «se dit d'un énoncé nécessaire, qui ne saurait être nié. [...] Chez Husserl,
     se dit de toute vérité absolument évidente, c'est-à-dire dont il est impossible de
     douter».

logique du temps. Deuxièmement, la structure du présent se fracture entre deux modalités: «l'instant ponctuel, réduit à une coupure entre un avant et un après illimité, et le présent vivant, gros d'un passé immédiat et d'un futur imminent» (Ricœur, 1995, p. 66). Troisièmement, le temps «vécu» apparaît à Ricœur comme étant «inscrutable en tant que totalité d'un temps unique» dont tous les laps de temps ne seraient que les parties (Ricœur, 1995, p. 66).

Pour Ricœur, Saint Augustin, dans le livre XI des *Confessions*, est le maître incontesté de la démonstration des apories du temps. Ce qui est intéressant dans *Les Confessions*, c'est qu'Augustin relie les spéculations sur le temps à son expérience personnelle: sa propre existence dans le temps est marquée par la «dispersion», «la multiplicité» et «l'errance» (Ricœur, 1983). Ainsi, dans l'existence, l'expérience du temps est dominée par la *discordance*.

Au plan philosophique, Ricœur trouve une réponse à ces apories sur l'expérience humaine du temps dans la lecture de la *Poétique* d'Aristote. Le récit se caractérise par la *concordance* au niveau temporel. Par concordance, Ricœur entend: «le principe d'ordre qui préside à ce qu'Aristote appelle ‹agencement des faits›» (Ricœur, 1990, p. 168). Pour ce philosophe, la *mise en intrigue* narrative permet d'instaurer de la concordance dans l'expérience temporelle marquée par la discordance. Plus précisément, le récit permet de faire jouer de manière dialectique la discordance et la concordance et d'opérer des renversements de l'un à l'autre: «composer l'intrigue, c'est déjà faire surgir l'intelligible de l'accidentel, l'universel du singulier, le nécessaire ou le vraisemblable de l'épisodique» (Ricœur, 1983, p. 70).

Au terme de son long périple sur le rapport entre le temps et le récit, Ricœur introduira la notion *d'identité narrative* (1985). Mais il faudra attendre son ouvrage *Soi-même comme un autre* (1990), dans lequel il propose une synthèse remarquable de la question de l'identité, pour comprendre comment il articule les notions d'identité personnelle et d'identité narrative. Il s'oppose aux philosophies du sujet ou philosophie du *cogito*, où le «je» est tour à tour en position de force ou de faiblesse. Le point commun entre ces différentes philosophies, dont celle de Descartes est emblématique, est de considérer que le sujet c'est «je». Ricœur développe alors ce qu'il nomme une herméneutique du *soi* dans laquelle il y soutient le primat de la médiation réflexive sur la position immédiate du sujet, telle qu'elle s'exprime à la première personne du singulier: «je pense», «je suis»: «Dire *soi*, ce n'est pas dire *je* [...] Le *soi* est impliqué à titre réfléchi dans des opérations dont l'analyse précède le retour vers lui-même» (Ricœur, 1990, p. 30). Dans la théorie narrative de Ricœur, la dimension de l'Autre, en son for intérieur ou en tant que vis-à-vis, est constitutive au développement du *soi*.

Sans entrer dans toute l'ampleur de la théorie narrative de Ricœur, il faut d'abord examiner la notion d'identité personnelle et ensuite comprendre comment ce philosophe l'articule avec la notion d'identité narrative.

### 3.3.2. Identité personnelle: les polarités de la mêmeté et de l'ipséité

Le problème de l'identité personnelle constitue aux yeux de Ricœur le lieu privilégié de la confrontation entre les deux usages majeurs du concept d'identité, à savoir d'un côté l'identité comme *mêmeté* (latin: *idem*) et de l'autre l'identité comme *ipséité* (latin: *ipse*). Mises en rapport avec la question de la permanence dans le temps, ces deux versions de l'identité posent problème. A première vue, la permanence dans le temps se rattache exclusivement à l'identité-*idem*. Mais ce philosophe montre que la question est plus complexe: *ipse* et *idem* sont deux pôles de l'identité qui peuvent tout à tour s'opposer ou se juxtaposer. J'examine comment Ricœur définit chacun de ces deux pôles de l'identité.

### a) La mêmeté

Pour Ricœur, la *mêmeté* est «un concept de relation et une relation entre relations». Il distingue trois composants dans l'identité-*idem*. Premièrement, l'identité *numérique:*

> De deux occurrences d'une chose désignée par un nom invariable dans le langage ordinaire, disons-nous qu'elles ne forment pas deux choses différentes mais «une seule et même» chose. Identité signifie ici unicité (Ricœur, 1990, p. 140).

Deuxièmement, l'identité *qualitative*, autrement dit la ressemblance extrême:

> Nous disons de X et de Y qu'ils portent le même costume, c'est-à-dire des vête-
> ments tellement semblables qu'il est indifférent qu'on les échanges l'un pour
> l'autre; à cette deuxième composante correspond l'opération de substitution
> sans perte sémantique (p. 141).

Troisièmement, Ricœur distingue le critère de la *continuité ininterrompue:*

> La *continuité ininterrompue* entre le premier stade et de dernier stade du dévelop-
> pement de ce que nous tenons pour le même individu; ce dernier critère l'em-
> porte dans tous les cas où la croissance, le vieillissement, opèrent comme des
> facteurs de dissemblance et, par implication, de diversité numérique (p. 142).

Ricœur prend l'exemple d'un chêne dont on considère qu'il est le même d'un gland à l'arbre entièrement développé. Dans ce dernier cas, le temps est facteur de dissemblance, d'écart, de différence. Pour Ricœur, la menace qu'il représente pour l'identité n'est entièrement conjurée que «si l'on peut poser, à la base de la similitude et de la continuité ininterrompue du changement, un *principe de permanence dans le temps»* (p. 142).

Quant à l'identité-ispéité, elle couvre un large spectre de significations depuis un pôle extrême où elle recouvre l'identité du même jusqu'à l'autre pôle extrême où elle s'en dissocie complètement.

### b) *L'ipséité*

L'ipséité du soi implique une forme de permanence dans le temps qui soit une réponse à la question «qui suis-je»?». Pour Ricœur, parlant de nous-même, nous disposons de deux modèles de permanence dans le temps qu'il résume par deux termes à la fois descriptifs et emblémati-ques: le *caractère* et la *parole tenue:* «En l'un et l'autre nous reconnaissons volontiers une permanence que nous disons être de nous-mêmes» (p. 143). Ricœur fait l'hypothèse que la polarité de ces deux modèles de permanence de la personne résulte de ce que la permanence du caractère exprime le recouvrement quasi complet de l'une par l'autre de la problématique de l'*idem* et de l'*ipse,* tandis que la fidélité à soi dans le maintien de la parole donnée marque l'écart extrême entre la permanence du soi et celle du même, et donc atteste pleinement l'irréductibilité des deux problématiques l'une à l'autre.[44]

Toutefois, ce philosophe ne conçoit pas le caractère comme étant immuable. Le caractère est pris dans une dialectique de l'*innovation* et de la *sédimentation:*

> Le caractère a une histoire, contractée dirait-on, au double sens du mot «contraction»: abréviation et affectation. Il est compréhensible dès lors que le pôle stable du caractère puisse revêtir une dimension narrative, comme on le voit dans les usages du terme «caractère» qui l'identifient au personnage d'une histoire racontée; ce que la sédimentation a contracté, le récit peut le redéployer (Ricœur, 1990, p. 148).

Après avoir décrit le pôle de l'identité où *idem* recouvre *ipse,* il s'agit d'examiner le pôle opposé où *ipse* s'affranchit d'*idem* et donc de distinguer *identité du soi* et *identité du même.* Il est en effet un autre modèle de permanence dans le temps que celui du caractère. C'est celui de «la parole tenue dans la fidélité à la parole donnée» (Ricœur, 1990, p. 148). Ricœur voit dans cette *tenue* la figure emblématique d'une identité polairement opposée à celle du caractère: «La parole tenue dit un *maintien de soi* qui ne se laisse pas inscrire, comme le caractère, dans la dimension du quelque chose en général, mais uniquement dans celle du *qui?*» (Ricœur, p. 148).

La tenue de la promesse paraît bien constituer un défi au temps, un déni du changement: «quand bien même mon désir changerait, quand même je changerais d'opinion, d'inclination, ‹je maintiendrai›» (Ricœur, 1990, p. 149). Pour ce philosophe, par l'obligation de sauvegarder l'institution du langage et de répondre à la confiance que l'autre met dans ma fidélité, la tenue de la promesse a un fondement éthique. Cette justification éthique, prise en tant que telle, déroule ses propres implications temporelles, à savoir une modalité de permanence dans

---

44    Ricœur définit le caractère comme «l'ensemble des marques distinctives qui permettent de réidentifier un individu humain comme étant le même» (Ricœur, 1990, p. 144). Le caractère désigne ainsi de façon emblématique la mêmeté de la personne.

le temps susceptible d'être polairement opposée à celle du caractère. Ici précisément, ipséité et mêmeté cessent de coïncider. Néanmoins, pour Ricœur, cette manière d'opposer polairement ces deux modèles de permanence dans le temps – la persévération du caractère au maintien de soi – ouvre un *«intervalle de sens»* qui reste à combler. C'est ce «milieu» que vient occuper la notion d'identité narrative dans la théorie de cet auteur. L'identité narrative intervient dans la constitution conceptuelle de l'identité personnelle, à la façon d'une «médiété spécifique entre le pôle du caractère, où *idem* et *ipse* tendent à coïncider et le pôle du maintien de soi, où l'ipséité s'affranchit de la mêmeté» (p. 143). Mais comment l'identité narrative fait-elle «travailler» ces deux pôles opposés de l'identité personnelle?

### 3.3.3. La dialectique du personnage: une dialectique de la mêmeté et de l'ipséité

L'identité narrativement comprise est appelée par convention de langage identité du *personnage:* «est personnage celui *qui* fait l'action dans le récit» (Ricœur, 1990, p. 170). La catégorie de personnage chez Ricœur est donc elle aussi une catégorie narrative et son rôle relève donc de la même intelligence narrative que la mise en intrigue elle-même. En se basant sur les recherches de la narratologie moderne, dont celles de Greimas, Ricœur soutient la thèse selon laquelle «l'identité du personnage se comprend par transfert sur lui de l'opération de mise en intrigue d'abord appliquée à l'action racontée; le personnage, dirons-nous, est lui-même mis en intrigue» (p. 170).[45]

Pour rappel, le modèle spécifique de connexion entre événements que constitue la mise en intrigue permet d'intégrer à la permanence dans le temps ce qui paraît en être le contraire sous le régime de

---

45 Ricœur rapporte que c'est avec le modèle *actantiel* de Greimas (1976, cité par Ricœur, 1990) que la corrélation entre intrigue et personnage est portée à son niveau le plus élevé de radicalité, antérieurement à toute figuration sensible. C'est pourquoi on ne parle pas ici de personnage mais d'*actant*, afin de subordonner la représentation anthropomorphique de l'agent à sa position d'opérateur d'actions sur le parcours narratif. Dans cette recherche, je reprendrai la notion d'*actant* pour souligner le lien entre personnage et action dans le récit.

l'identité-mêmeté, à savoir la diversité, la variabilité, la discontinuité, l'instabilité. La notion de mise en intrigue transposée au personnage du récit, engendre donc la dialectique du personnage qui est très expressément une dialectique de la mêmeté et de l'ipséité:

> La dialectique consiste en ceci que, selon la ligne de la concordance, le person-nage tire sa singularité de l'unité de sa vie considérée comme une totalité tempo-relle elle-même singulière qui le distingue de tout autre. Selon la ligne de discor-dance, cette totalité temporelle est menacée par l'effet de rupture des événements imprévisibles qui la ponctuent (rencontres, accidents, etc.); la synthèse concor-dante-discordante fait que la contingence de l'événement contribue à la nécessi-té en quelque sorte rétroactive de l'histoire d'une vie, à quoi s'égale l'identité du personnage. Ainsi le hasard est-il transmué en destin (Ricœur, p. 175).

L'exposé très succinct de la théorie narrative de Ricœur sur le rap-port entre temps et récit d'une part, d'autre part sur le rapport entre identité personnelle et identité narrative, clarifie deux éléments qui seront centraux dans cette recherche. Premièrement, le récit est un signe médiateur central dans la construction de l'identité. Deuxième-ment, ce philosophe montre que c'est par l'entremise de l'identité nar-rative que le récit opère sur l'identité personnelle: le personnage du récit ou l'*actant* est mis en intrigue, tout comme l'est l'action racontée, permettant ainsi de faire travailler de manière dialectique les pôles du caractère, où *idem* et *ipse* tendent à coïncider et le pôle du maintien de soi où l'ipséité s'affranchit de la mêmeté.

# Conclusion

*Ne demande pas ton chemin à quelqu'un qui le connaît, tu ne pourrais pas t'égarer*

Rabbi Nachman de Breslau, La chaise vide

Pour réaliser l'étude d'une genèse de l'auto-contrôle de la prise alimentaire, mon choix s'est arrêté sur une thérapie d'inspiration cognitivo-comportementale conduite par deux thérapeutes et destinée à cinq femmes souffrant d'hyperphagie boulimique. Mais ces données se sont révélées «récalcitrantes». Je me suis heurtée à la difficulté de trouver une méthode d'analyse permettant d'appréhender conjointement des questions liées aux interactions entre thérapeutes et participantes, aux médiations sémiotiques et instrumentales, ainsi qu'au développement des participantes. Pour sortir de cette impasse, il m'a fallu surmonter plusieurs écueils.

Le premier est le dépassement d'une perception de la genèse culturelle d'un phénomène individuel, conçue comme le passage d'un phénomène interpsychologique à intrapsychologique, conception qui reste sous-tendue par un postulat dualiste. L'originalité de la théorie historico-culturelle de Vygotski est de considérer que le *signe* et l'*instrument* ou encore l'*acte instrumental* se situe entre l'inter- et l'intrapsychologique. C'est au sein de l'acte instrumental que se réalisent des transformations fonctionnelles et structurelles importantes. Ces transformations permettent la différenciation entre l'inter- et l'intrapsychologique par un processus dialectique.

Le deuxième est le renoncement à la métaphore de l'instrument ou de l'outil pour qualifier des médiations sémiotiques. En particulier, en ce qui concerne le langage, elle ne permet pas de comprendre ce que peut représenter un *signe*, ni comment celui-ci opère pour avoir une action orientée vers le sujet. Le long périple réalisé au cours de ce chapitre fait considérer le *genre du discours* au sens de Bakhtine, en particulier le *récit*, comme représentant un signe. Mais comment nommer le récit quand il est spécifiquement utilisé pour avoir une action orientée vers le sujet? En suivant la voie indiquée par Vygotski, je renonce à la notion d'*instrument psychologique*. Toutefois, les notions de signes et d'instruments ne sont pas suffisantes. Ce serait un non-sens d'écrire «le *signe* utilisé en tant que *signe*» pour signifier que le récit est utilisé pour avoir une action orientée vers le sujet. C'est pourquoi j'introduis la notion d'*opérateur psychologique* pour qualifier le signe et l'instrument quand ils sont utilisés à cette fin. Pour rendre compte de ce qui fait l'efficacité du récit quand il est utilisé en tant qu'opérateur psychologique, je me baserai sur la théorie narrative de Ricœur.

Le troisième écueil est le dépassement d'une philosophie du sujet au profit d'une herméneutique du *soi* au sens de Ricœur en postulant le primat de la médiation réflexive sur le «je». Le développement de soi se réalise au travers des interactions avec autrui et au travers de la médiation avec les signes et les instruments culturels. En particulier, l'utilisation du récit en tant que signe médiateur, par l'entremise de l'identité narrative, permet de faire travailler de manière dialectique les pôles identitaires du caractère et du maintien de soi.

En conséquence, pour mettre en évidence les transformations opérées au sein des actes instrumentaux constitués par la manière dont les thérapeutes et les participantes utilisent les genres du discours, en particulier le récit, et les carnets alimentaires, je me baserai sur les choix suivants:

– **L'activité dirigée en tant qu'unité d'analyse.** Pour rappel, l'activité dirigée est conçue comme une triade vivante de l'agir et peut se regarder comme la plus petite unité de l'échange social, tournée à la fois vers son objet comme action opérationnelle et vers l'activité des autres portant sur cet objet (Clot, 2001). Toutefois cette triade n'est pas dans un état d'harmonie. Selon Clot (1999), la seule «unité» qu'on puisse envisager est celle «d'un développement dont l'équilibre transitoire apparaît après coup, suite à une lutte ‹au point de collision› entre plusieurs développements possibles» (p. 100).
– **Une approche génétique.** L'enregistrement des échanges entre thérapeutes et participantes sera utilisé pour retracer l'histoire du développement des participantes au travers d'une expérience de transformation. Dans le vocabulaire de Clot, il s'agira de repérer des traces de développement dans le passage d'une «activité sédimentée à une autre».

- **Une méthode indirecte.** Le développement ne pourra être appréhendé que de manière indirecte au travers de traces de celui-ci, qu'il s'agira de repérer dans les interactions. A cette fin, trois dimensions différentes de ce phénomène seront examinées. La première est l'évolution de la manière dont les carnets alimentaires sont utilisés par les thérapeutes et les participantes au fil des séances de la thérapie. La deuxième est la transformation dans la manière de raconter des histoires au fil des séances. La troisième est celle des changements repérables chez chacune des participantes entre le début à la fin de la thérapie.
- **Des indicateurs indirects.** Pour chacune des trois dimensions évoquées, ces indicateurs permettront de faire émerger des traces de transformations au sein des actes instrumentaux. Pour la troisième dimension, par exemple celle du développement de chacune des participantes, je considérerai la narration d'expériences-déclics, dont un des indices est la mise en lien entre plusieurs événements, comme un indicateur d'une prise de conscience personnelle. Ou encore, comme indicateur du développement de la conscience de soi, je prendrai l'apparition de la réflexivité, dont un des indices est la présence du dialogue intérieur (à la forme je/tu) narré à la forme indirecte.
- **Une démarche dialectique pour l'analyse des données.** La non-restitution des carnets à partir de la séance V sera considérée comme la trace d'une *activité empêchée*, dans le vocabulaire de Clot, et sera le point de départ de toute l'analyse.

# Seconde partie

# Analyse d'une genèse de l'auto-contrôle de la prise alimentaire

La thérapie filmée a eu lieu de janvier à avril 1999. Elle est composée de treize séances d'une durée d'une heure et demie environ. Après quatre mois, en août de la même année, a eu lieu une séance de suivi, dans laquelle les participantes font le bilan de leur état de santé avec l'aide des deux thérapeutes. Le premier thérapeute est un homme, médecin, spécialisé dans le traitement de l'obésité. Le second est une femme, psychiatre d'orientation analytique. Pour la conduite de la thérapie, ils s'inspirent du protocole thérapeutique cognitivo-comportemental conçu par Agras (1988) pour le traitement de la boulimie. Quant aux participantes, elles sont au nombre de cinq au début du traitement. Toutes ont été diagnostiquées comme souffrant d'hyperphagie boulimique. Trois d'entre elles ont une obésité modérée (BMI > 30 kg/m2) et deux d'entre elles une obésité morbide (BMI > 40 kg/m2). Ces deux personnes souhaitent bénéficier d'une opération chirurgicale visant à réduire la quantité d'aliments ingérables. Toutefois, lorsque des troubles du comportement alimentaire sont détectés, la participation à une thérapie visant à gérer son propre comportement alimentaire est un prérequis avant l'opération (Giusti, 2006).

Toutes les séances ont été intégralement retranscrites selon les normes présentées dans l'annexe I (p. 247), à l'exception des deux séances de relaxation (séances VIII et IX). Pour préserver l'anonymat des participantes, toutes les informations susceptibles de les identifier tels que les prénoms, noms, lieux, professions, nationalités et détails de leur anamnèse médicale ont été modifiés. Des prénoms fictifs ont été attribués à chacune d'elle. Elles seront donc nommées Nadia, Léa, Corinne, Jocelyne et Christine. Cette dernière a interrompu sa participation après la séance II. Dans l'annexe II (p. 249), figure le tableau récapitulatif de la présence de chacune sur l'ensemble de la thérapie. Conçu comme un groupe thérapeutique fermé, la participation des patientes est attendue à chaque séance.

Comme déjà mentionné, au visionnement de l'ensemble de la thérapie, l'événement le plus frappant – à mon sens – est qu'une participante, Nadia, ne restitue pas son carnet à la séance V. A partir de ce premier acte de désobéissance, les carnets sont de moins en moins annotés par toutes les participantes, à une exception près. Je soutiens la thèse selon laquelle ces actes de «désobéissance» constituent des moments-pivots dans la thérapie, à partir desquels s'opèrent des changements structurels et fonctionnels dans la manière dont les participantes et les thérapeutes utilisent les carnets alimentaires et le genre que je nommerai faire récit. J'analyserai les répercussions de ces actes dans trois dimensions: celles de l'utilisation des carnets et du genre du discours faire récit ainsi qu'à celle du développement intrapsychologique des participantes.

Pour étayer cette thèse, les analyses sont présentées en quatre étapes. La première est introductive. Elle vise à présenter l'organisation globale de chaque séance, à mettre en évidence des types relativement stables d'énoncés dans les interactions entre thérapeutes et participantes, les *genres du discours,* et à proposer une première description des carnets alimentaires. La deuxième est dévolue à l'examen des transformations de l'usage des carnets au cours des interactions entre thérapeutes et participantes sur l'ensemble de la thérapie. La troisième est focalisée sur le genre faire récit afin de montrer comment celui-ci est utilisé tout au long de la thérapie en tant qu'*opérateur psychologique,* c'est-à-dire pour avoir une action orientée vers le sujet. La dernière retrace l'histoire du développement de la conscience de soi chez Nadia, Léa, Jocelyne et Corinne sur l'ensemble de la thérapie.

# I. Langage et carnets: médiateurs des échanges entre thérapeutes et participantes

À l'écoute des échanges entre thérapeutes et participantes sur l'ensemble de la thérapie, il ressort clairement que les interactions entre thérapeutes et participantes sont principalement médiatisées par le langage. Mais selon quelle logique ce flot verbal s'articule-t-il? Une analyse fine des interactions entre thérapeutes et participantes met en évidence que chaque séance est structurée en plusieurs niveaux différents, qui constituent ce que j'ai nommé *l'organisation globale de la séance*. Dans celle-ci, le langage s'incarne sous forme d'énoncés relativement stables, les *genres du discours*. Pour rappel, selon Bakhtine (1974) chaque sphère d'activité humaine comporte un répertoire d'énoncés relativement stables présentant des airs de famille qu'il nomme *les genres du discours*. Ceux-ci sont composés de règles implicites qui permettent le bon déroulement des échanges. Dans le cours des interactions verbales, les genres sont construits de manière dialogique, c'est-à-dire qu'ils sont élaborés conjointement tant par *l'auditeur* que par *le récepteur:* l'auditeur initie un genre du discours et un ou plusieurs récepteurs accueillent l'énoncé du premier et le développent en fonction du genre initié et ainsi de suite (Bakhtine, 1974).

Le repérage des niveaux de l'organisation globale de chaque séance et la description des différents genres du discours au cours de la thérapie feront l'objet de la première partie de ce chapitre. La seconde sera focalisée sur la présentation des carnets alimentaires. Je montrerai que les carnets, par leur représentation graphique, sont contraignants pour leurs utilisateurs. Puis, je m'intéresserai à l'usage prescriptif des carnets, autrement dit à la manière dont ils devraient être utilisés selon les thérapeutes. Pour terminer, je montrerai comment les carnets alimentaires prennent place au sein du dispositif thérapeutique.

# 1. Organisation globale des séances

Les thérapeutes organisent chaque séance de thérapie en plusieurs parties cohérentes. Parmi celles-ci, quatre niveaux peuvent être distingués: *les séquences, les sous-séquences, les règles d'interaction* et *les genres.* Dans un premier temps, je présente les trois premiers niveaux mentionnés en prenant l'exemple de l'organisation d'une séance.

## 1.1. Séquences, sous-séquences et règles d'interaction

### *1.1.1. Les séquences*

D'une durée de 40 à 100 minutes, chaque séance est structurée en trois séquences:

* **La mise en route.** D'une durée de quelques minutes, c'est le temps du démarrage de la séance. Les thérapeutes et les participantes arrivent dans la salle de thérapie, se saluent, s'assoient et parfois discutent de manière informelle.
* **Le corps de la séance.** D'une durée variable de 38 à 98 minutes, c'est le temps pendant lequel est conduite l'action thérapeutique proprement dite.
* **La clôture.** D'une durée de quelques minutes, c'est le temps de clôture de la séance. Les thérapeutes annoncent la fin de celle-ci, récupèrent les carnets annotés et distribuent un carnet vierge à chacune des participantes. Pour terminer, les thérapeutes et les participantes se saluent et quittent la salle.

### *1.1.2. Les sous-séquences*

Le corps de la séance se subdivise en sous-ensembles thématiques, nommés *sous-séquences.* Elles sont au nombre de deux à quatre par séance.

## 1.1.3. Les règles d'interaction

Dans chaque sous-séquence, des règles spécifiques de prise de parole sont repérables. Celles-ci sont respectées implicitement par les thérapeutes et les participantes. Quatre règles d'interaction ont été répertoriées:

- **Chacune son tour.** C'est une routine de prise de parole dont la règle implicite est «chacune son tour». A partir d'un thème commun, un des thérapeutes propose une relance de même type à chacune des participantes. Toutes les participantes ont ainsi l'assurance de pouvoir raconter leurs propres expériences sur le thème proposé. Chacun *des tours* – pendant lequel une participante a la possibilité de raconter de manière prioritaire son expérience – a été nommé du prénom de la participante en question.
- **Discussion informelle.** De manière informelle, les thérapeutes et les participantes échangent leur point de vue sur le thème organisateur de la sous-séquence.[1]
- **Discussion dirigée.** Les échanges sont dirigés par les thérapeutes. Cette règle d'interaction est surtout utilisée par les thérapeutes dans la dernière sous-séquence pour prescrire, à chacune des participantes, des objectifs à réaliser pour la semaine suivante.
- **Mixte.** Ce sont des sous-séquences dans lesquelles peuvent être répertoriées plusieurs règles d'interactions: par exemple, une première discussion sous la forme de la routine du «chacune son tour» et une seconde sous la forme d'une «discussion informelle».

Ces trois niveaux de l'organisation globale de la séance peuvent être illustrés par l'exemple de la segmentation de la séance I.

---

1  Dans les discussions de groupe dans lesquelles la prise de parole est informelle, il y a plus d'échanges entre thérapeutes et participantes médiatisés par le genre *gérer l'activité du groupe* (voir définition pp. 109-111). Les participantes doivent se mettre d'accord sur l'ordre de prise de parole. Il y a également plus de chevauchements entre les tours de paroles.

*Segmentation de la séance I*

- **I. Mise en route** (0'00'00-0'00'09).[2] Les participantes et les thérapeutes arrivent dans la salle de thérapie, se saluent et s'assoient
autour d'une table basse.
- **II. Corps de la séance** (0'00'10-1'38'19). Le corps de la séance est
organisé en quatre sous-séquences. *II.1. Ouverture de la thérapie*
(0'00'10-0'03'55). Les thérapeutes présentent les objectifs de la thérapie. *II.2. Attentes* (0'03'56-0'22'24). Les participantes sont invitées
par le médecin à se présenter et à expliciter leurs attentes par rapport à la thérapie. Au cours de la sous-séquence, organisée selon la
règle d'interaction chacune son tour, chaque participante raconte
ses échecs dans ses tentatives de perte de poids [Léa (0'03'56-
0'09'29); Corinne (0'09'30-0'13'16); Jocelyne (0'13'17-0'16'05);
Nadia (016'06-0'21'28); Christine (0'21'29-0'22'24)]. *II.3. Habitudes
alimentaires* (1'31'20-1'38'19). Sous forme de discussions informelles,
les participantes échangent leur point de vue à propos des similitudes et des différences entre leurs habitudes alimentaires. *II.4. Présentation des carnets* (1'31'20-1'38'19). Le médecin présente les carnets
alimentaires et explique aux participantes comment les annoter.
- **III. Clôture** (1'38'20-1'40'48) Chaque participante reçoit un carnet vierge et le range dans son sac. Thérapeutes et participantes se
saluent et quittent la salle de thérapie.

A l'instar de cet exemple, toutes les séances ont été segmentées en
fonctions des trois niveaux de l'organisation globale de la séance:
séquences, sous-séquences et règles d'interactions.[3]

---

2   Les chiffres entre parenthèses correspondent à l'emplacement chronologique de
chaque segmentation en heure, minutes et secondes à partir du début de chaque
séance. Ils ont été calculés à l'aide du compteur qui s'affiche sur les images
enregistrées par la caméra. Le comptage du début de la séance (00'00'00) correspond donc au moment de l'enclenchement de la caméra.
3   Des représentations graphiques ont été réalisées pour chacune des treize séances
(voir Cavaleri Pendino, 2007, pp. 231-241).

## 1.2. Les genres du discours

Le quatrième niveau d'organisation des échanges entre thérapeutes et participantes est composé par des *genres du discours*. Cette thérapie de groupe constitue une «sphère spécifique d'activité humaine» qui comporte un répertoire d'énoncés relativement stables présentant des airs de famille. Chaque genre est composé de règles sémantiques et interactionnelles précises et est élaboré conjointement par les différents interactants présents dans l'échange. Pour souligner cet aspect dialogique, je nommerai la personne qui réoriente les échanges sur un nouveau genre, *l'aiguilleur*, et je garderai le terme de *récepteur* pour nommer la personne qui reçoit l'énoncé.[4]

Les genres sont chaque fois recréés dans le cours de l'activité entre thérapeutes et participantes. Ils n'ont donc rien de figé, ni de statique. Pour les nommer, la forme verbale a été retenue pour souligner que les genres du discours s'élaborent précisément dans le flux constant de l'activité entre thérapeutes et participantes. Sept *genres du discours* ont été répertoriés sur l'ensemble de cette thérapie de groupe: *se saluer, gérer l'activité du groupe, faire récit, décrire, expliquer, prescrire* et *échanger des points de vue.*

Avant de présenter les critères de codages retenus pour répertorier ces genres du discours, deux remarques méthodologiques s'imposent. Premièrement, les analyses ont été réalisées à partir d'une retranscription intégrale du corpus. Ce type de préparation des données permet des analyses extrêmement fines, mais il ne faut pas oublier que ces retranscriptions ne sont que des traces d'une partie des activités qui ont eu lieu pendant les séances de thérapies. On ne peut donc pas considérer la retranscription des interactions verbales comme la copie de l'activité réelle. Deuxièmement, avec la retranscription, on a des traces d'activité qui dans la plupart des échanges sont médiatisés par des genres du discours. Toutefois, activité et genre du discours ne sont pas des expressions équivalentes. Pour rappel, comme le dit si

---

4   Les méthodes d'analyse, notamment celle adoptée pour l'activité de faire récit présentée plus bas, sont inspirées par les recherches réalisées par Sacks (1972; 1992) et par Jefferson (1978).

bien Clot (2001), l'expérience et la conscience ne sont observables que dans leurs développements, non comme des produits, des états ou des structures invariants mais au travers des processus qui font et défont ces formes sédimentées.

## Critères de codage

La fluidité des échanges dans les interactions verbales rend peu aisée la segmentation du corpus en genres. En particulier, il est difficile de déterminer quand commence et quand se termine un genre. Les critè- res de segmentation suivants ont été retenus:

- Chaque «segment» a une unité sémantique et interactionnelle.
- La présence de marqueurs linguistiques, comme *voilà* ou *OK*, indi- que la fin d'une activité discursive.
- Les moments de «flou» sont un indicateur du passage d'un genre à un autre.
- Une nouvelle question d'un thérapeute et/ou un changement de thème indique le début d'un nouveau genre.

Il est encore important de préciser que cette première segmentation est un macro-codage à partir duquel seront effectuées d'autres analyses. Dans les chapitres suivants, je m'appuierai sur cette segmentation pour sélectionner un genre du discours à partir duquel réaliser des analyses plus fines. Le genre qui retiendra le plus mon attention sera faire récit, c'est donc celui qui est décrit de la manière la plus détaillée. Je me suis astreinte à ne pas entrer dans une catégorisation trop fine qui aurait risqué de faire perdre de vue la finalité de cette première analyse. Après cette mise en garde, je définis chacun de ces genres du discours en en montrant la cohérence au niveau sémantique et interactionnel.

## 1.2.1. Se saluer

Le premier genre, nommé *se saluer,* regroupe les rituels de présentation et de salutation. Les thérapeutes et les participantes marquent leurs premiers et leurs derniers échanges par des formules ritualisées de politesse. Le rituel de présentation a lieu uniquement au début de la séance I: thérapeutes et participantes déclinent leur identité respective.

Tandis que le rituel de salutation est une routine présente au moment de la mise en route et de la clôture de chaque séance. Voici un exemple du genre du discours *se saluer*, dans lequel sont combinés rituels de présentation et de salutation. Cet extrait est la transcription du moment où Christine, une des participantes, arrive en retard lors de la séance I:

**Extrait 1. I. Corps de la séance, attentes, tour de Nadia, 0'20'54-0'20'56.**[5]
1. Christine: bonjour,
2. Médecin: madame X[6] + bonjour,
3. Christine: j'ai pensé que c'était cinq heure et demie
4. Médecin: c'est madame X
5. Christine: rire

Dans cet extrait, Christine salue les thérapeutes et les participantes (*bonjour*, t. 1). Elle initie ainsi le genre *se saluer*. Le médecin accueille Christine en la nommant par son nom (*madame X.*, t. 2), la salue (*bonjour*, t. 1.) et poursuit le genre en la présentant au groupe (*c'est madame X.*, t. 4). Les thérapeutes et les participantes accordent donc leurs répliques selon des codes sociaux implicites qu'ils partagent en tant que membres d'une même culture.

### 1.2.2. *Gérer l'activité du groupe*

Le deuxième genre du discours a pour objet la gestion des activités du groupe thérapeutique. Il a donc été nommé *gérer l'activité du groupe*. Ce sont des sortes de «parenthèses métacommunicatives» pendant lesquelles les membres du groupe se mettent d'accord sur des éléments qui pourraient favoriser ou empêcher le bon déroulement de la thérapie. Elles ont pour objet la gestion de l'agenda des séances et des

---

5  Les informations mentionnées visent à permettre la localisation de l'extrait dans le corpus. De gauche à droite, il s'agit du numéro de la séance, le nom de la séquence, le nom de la sous-séquence et le prénom du tour de la participante, quand il y a une règle d'interaction de type «chacun son tour». Les indications en heure, minutes et secondes correspondent à la durée de l'extrait, calculée à partir du début de la séance. Les chiffres dans la marge de gauche correspondent à la numérotation des tours de parole de l'extrait en question.
6  Modifié pour préserver l'anonymat de la participante.

activités extérieures, ainsi que la régulation des échanges entre thérapeutes et participantes.

Voici un exemple, séance I, où les participantes et le médecin métacommuniquent pour régler la question de l'ordre de prise de parole:

**Extrait 2. I. Corps de la séance, ouverture de la thérapie, 0'03'20-0'03'55.**

1.  Médecin: il y a quelqu'un qui veut commencer'
2.  Jocelyne: on me vise
3.  rires
4.  Médecin: on peut faire un tirage au sort si vous voulez (rire)
5.  Corinne: par ordre alphabétique (rire)
6.  Médecin: ah oui ça c'est une bonne idée,
7.  Corinne: rire
8.  Jocelyne: je suis la dernière alors
9.  Médecin: heu c'est madame Y,[7]
10. Léa: ouais ça c'est vite fait
11. Médecin: voilà + (...)

Dans cet extrait, les éléments spécifiques au genre *gérer l'activité du groupe* sont les suivants:

–   **Le médecin s'adresse au groupe et pose une question au sujet d'un élément qui n'est pas explicite.** Par sa question – *il y a quelqu'un qui veut commencer'* (t. 1) – le médecin rend explicite l'absence de règle au sujet de l'ordre de prise de parole dans le groupe.
–   **Les membres du groupe proposent des critères pour définir une règle.** D'abord, Jocelyne avec la remarque *on me vise* (t. 2) sous-entend que c'est parce qu'on la regarde que c'est à elle de prendre la parole. Le médecin propose une procédure basée sur le hasard (*on peut faire un tirage au sort*, t. 4) et Corinne, le critère de *«l'ordre alphabétique»* des noms des participants (t. 5).
–   **Le médecin retient la règle proposée par Corinne** (*ah oui ça c'est une bonne idée*, t. 6) et donne la parole à Léa.
–   **Léa accepte cette règle** (*ouais ça c'est vite fait*, t. 10).
–   **Le médecin clôt le genre gérer l'activité du groupe** avec le marqueur *voilà* (t. 11).

---

7   Nom modifié pour préserver l'anonymat de la participante.

L'analyse de cet extrait montre qu'il y a un moment dans l'échange où le médecin soulève un problème non résolu (l'ordre de prise de parole pour les participantes) et initie le genre *gérer l'activité du groupe* en posant une question à ce sujet. Les membres du groupe font des propositions pour résoudre le problème soulevé (des critères pour définir l'ordre de prise de parole); le médecin en retient une (la prise de parole par ordre alphabétique), donne la parole à une participante en fonction de ce critère et celle-ci accepte. Une fois la règle approuvée, le genre *gérer l'activité du groupe* se termine.

### 1.2.3. Faire récit

Le troisième genre est celui de *faire récit* pendant lequel les participantes racontent des événements qui leur sont arrivés. Dans le déroulement de ce genre peuvent être distingués d'une part *l'histoire*, c'est-à-dire le contenu narratif; d'autre part le *processus de narration*, c'est-à-dire le type spécifique d'interaction entre les participantes et les thérapeutes.[8]

Pour repérer le niveau de l'histoire, je me base sur trois critères sémantiques inspirés d'Adam & Revaz (1996) et Adam (1999):

- **Une succession d'événements**, c'est-à-dire une succession mini-male d'événements survenant en un temps $t$ puis $t + n$.
- **Un agent de l'action**, c'est-à-dire la présence d'un acteur, indivi-duel ou collectif, sujet d'état ou agent de la transformation dont il va être question. Dans la suite des analyses, j'utiliserai le terme d'*actant* pour faire référence à l'acteur sujet mentionné dans les histoires.
- **Un procès ou une mise en intrigue.** Toute histoire a un début, un milieu et une fin ou, en d'autres termes, un *début* ou *exposition*, un *nœud* ou *développement* et une *conclusion* ou *dénouement*. Adam et Revaz (1996) proposent une segmentation du récit en macro-

---

8    La distinction entre les termes *faire récit, histoire* et *processus de narration* s'inspire de Genette (1972). Dans les récits écrits, ce linguiste différencie les niveaux de *l'histoire*, du *récit* et de *la narration: l'histoire* correspond au signifié ou contenu narratif, *le récit* proprement dit au signifiant, énoncé, discours ou texte narratif lui-même et *la narration* à l'acte narratif producteur et, par extension, à l'en-semble de la situation réelle ou fictive dans laquelle il prend place. Histoire et narration n'existent donc pour Genette que par le truchement du récit.

positions. J'en retiens quatre: 1. Etat initial; 2. Intrigue – Nœud; 3. Dénouement – évaluation.; 4. Etat final – chute. Selon ces auteurs, pour qu'il y ait récit, il faut au minimum *une mise en intrigue*, c'est-à-dire *un nœud* et *un dénouement* ou *un nœud* et *une évaluation*. Au niveau terminologique, je reprends dans mes analyses les termes *d'état initial, nœud, dénouement* ou *état final*.

Pour illustrer le genre faire récit, voici un extrait de la séance I dans lequel le médecin demande à Léa si elle a déjà «essayé beaucoup de régimes»:

**Extrait 3. I. Corps de la séance, attentes, tour de Léa, 0'05'40-0'07'25.**

1.  Médecin: mhm vous avez essayé beaucoup de régimes'
2.  Léa: non même pas, je me suis surtout heu heu renseignée pour savoir celui qui fonctionnait=
3.  Médecin: =mhm=
4.  Léa: =il y en a qui- à un moment donné je me suis rendu compte qu'il fallait bouger pour- comme je suis quelqu'un une monstre paresseuse, je ne vais pas arriver à- je ne sais pas si quelqu'un de vous connaît Oprah Winfrey' vous en avez entendu parlé' + c'est une dame en Amérique=
5.  Médecin: ah oui
6.  Léa: qui pendant vingt ans elle a lutté pour son poids, moi je la suis toujours à la télévision, elle a été à un moment donné jusqu'à cent- elle est très riche, donc elle a pu se permettre toutes les- et puis le seul moyen avec lequel elle a réussi depuis quatre ans à perdre du poids, c'est de bouger, elle fait tous les jours une heure d'entraînement de marche de + choses, et puis alors je dis c'est la seule- c'est la seule manière, mais je + je l'ai fait DEUX MOIS tous les matins un quart d'heure, je sautillais là devant la télé avec ma cassette,
7.  rires
8.  Léa: mais j'ai- j'ai + une contre envie à bouger c'est TERRIBLE,=
9.  Médecin: =c'est difficile de changer les habitudes,=
10. Léa: =ah je déteste ça, je n'y arrive pas' et comme elle dit elle, elle dit aussi je ne l'aime pas je déteste' mais elle arrive à se motiver, mais moi je n'arrive pas à me motiver plus que deux mois, après je- aujourd'hui je ne fais pas, je fais demain, et puis après on fait une fois par semaine, et puis après une fois par quinze jours, et puis après ça ne sert à plus rien, il faut faire tous les jours, +++

Dans cet extrait, au cours duquel Léa narre ses tentatives de perte de poids, il est possible de distinguer d'une part, le niveau de l'*histoire* et, d'autre part, celui du *processus de narration*. Au niveau du processus de narration, je mentionne seulement que Léa n'est pas seule pour raconter son expérience, elle est aidée par le médecin pour initier son histoire (t. 1) et pour la recevoir (t. 3, 5, 9). Le médecin joue donc les rôles d'aiguilleur et de récepteur. Le genre faire récit est construit dans l'interaction de manière dialogique. Ce niveau d'analyse sera développé dans le chapitre III.

Au niveau de l'histoire, c'est-à-dire du contenu narratif, les critères caractéristiques au genre faire récit peuvent être relevés dans l'extrait mentionné :

- **Des agents de l'action.** Dans l'histoire racontée par Léa, il y a deux actantes, elle-même *(je,* t. 2 à 10*)* et la présentatrice américaine Oprah Winfrey (t. 4, 6, 10).
- **Une succession d'événements.** Léa rapporte son histoire en trois temps. Le premier *(à un moment donné,* t. 4*)* est celui où elle imagine une action *(je me suis rendu compte qu'il fallait bouger,* t. 4*).* Le deuxième *(et puis alors,* t. 6*)* est celui où elle passe à l'action. Le dernier *(aujourd'hui,* t. 10*)* est celui où elle évalue son action.
- **Une mise en intrigue.** Dans cet exemple, il y a une construction narrative complexe car Léa rapporte plusieurs événements. Elle narre donc deux histoires «emboîtées» l'une dans l'autre. Dans la première, elle narre sa propre expérience et, dans celle-ci, elle en encastre une seconde, celle de Oprah Winfrey.

Pour illustrer mon propos, voici comment la première histoire peut être divisée en plusieurs macro-propositions:

- Un état initial *(je me suis surtout renseignée pour savoir celui qui fonctionnait,* t. 2*).*
- Un nœud *(je me suis rendu compte qu'il fallait bouger pour- je suis une monstre paresseuse, je ne vais pas arriver à-,* t. 4*).*
- Un dénouement *(je l'ai fait pendant deux mois tous les matins un quart d'heure, je sautillais devant la télé avec ma cassette,* t. 6, *mais j'ai une contre envie à bouger c'est terrible,* t. 8, *ah je déteste ça, je n'y arrive pas,* t. 10*).*
- Un état final *(je ne fais pas, je fais demain, et puis après on fait une fois par semaine, et puis une fois par quinze jours, et puis après ça ne sert à plus rien, il faut faire tous les jours,* t. 10*).*

Co-construit dans les interactions entre thérapeutes et participantes, le genre faire récit apparaît ainsi comme un genre extrêmement complexe dans lequel peuvent être distingués l'*histoire* racontée et le *processus de narration*. Chacun de ces deux niveaux fera l'objet d'analyses détaillées dans les chapitres suivants.

### 1.2.4. Décrire

Le quatrième genre est celui de *décrire*. Les participantes décrivent quelque chose, une situation ou un état psychologique. La description est statique. Il n'y a donc pas de changement d'état dans le temps (un avant, un pendant et un après) (Adam, 1993). Par exemple, dans l'extrait suivant, séance II, le médecin demande à Nadia si, suite à l'utilisation du carnet alimentaire, elle a appris quelque chose de nouveau par rapport à ses habitudes alimentaires:

**Extrait 4. II. Corps de la séance, avis sur le carnet, tour de Nadia, 0'06'12-0'06'55.**

1.    Médecin: et vous avez appris quelque chose par rapport à votre habitude' quelque chose qu'avant vous n'aviez jamais remarqué'
2.    Nadia: jamais remarqué' non mais=
3.    Médecin: =par exemple sur la quantité, la qualité, sur la régularité,
4.    Nadia: alors pris conscience encore plus peut-être, mais savoir je savais oui, savoir oui, comme justement je mange trop vite, à la va vite, debout, n'importe comment, à l'encontre de tout ce que j'aime, et quand je suis calme, invitée, même pas invitée, mais calme et tranquille et puis que j'ai le temps alors là c'est toujours joliment présenté même si c'est moi qui fais, bien mis et puis on prend du temps, au travail c'est un dévaloir il faut que ça aille vite, on a peu de temps de pause, sinon, ben ouais'

Les éléments caractéristiques du genre *décrire* tant au niveau sémantique qu'interactif ressortent bien dans cet extrait:

- Le médecin initie le genre *décrire* en posant une question à Nadia au sujet de ce qui est nouveau avec l'utilisation du carnet alimentaire *(vous avez appris quelque chose par rapport à votre habitude, quelque chose qu'avant vous n'aviez jamais remarqué,* t. 1*)*. Ce faisant le médecin invite Nadia à décrire son expérience. Puis il lui propose des critères à partir desquels repérer ce qui est nouveau *(sur la quantité, la qualité, sur la régularité,* t. 4*)*.

– Nadia, dans sa réponse, décrit son comportement alimentaire dans plusieurs situations différentes en les opposant. Il y a des situations où elle «mange trop vite et n'importe comment» *(je mange trop vite, à la va vite, debout, n'importe comment, à l'encontre de tout ce que j'aime,* t. 4; *au travail, c'est un dévaloir il faut que ça aille vite, on a peu de temps de pause,* t. 4*)* opposées à des situations où elle «prend son temps» et apprête ses aliments *(quand je suis calme, invitée, même pas invitée, mais calme et tranquille et puis que j'ai le temps alors là c'est toujours joliment présenté même si c'est moi qui fais, bien mis et puis on prend le temps,* t. 4*)*.

Dans l'activité médiatisée par le genre *décrire,* un des thérapeutes invite une participante à observer, qualifier ou comparer ses propres pratiques dans différents contextes.

## 1.2.5. Expliquer

Par l'entremise du genre *expliquer,* les thérapeutes et les participantes cherchent à donner du sens, proposent des interprétations au sujet de ce que les patientes rapportent. Très souvent, ce sont les thérapeutes qui aiguillonnent les échanges sur le genre *expliquer* comme dans l'exemple suivant, séance I. Cet extrait est précédé par une activité de narration collective dans laquelle Nadia rapporte une expérience alimentaire.

**Extrait 5. I. Corps de la séance, habitudes alimentaires, 0'28'33-0'29'26.**

1. Médecin: la nourriture c'est un mécanisme pour compenser autre chose,
2. Nadia: c'est une histoire de sentiment, (sonnerie de bip)
3. Médecin: tout à fait,
4. Nadia: ouais
5. Médecin: et c'est un problème de dépendance si vous voulez, certaines personnes sont dépendantes à la nicotine, d'autres sont dépendantes à l'alcool, d'autres encore à la drogue, et dans certaines situations il y a une dépendance à la nourriture, donc la nourriture est vraiment utilisée pour compenser des situations psychologiques, une situation de stress, d'angoisse de contrariété, + (...)

Voici les éléments caractéristiques dans cet échange du genre *expliquer:*

- Le médecin (t. 1) prend la parole pour donner un nouvel éclairage, une clef interprétative à propos de ce que Nadia a raconté *(la nourriture c'est un mécanisme pour compenser autre chose,* t. 1, *c'est un problème de dépendance,* t. 5).
- Nadia reformule l'interprétation donnée par le médecin *(c'est une histoire de sentiment,* t. 2).
- Le médecin marque son approbation par rapport à cette reformulation *(tout à fait,* t. 3).
- Nadia continue à prendre le rôle de récepteur *(ouais,* t. 4).
- Le médecin développe son argumentation en prenant des exemples tirés d'autres contextes qu'il met sur le même plan que l'alimentation *(il y a quelqu'un qui est dépendant à la nicotine, quelqu'un qui est dépendant à l'alcool, des autres à la drogue, et dans certaines situations il y a une dépendance à la nourriture,* t. 5). Pour finir, le médecin propose une interprétation en utilisant un marqueur de déduction *(donc,* t. 5). Les prises alimentaires seraient utilisées comme des palliatifs à des sensations de mal-être *(la nourriture est vraiment utilisée pour compenser des situations psychologiques, une situation de stress, d'angoisse de contrariété,* t. 5).

Ces différents éléments montrent qu'un thérapeute initie ce genre en proposant des clefs d'interprétation au sujet de ce qui a été raconté précédemment. En réponse, une participante écoute et cherche à comprendre l'éclairage proposé en reformulant l'interprétation et en marquant son accord. Dans d'autres exemples, l'interprétation proposée par le thérapeute n'est pas acceptée par la participante, qui lui oppose des contre-arguments. Les échanges médiatisés par le genre *expliquer* peuvent donc devenir ouvertement conflictuels.

## 1.2.6. Prescrire

Les thérapeutes (et parfois les participantes) proposent des changements, donnent des conseils aux participantes en prenant appui sur le genre *prescrire.* Plusieurs variantes ont été répertoriées: conseiller, donner un ordre et proscrire. Quand les thérapeutes font des prescriptions il y a souvent, mais pas toujours, un aspect normatif (ce qui est bien ou pas bien, juste ou faux) dans leurs propositions. Voici un exemple, séance III, où thérapeutes et participantes essaient de motiver Corinne à faire du sport. Pour comprendre ce passage, il faut savoir que dans cette séance Corinne avait raconté qu'elle a un chat.

**Extrait 6. III. Corps de la séance, les carnets, tour de Corinne, 0'37'42-0'40'15.**

1. Médecin: vous n'avez pas recommencé à faire de l'activité physique'
2. Corinne: c'était un des buts mais
3. Léa: il faut prendre un chien
4. Corinne: xxxx ah non
5. Médecin: avec le chat
6. Léa: promener le chat
7. Corinne: non mais l'activité physique, + il faut que je trouve quelque chose qui me plaise, + et puis heu +++ des cours xxx ou aller courir + il fait froid +
8. Psychiatre: mais en tout cas on peut se promener (...)

Dans cet extrait, je mentionne les éléments caractéristiques du genre *prescrire:*

– Le médecin pose une question à Corinne dans laquelle il constate que celle-ci n'a pas *«recommencé à faire de l'activité physique»* et Corinne répond en disant que *«c'était un de ses buts»* utilisant le marqueur d'opposition «mais» (t. 2).
– Léa fait une première proposition en utilisant un verbe déontique *(il faut prendre un chien,* t. 3*).*
– Corinne refuse la proposition *(ah non,* t. 4*).*
– Le médecin et Léa font une deuxième proposition *(avec le chat,* t. 5, *promener le chat,* t. 6*).*
– Corinne refuse *(non,* t. 7) et fait une auto-prescription en utilisant un verbe déontique [*il faut que je trouve quelque chose qui me plaise (...) des cours ou aller courir,* t. 7] mais elle-même trouve un contre-argument à sa proposition *(il fait froid,* t. 7*).*
– La psychiatre fait une nouvelle proposition *(en tout cas on peut aller se promener,* t. 8*)* en utilisant le marqueur d'opposition «mais».

Dans cet exemple, c'est bien le médecin qui initie le genre *prescrire* mais il apparaît que les participantes interviennent également de manière très active. Il s'agit donc d'une activité construite collectivement au cours de laquelle les propositions faites par les thérapeutes et les autres participantes ne sont pas acceptées d'emblée. Il y a un jeu de propositions, de contre-arguments, puis de nouvelles propositions jusqu'à ce qu'il y ait un consensus.

### *1.2.7. Echanger des points de vue*

Le dernier genre répertorié est celui d'*échanger des points de vue*. Sur une thématique donnée, les participantes échangent leur point de vue ou leur avis sur une question ou sur un thème. Voici un extrait de la séance I dans laquelle le médecin s'adresse à Jocelyne.

**Extrait 7. I. Corps de la séance, attentes, tour de Jocelyne, 0'13'50-0'14'39.**

1.  Médecin: je peux vous poser une question' votre poids actuellement c'est quelque chose qui va limiter- je voudrais savoir- connaître la- si votre poids c'est quelque chose qui va limiter la qualité de votre vie, si vous avez une sensation de culpabilité par rapport à votre poids, si vous avez l'impression- si vous n'avez pas envie de faire certaines choses parce que vous avez un poids élevé
2.  Jocelyne: oui
3.  Médecin: et aussi=
4.  Léa: =à vingt kilos du bonheur vous avez entendu ça
5.  Corinne: exact (rire)
6.  Nadia: si seulement j'étais à vingt kilos du bonheur
7.  Léa: ou à $x^9$ on a pour soi mais on est toujours quand j'aurai perdu je ferai ça ça et ça, avant je n'ose pas' non' tu crois'
8.  Nadia: se mettre en costume de bain c'est galère, quelle horreur'
9.  Corinne: =ouais c'est=
10. Nadia: =nous c'est pas les poils qui nous font peur, (...)

Il est intéressant de relever dans cet extrait ce qui est typique des échanges médiatisés par le genre *échanger des points de vue:*

– Pour commencer, le médecin demande à Jocelyne si son poids «limite sa qualité de vie» et Jocelyne répond positivement.
– A partir de là, les autres participantes interviennent également pour exprimer leur opinion à ce sujet. D'abord, Léa donne son avis en citant le titre d'un livre (*A vingt kilos du bonheur*, t. 4). Dans son

---

9    C'est Léa qui utilise la lettre «x», il ne s'agit donc pas de la norme de transcription X pour signaler une syllabe inaudible.

intervention, Léa s'adresse aux autres participantes. En réponse, celles-ci relèvent les similitudes (Corinne, t. 5 et t. 9) et les différences (Nadia t. 6) avec leur propre expérience.
– Ce faisant, il y a une transformation de la place énonciative.[10] Nadia répond d'abord en utilisant la première personne *(je, t. 6)*. Léa change ensuite de position en utilisant le pronom impersonnel «on» ou la forme dialogique «je-tu» du monologue intérieur *(quand j'aurai perdu je ferai ça ça et ça, avant je n'ose pas' non' tu crois', t. 7)*. Enfin, Nadia, utilise le pronom «nous» (t. 10).

L'activité médiatisée par le genre *échanger des points de vue* est donc élaborée collectivement: toutes les participantes interviennent et donnent leur avis sur un thème ou une question posée en soulignant les similitudes avec leur propre expérience ou les différences. En anticipant un peu sur la suite, on peut dire que, dans cette activité dialogique, les participantes prennent une fonction d'*étayage* au sens de Woods, Bruner & Ross (1976), c'est-à-dire une fonction de soutien par la création d'une identité de groupe (le passage du «je» au «nous»).

### 1.2.8. Inclassable

Au fil des interactions, les participantes et les thérapeutes accordent leurs répliques sur le vif et sans retouches. Il y a donc des échanges que je n'ai pas réussi à coder en genre en fonction des critères retenus. Pour ces cas, j'ai créé le codage *inclassable,* dont voici un exemple:

**Extrait 8. I. Corps de la séance, attentes, tour de Léa, 0'08'49-0'09'30.**

1. Médecin: dites-moi le groupe va terminer grosso modo à Pâques, au début du mois d'avril, votre but le plus important, le mois d'avril c'est lequel' d'avoir perdu du poids'
2. Léa: NON' vous m'avez assez dit que je ne perdrais pas de poids, si j'avais pas entendu ça, vous m'avez dit NON on va pas perdre de poids, peut-être stabiliser si tout va bien, mais
3. Médecin: d'accord,
4. Léa: j'ai perdu six kilos il y a quatre jours que je ne bouffe pas' (rire) (tousse)

---

10   La *place énonciative* répond à la question «qui parle?» dans les propos du locuteur. Cette notion est tirée du modèle d'analyse multidimensionnelle de Maury-Rouan, Vion & Priego-Valverde (2006).

Dans cet extrait, le médecin pose une question à Léa au sujet du «but» qu'elle veut atteindre à la fin de la thérapie. Léa rapporte les paroles du médecin en utilisant une reformulation (t. 2). Au tour 4, elle annonce *«j'ai perdu six kilos il y a quatre jours que je ne bouffe pas»*. Ce passage n'a pas été codé comme faire récit car formellement il n'y a pas de suite temporelle, ni de mise en intrigue.

Au terme de cette présentation, il ressort que l'activité intrapsychologique et interpsychologique entre thérapeutes et participantes est médiatisée par des genres du discours. Co-construit en groupe, chacun des genres répertoriés a sa spécificité aux niveaux sémantique et interactif. Dans ces constructions collectives, les thérapeutes et les participantes n'interviennent pas de la même manière. Leurs rôles spécifiques feront l'objet d'analyses détaillées dans le chapitre III, mais les exemples présentés montrent déjà que les participantes jouent un rôle très important: elles expriment leur accord ou leur désaccord sur un thème donné ou, encore, soulignent les similitudes et les différences entre leur propre expérience et celle rapportée par l'une d'entre elles.

Avant de montrer comment, dans le cours des interactions entre thérapeutes et participantes, les genres du discours sont utilisés à des fins thérapeutiques, je présente les carnets alimentaires et décris comment ils s'insèrent au sein du dispositif thérapeutique.

# 2. Le carnet alimentaire

## 2.1. Description du carnet alimentaire

Chaque carnet alimentaire est composé de neuf pages au format A4. Au centre de la première page est inscrite l'appellation de « CARNET ALIMENTAIRE» et, au-dessous, le nom de la consultation. En bas à droite, figurent le nom de l'hôpital, celui de la ville dans laquelle il se situe, ainsi que le numéro de téléphone de la consultation.

L'intérieur du carnet est composé de huit feuillets semblables, imprimés en recto verso (voir figure 1, p. 121). Sur chacun, il y a un grand tableau composé de deux lignes et neuf colonnes:

*Figure 1.* Une page du carnet alimentaire.

DATE:  NOM:

| Heure | Aliments, boissons | Quantité | Rapidité aliment.* | Faim av. manger# | Lieu, contexte | Situation (assis, debout…) | Emotions | L. V. |
|-------|--------------------|----------|--------------------|------------------|----------------|----------------------------|----------|-------|
|       |                    |          |                    |                  |                |                            |          |       |

*: coter de 1 à 7, 1=lent  7=rapide.  #: coter de 1 à 7, 1=faible  7=forte.

- Pour chacune des colonnes, dans la première ligne, il y a des intitulés rédigés en style télégraphique, voire sous forme d'abréviations. Il y est écrit de gauche à droite: «Heure»; «Aliments, boissons»; «Quantité»; «Rapidité aliment.»; «Faim av. manger»; «Lieu,
  contexte»; «Situation (assis, debout,...)»; «Emotions»; «L. V.». Les
  abréviations de «rapidité aliment.» et de «L. V.» signifient respectivement «rapidité alimentaire» et «laxatif, vomitif».
- Pour les intitulés de deux colonnes, il y a une astérisque renvoyant
  à un commentaire au bas du tableau: pour «rapidité alim.», il est
  noté «coter de 1 à 7, 1 = lent 7 = rapide»; pour «Faim av. manger»,
  il est spécifié « coter de 1 à 7, 1 = faible 7 = forte».
- Quant à la seconde ligne du tableau, elle est composée pour chacune des colonnes d'espaces blancs à annoter.

Cette représentation graphique du carnet alimentaire n'est pas neutre.
Elle oriente les réponses possibles de l'utilisateur par l'entremise des
intitulés des tableaux et par sa disposition en lignes et colonnes. Elle
induit ainsi:

- **Une mise en lien implicite d'éléments hétérogènes.** Les intitulés des colonnes se réfèrent à des critères différents [les aliments
  sous leur aspect qualitatif et quantitatif («Aliments, boissons » et
  «Quantité»), spatio-temporel («Heure», «Rapidité aliment», «Lieu,
  contexte»; «Situation...»), sensitif et émotionnel («Faim av. manger» et «Emotions»)].
- **Une catégorisation de l'acte alimentaire.** L'acte alimentaire est
  décomposé en différentes parties compartimentées en colonnes.
- **L'objectivation de l'acte alimentaire.** Les intitulés des colonnes
  incitent à décrire chaque acte alimentaire de manière objectivée
  (où, quand, comment, combien).
- **L'association de l'acte alimentaire aux émotions.** La colonne
  «Emotions», plus large par rapport aux autres, est celle où il y a le
  plus de place pour écrire.

La représentation schématique du carnet oriente donc les réponses
possibles. Par ces intitulés, l'acte alimentaire est catégorisé en différentes composantes ayant des liens implicites entre elles. Mais en même

temps, ces tableaux vierges offrent des espaces pour inscrire ses propres comportements alimentaires et les mettre en lien avec ses émotions. Le carnet alimentaire offre donc un cadre dans tous les sens du terme: il oriente les réponses possibles tout en créant de nouveaux espaces d'expression pour la personne qui l'utilise.

## 2.2. Le carnet au sein du dispositif thérapeutique

Après avoir décrit sa représentation graphique, j'examine comment le carnet est introduit au sein du dispositif thérapeutique. Le premier moment-clef de ce processus est celui où le médecin présente un carnet vierge à la fin de la séance I et commente la signification des intitulés du tableau. Il annonce aux participantes qu'elles doivent annoter toutes les colonnes du tableau, sauf celle abrégée par «L/V», et remplir le carnet à chaque prise alimentaire (et non le soir en rentrant à la maison ou à la fin de la semaine). Ensuite, le médecin distribue un carnet à chacune des participantes en leur proposant de l'annoter pendant une semaine jusqu'à la séance suivante.

Plusieurs spécificités de l'utilisation du carnet au sein de ce dispositif peuvent être relevées:

- Le moment d'annotation du carnet et celui de son utilisation en thérapie sont différés dans le temps.
- Son utilisation implique le passage d'une activité individuelle à une activité collective. La personne remplit seule le carnet pendant la semaine, puis l'utilise en interaction avec les autres participantes et les thérapeutes pendant la séance de thérapie.
- Pour les participantes, la notation de chaque prise alimentaire dans le carnet introduit une modification de l'acte alimentaire car elle implique de nouvelles tâches (apprendre à se servir du carnet, à réfléchir à ses actions et sensations et à mettre des mots sur son expérience).
- Son utilisation advient successivement dans deux contextes différents. Dans le premier, la participante se confronte à sa propre expérience par la médiation d'une activité d'écriture qui la conduit

à codifier son comportement alimentaire. Dans le second, elle s'appuie sur les informations écrites pour alimenter les échanges oraux avec les thérapeutes et les participantes.

L'analyse de l'usage prescriptif du carnet alimentaire montre que celui-ci est donc conçu comme un médiateur au sens fort du terme. Son utilisation casse les routines des prises alimentaires et transforme l'activité même de se nourrir en un nouvel *acte instrumental* au sens de Vygotski. Cette médiation se réalise en deux temps: la première par l'entremise d'une activité d'écriture de soi à soi; la seconde est constituée par les échanges oraux avec d'autres interactant-e-s. Le carnet en tant que médiateur transforme l'activité même du sujet en la faisant passer d'un contexte à un autre et conduit le sujet à établir un «contact social avec lui-même» et avec les autres. Mais qu'en est-il dans les faits? Comment les carnets sont-ils utilisés dans le cours de la thérapie analysée? Pour répondre à ces questions, il m'a été nécessaire de réaliser les analyses en deux étapes. La première, présentée maintenant, est constituée par la réalisation d'un compte rendu des manipulations des carnets pendant chaque séance de thérapie et par le relevé de l'ensemble de toutes les restitutions des carnets. La seconde, présentée dans le chapitre suivant, consiste en une analyse du rôle des carnets alimentaires au sein des interactions entre thérapeutes et participantes.

### 2.2.1. *Types de manipulations des carnets pendant les séances de thérapie*

De manière très globale, le relevé de toutes les manipulations des carnets sur l'ensemble des séances met en évidence deux types d'usage:

- Premièrement, des routines pendant lesquelles les participantes sortent leur carnet de leur sac, les restituent aux thérapeutes qui les récoltent et en distribuent de nouveaux. Ces manipulations des carnets ont lieu principalement pendant les séquences de mise en route et de clôture de chaque séance.
- Deuxièmement, la consultation ponctuelle d'informations annotées dans les carnets pendant le corps de la séance. Ce second type d'usage a lieu surtout pendant les séances II, III et IV. A partir de

la séance V, les informations annotées dans les carnets ne sont pratiquement plus consultées.

La description des manipulations des carnets pendant les séances de thérapie fait ressortir deux éléments: premièrement, les carnets ne sont pas consultés de manière détaillée pendant le corps de chaque séance. Deuxièmement, il y a une différence dans l'utilisation des carnets entre les séances II, III, IV et les suivantes.[11]

## 2.2.2. Restitutions des carnets sur l'ensemble de la thérapie

Ce résultat peut être mis en parallèle avec celui de la restitution des carnets à chaque séance. Toutes les restitutions des carnets par séance et par participante sur l'ensemble de la thérapie ont été reportées dans le tableau 1. Il apparaît que:

- Aux séances II, III et IV, toutes les participantes présentes ont annoté et restitué leur carnet.
- A partir de la séance V, l'annotation des carnets est moins régulière. Seule une participante, Jocelyne, écrit et restitue son carnet à chaque séance (à l'exception d'une séance de relaxation).

Ce compte rendu fait émerger une différence entre l'usage prescrit des carnets (un carnet doit être annoté entre chaque séance et restitué la semaine suivante) et leur utilisation réelle (annotés et restitués principalement pendant les séances II, III et IV). À partir de la cinquième séance, les carnets ne sont pratiquement plus consultés et sont de moins en moins restitués.

---

11   Une représentation graphique des manipulations des carnets pendant les séances a également été réalisée (voir Cavaleri Pendino, 2007, pp. 231-241).

*Tableau 1.* Restitution des carnets par participante sur l'ensemble de la thérapie

| Participantes/ Séances | Jocelyne | Corinne | Léa | Nadia | Christine |
|---|---|---|---|---|---|
| I | 1$^{er}$ carnet vierge reçu | 1$^{er}$ carnet vierge reçu | 1$^{er}$ carnet vierge reçu | 1$^{er}$ carnet vierge reçu | 1$^{er}$ carnet vierge reçu |
| II | restitué | restitué | restitué | restitué | restitué |
| III | restitué | restitué | restitué | absente | absente |
| IV | restitué | restitué | restitué | absente | arrêt thérapie |
| V | restitué | restitué | restitué | non restitué | – |
| VI | restitué | restitué | restitué | restitué avec deux lignes annotées | – |
| VII | restitué | restitué | non restitué | non restitué | – |
| VIII. Relaxation | non restitué | non restitué | non restitué | non restitué | – |
| IX. Relaxation | non restitué | non restitué | non restitué | absente | – |
| X | restitué | non restitué | non restitué | non restitué | – |
| XI | restitué | non restitué | restitué mais annoté en partie | non restitué | – |
| XII | restitué | restitué | restitué | absente | – |
| Suivi | – | – | – | – | – |

# Conclusion

Les analyses préliminaires présentées dans ce chapitre montrent que le langage est utilisé comme un médiateur dans les échanges entre thérapeutes et participantes. Celui-ci est utilisé d'une manière complexe. D'un point de vue sémantique et organisationnel, plusieurs niveaux peuvent être repérés dans chaque séance: séquences, sous-séquences, règles d'interactions et genres du discours *(se saluer, gérer l'activité du groupe,* faire récit, *décrire, expliquer, prescrire, échanger des points de vue).* Ces genres sont co-construits par les thérapeutes et les participantes au fil des échanges.

Un second médiateur est introduit au sein de ce dispositif thérapeutique: les carnets alimentaires. Leur description montre qu'ils sont contraignants de par leur représentation graphique tout en offrant un espace à chaque participante pour y écrire ses expériences personnelles. L'analyse de l'usage prescriptif des carnets montre que ceux-ci doivent être annotés après chaque prise alimentaire et que leur utilisation modifie l'acte alimentaire lui-même. Toutefois, un premier compte rendu de leur utilisation dans un contexte thérapeutique fait apparaître un décalage entre leur usage prescrit et leur usage réel: à partir de la séance V, les informations annotées ne sont pratiquement plus directement consultées et les carnets sont de moins en moins restitués. Comment interpréter ces résultats? Dans des post-entretiens réalisés individuellement avec le médecin et avec chaque participante, la non-restitution des carnets a été évoquée comme un échec. Or je me demande si celle-ci est vraiment un échec ou si elle est le signe de processus thérapeutiques non pris en considération dans l'approche cognitivo-comportementale. Cette question sera le point de départ du chapitre suivant. J'y examinerai comment les carnets alimentaires sont utilisés et interprétés par les participantes et par les thérapeutes dans le contexte des interactions thérapeutiques.

# II. «Carnet pas fait», carnet inutile?

> Un homme avait deux enfants.
> S'approchant du premier, il dit:
> «Enfant, va aujourd'hui, oeuvre dans la vigne.
> Il répond et dit «je ne veux pas».
> Après il change d'avis et s'en va.
> S'approchant de l'autre, il lui dit de même
> Il répond et dit: «Moi, Seigneur» et il ne s'en va pas.
> Lequel des deux a fait la volonté du père?
>
> *Matthieu* 21, 28-32

Un premier compte rendu de la restitution des carnets au cours de l'ensemble de la thérapie a mis en évidence qu'aux séances II, III et IV, les participantes ont annoté et restitué leur carnet mais qu'à partir de la séance V, ceux-ci sont de moins en moins restitués. Bien que la non-restitution des carnets soit interprétée comme un échec par le médecin qui a conduit cette thérapie et par les participantes, je considère qu'un carnet non restitué n'est pas un carnet inutile. Selon mon hypothèse, le carnet est utilisé comme un médiateur dans les interactions entre les participantes et les thérapeutes. Au cours de la thérapie, l'usage des carnets se modifie et on assiste à une transformation dialectique de la médiation réalisée par les carnets.

Pour étayer cette thèse, je décrirai la nature de la médiation opérée par l'utilisation des carnets au sein du dispositif thérapeutique et caractériserai l'évolution de celle-ci au fil des séances. Pour répondre à cet objectif, les analyses sont présentées en trois étapes. La première est focalisée sur l'usage des carnets quand ils sont annotés par les participantes et restitués aux thérapeutes (séances II, III et IV). Deux questions serviront de guide: 1. Comment les carnets sont-ils utilisés en tant que médiateur pendant cette phase de la thérapie? 2. Au cours de celle-ci, quelle est la nature de la médiation opérée par l'entremise des carnets aux niveaux fonctionnel et structurel? Pour répondre à ces questions, deux aspects différents seront investigués: le premier est celui de la perception des effets des carnets chez les participantes et chez les thérapeutes. Le second est celui de l'usage des carnets pendant les séances de thérapie. Ces analyses montreront que les carnets sont «greffés» sur les genres du discours pendant les interactions. La nature de la médiation opérée par les carnets est donc de nature sémiotique. Plus précisément, je montrerai que pendant les séances II, III et IV, les carnets sont utilisés par les thérapeutes et les participantes à plusieurs fins pendant les interactions, c'est pourquoi je les qualifierai de *médiateurs polyfonctionnels.*

La deuxième étape sera centrée sur l'analyse de la genèse de la non-restitution des carnets (séances V, VI et VII). Trois questions serviront de fil conducteur aux analyses: 1. Un «carnet pas fait» est-il un carnet inutile? Si ce n'est pas le cas, est-il possible de mettre en évidence une transformation au sein même de la médiation opérée par les carnets aux niveaux structurel et fonctionnel? Si oui, comment qualifier ce processus de transformation? 2. Quel va être l'effet de l'annonce de la non-restitution des carnets à chaque séance? Les carnets continuent-ils à être utilisés? Si oui, comment? Ces analyses mettront en évidence qu'un «carnet pas fait» continue à être utilisé. Par un processus dialectique, le carnet change de signification pour les participantes et prend la fonction – que j'appellerai – de *médiateur négatif* dans les interactions entre participantes et thérapeutes.

La dernière étape sera dévolue à l'analyse du rôle des carnets dans les séances X, XI, XII et XIII. Dans celles-ci, les carnets ne sont pratiquement plus utilisés sauf à des moments précis. C'est pourquoi les résultats seront présentés de manière synthétique.

Pour l'ensemble de ces analyses, les indicateurs retenus pour la mise en évidence de la transformation de l'usage des carnets au cours de l'ensemble de la thérapie sont donc les suivants:

– l'évolution de l'annotation et de la restitution des carnets à chaque séance;
– le changement de perception chez les participantes des propriétés des carnets en tant que médiateur;
– la transformation de l'usage des carnets pendant les interactions au niveau de l'organisation globale de la séance et au niveau des genres du discours.

En fin de chapitre, les résultats pour chacun de ces indicateurs sur l'ensemble de la thérapie seront repris afin de définir les différentes phases de ce processus de transformation dialectique des carnets en en caractérisant les effets sur d'une part l'organisation globale de la séance et d'autre part les participantes elles-mêmes.

# 1. Le carnet comme médiateur polyfonctionnel (séances II, III, IV)

Comment les carnets sont-ils utilisés par les participantes et les thérapeutes pendant le début de la thérapie (séances II, III et IV)? Pour réaliser les analyses, tous les usages des carnets ont été relevés en prenant deux questions comme guide:

– Comment les participantes définissent-elles les propriétés du carnet après l'avoir utilisé pendant la semaine?
– Comment les carnets sont-ils utilisés dans les interactions entre thérapeutes et participantes pendant les séances?

Pour répondre à la première question, j'ai réalisé une analyse de contenu portant sur la perception des changements induits par l'annotation du carnet chez les patientes et chez les thérapeutes. Les représentations sont saisies au travers du dialogue entre les participantes. Pour traiter la seconde, la méthode d'analyse est focalisée sur la fonction prise par les carnets dans la dynamique interactionnelle, pendant la séance de thérapie même, entre patientes et thérapeutes. Comme les mêmes types de phénomènes peuvent être mis en évidence dans les séances II, III et IV, la présentation des résultats est axée sur l'analyse de la séance II.[1]

---

1   Pour rappel, les carnets sont introduits par le médecin à la fin de la séance I. Le thérapeute explique aux participantes comment l'utiliser, puis en distribue un exemplaire à chacune des participantes. Pendant une semaine, les participantes écriront leur premier carnet. Elles arriveront donc à la séance II avec leur premier carnet annoté. C'est pourquoi la fonction prise par les carnets au cours des interactions est analysée à partir de la séance II.

Celles des séances III et IV seront résumées à la fin de la première partie de ce chapitre.

## 1.1. Perception du carnet par les participantes

Après avoir annoté pendant la première semaine leur carnet alimentaire, toutes les participantes sont présentes à la séance II et ont avec elles leur carnet annoté. Ce dont il est question, c'est donc d'un carnet alimentaire annoté pendant une semaine et présent matériellement pendant les interactions. Pendant les échanges avec les thérapeutes pendant la séance II, comment les participantes perçoivent-elles les propriétés du carnet?

### *1.1.1. Le carnet perçu comme scolaire*

Le premier aspect qui se dégage de l'analyse est, qu'en utilisant leur carnet, les participantes sont amenées à donner du sens à cet objet et à leurs relations avec les thérapeutes. Toutes les participantes font mention de cet aspect. Comme exemple, voici un premier extrait où Nadia en fait mention.

**Extrait 1. II. Mise en route, 0'01'15-0'03'28.**

1.     Nadia: = j'ai un caractère très- j'aime bien les petits points de repère comme ça, pourtant j'ai l'esprit fantasque mais + ma place' (voix enfantine) mon lit' (voix enfantine) et puis
2.     *rire*
3.     Nadia: c'est comme ça, il faut donner le cahier' (voix enfantine)
4.     Jocelyne: *rire*
5.     Nadia: j'avais l'impression d'être à l'école (sort son carnet de son sac)
6.     *rire*
7.     (...) *Echange au sujet du choix des places assises. Nadia commence par* faire récit *au sujet de son carnet alimentaire.*[2]
8.     Nadia: =(reprend carnet en main) il faut donner les noms, non'
9.     Médecin: ah oui alors les initiales,

---

2     Pour ne pas alourdir la présentation, l'extrait a été abrégé avec la mention [...]. Les temps indiqués sont ceux de la segmentation réalisée en *genres*.

10. Nadia: les initiales (pose le carnet sur la table et note quelque chose sur la première page)
11. *Christine frappe à la porte*
12. Médecin: nous n'avons pas commencé encore,
13. Nadia: ouh là
14. *bruits + rires*
15. Nadia: je vous le donne'
16. Médecin: heu après
17. Nadia: ah'

Dans cet extrait, trois éléments importants ressortent au sujet de la manière dont les participantes attribuent du sens à l'utilisation du carnet:

- **Il est considéré comme scolaire.** Nadia utilise la mise en mot *«cahier»* à la place du *«carnet»* (t. 3) et l'utilisation du carnet lui rappelle le contexte de l'école *(j'avais l'impression d'être à l'école,* t. 5*)*;
- **son usage induit une relation asymétrique.** Nadia se situe dans une relation adulte/enfant en prenant une voix enfantine (t. 1 et t. 3);
- **son utilisation est synonyme d'obligation et d'obéissance.** Par l'utilisation de verbes déontiques *(il faut donner le cahier,* t. 3; *il faut donner les noms,* t. 8*)*, Nadia laisse les thérapeutes décider de ce qu'il convient de faire avec son carnet et à quel moment *(je vous le donne,* t. 15*)*. De plus, de manière implicite, en annotant son carnet, Nadia obéit à l'injonction des thérapeutes.

Le premier élément perçu par Nadia est donc que l'usage du carnet induit une relation asymétrique entre thérapeutes et participantes et que le carnet évoque le contexte de l'école. En début de thérapie, toutes les participantes se situent dans une relation d'obligation et d'obéissance par rapport aux prescriptions concernant les carnets.

### 1.1.2. Le carnet perçu comme contraignant

Le deuxième élément qui ressort de l'analyse est que l'annotation régulière du carnet est perçue comme contraignante. Voici l'exemple de Nadia:

**Extrait 2. II. Corps de la séance, avis sur le carnet, tour de Nadia, 4'56-6'01.**

1. Médecin: mais donc il va contrarier le carnet'
2. Nadia: il'
3. Médecin: il va contrarier, est-ce que c'était difficile de l'écrire'
4. Nadia: heu non
5. Médecin: il va énerver'
6. Nadia: heu non, c'est juste que de temps en temps c'est un petit peu au travail il faut que je descende au secrétariat pour aller le chercher (rire), je ne suis pas très organisée, bon et puis le rouler dans la poche de travail ce n'est pas- dans la blouse de travail, ce n'est pas ça, alors vite prendre le carnet elle fait quoi' Nadia' (à voix basse) rien' et puis je note, puis alors je ne suis pas au point où je note, et puis je ne suis pas au point où j'aime le montrer, je me mets dans un petit coin et puis je note moi toute seule, alors bon c'est vrai que c'est juste ça l'embêtant, mais ça facilite la chose parce qu'on se dit au lieu de descendre soit on prend un bonbon sans sucre, soit alors il y a eu des fois où je notais après, où je ne pouvais pas, j'ai noté après, ou j'ai oublié et puis je me suis rappelée, et puis après je me suis rappelée tout ce que j'avais mangé, et puis c'est là où j'ai pris peur (rire) et je me dis qu'il vaut mieux l'avoir tout près de soi, ça restreint, mais bon c'est la première semaine, c'est la première fois que je fais un truc comme ça,

À la question du thérapeute sur le carnet, Nadia évoque les effets de l'usage du carnet sur son comportement alimentaire. Les éléments suivants sont mentionnés:

- **Le carnet est physiquement volumineux.** Pendant que Nadia travaille, son carnet n'est pas à portée de main *(il faut que je descende au secrétariat pour aller le chercher,* t. 6*)* et elle ne peut pas le garder sur elle *(et puis le rouler dans la poche de travail c'est pas-,* t. 6*).*
- **Il est visible à autrui** *(alors vite prendre le carnet elle fait quoi' Nadia',* t. 6*).* Prendre son carnet pour l'annoter, c'est du même coup le rendre visible à autrui. Ce faisant c'est attirer l'attention des autres sur une partie d'elle-même qu'elle ne veut pas montrer *(je ne suis pas au point où j'aime le montrer,* t. 6*).*
- **C'est une contrainte et une facilité.** Utiliser le carnet introduit une contrainte *(c'est l'embêtant,* t. 6*)* et en même temps Nadia le considère comme un facilitateur *(ça me facilite la chose,* t. 6*).* Comme le carnet n'est pas directement accessible, elle renonce à manger des aliments caloriques pour ne pas devoir aller le chercher et invente une nouvelle réponse à ses fringales en consommant des bonbons sans sucre (t. 6).

- **C'est une aide à la prise de conscience.** La prescription, de devoir noter toutes les prises alimentaires, implique que quand ce n'est pas tout de suite possible, il faut différer le moment de l'écriture du carnet, se souvenir de ses prises alimentaires (t. 6) et, en conséquence, prendre conscience des quantités d'aliments consommés.

Par sa présence matérielle encombrante, le carnet casse donc l'automatisme des prises alimentaires et contraint Nadia à se souvenir des quantités absorbées, à en prendre conscience, à manger moins et à inventer des nouvelles réponses face à un comportement compulsif. Toutes les autres participantes, à l'exception de Léa, évoquent également les contraintes liées à l'usage du carnet: avoir le carnet sur soi empêche de manger et face à l'obligation d'annoter toutes les prises alimentaires, elles restreignent celles-ci.

### 1.1.3. Le carnet perçu comme un moyen de contrôle

Outre la perception des carnets comme étant physiquement contraignants, il y a un autre aspect qu'il est essentiel de relever. Élément du dispositif thérapeutique, les carnets sont montrés aux thérapeutes et restitués en fin de séance. Devoir noter toutes les prises alimentaires, signifie montrer aux thérapeutes toutes les quantités absorbées. Cet aspect est relevé par trois participantes (Nadia, Jocelyne et Christine) sur cinq. Je cite l'extrait où Jocelyne évoque ce point de manière explicite et où les thérapeutes donnent leur avis à ce sujet:

**Extrait 3. Corps de la séance, avis sur le carnet, tour de Jocelyne, 0'06'56-0'08'43.**

(...)
1.   Médecin: et le fait d'écrire le carnet va aider à'
2.   Jocelyne: et ben ça m'aide oui, (rire)
3.   Médecin: c'est-à-dire'
4.   Jocelyne: c'est-à-dire je ne vais plus dans le frigo ou dans le buffet pour manger un carré de chocolat, je n'ai rien pris, je prends DE L'EAU voilà,
5.   Médecin: ok, pourquoi'
6.   Jocelyne: pourquoi' parce que je dois vous rendre un compte rendu,
7.   Médecin: à qui' à nous'
8.   Jocelyne: oui à vous
9.   Psychiatre: ou à vous

10. Médecin: ou à vous'
11. Jocelyne: à moi aussi mais à vous aussi,
12. Médecin: le carnet n'est pas, n'est pas pour contrôler si vous mangez beaucoup ou peu,
13. Jocelyne: ouais
14. Médecin: c'est pour nous, n'est pas un mécanisme de contrôle,
15. Jocelyne: mais pour moi c'est un bien, + ça me dit je dois obéir, je dois faire attention, c'est- pour moi c'est un bien,

Dans cet extrait, deux éléments importants peuvent être mis en évidence:

– Premièrement, Jocelyne évoque le fait que le carnet casse l'automatisme de la prise alimentaire et permet d'introduire de nouvelles réponses *(je ne vais plus dans le frigo ou dans le buffet pour manger un carré de chocolat, je n'ai rien pris, je prends de l'eau,* t. 4*)*.
– Deuxièmement, annoter le carnet c'est devoir faire un compte rendu aux thérapeutes (t. 15). Ce deuxième usage du carnet en tant que moyen de contrôle est contesté par le médecin (t. 12 et 14).

En ce qui concerne la perception de ses propriétés, il ressort donc que le carnet est considéré comme scolaire, induit un rapport d'obligation et d'obéissance, dans lequel il y a une asymétrie entre médecin et patient, qui n'est pas sans évoquer la relation maître-élève. Son annotation journalière est matériellement contraignante et son usage casse l'automatisme de la prise alimentaire. De plus, il est considéré comme un moyen de contrôle par plusieurs participantes bien que cet usage soit contesté par les thérapeutes. Ces résultats montrent que les participantes utilisent leur carnet de manière créative en redéfinissant leur rapport à leur alimentation et aux autres.

Cet usage créatif du carnet est-il le seul ou y en a-t-il d'autres dans les interactions entre patientes et thérapeutes? Pour répondre à cette question, la suite des analyses est centrée sur l'usage des carnets par les thérapeutes et les participantes dans la dynamique interactionnelle de la séance II.

## 1.2. Le carnet comme organisateur

Pour montrer comment les carnets sont utilisés dans les interactions
entre thérapeutes et participantes, j'ai commencé par analyser l'usage
des carnets au niveau de l'organisation globale de la séance II. Celle-
ci peut être divisée en trois séquences:

- **Séquence I. Mise en route** (0'00'00-0'03'44). Les thérapeutes et
  les participantes arrivent, se saluent, choisissent leur place. Ces
  dernières sortent les carnets de leur sac et discutent de manière
  informelle à propos du choix de leur chaise et du carnet.
- **Séquence II. Corps de la séance** (0'03'45-1'32'45). Celle-ci peut
  être divisée en trois sous-séquences: *II.1. Avis sur le carnet* (0'03'38-
  0'50'49). L'un des thérapeutes donne la parole à chacune des participantes pour qu'elle raconte son expérience avec le carnet. *II.2. La
  colonne «Emotions»* (0'50'50-1'27'50). L'un des thérapeutes demande
  à chacune des participantes si elle a rempli la colonne «Emotions»
  du carnet. *II.3. Objectifs* (1'27'51-1'32'45). Les thérapeutes proposent des modifications à réaliser dans l'annotation du carnet alimentaire pour la semaine suivante.
- **Séquence III. Clôture** (1'32'46-1'36'00). Les thérapeutes annoncent la fin de la séance, demandent s'il y a des questions et la
  psychiatre recueille les carnets remplis et en distribue des nouveaux.

Deux constats peuvent être tirés de cette première segmentation. Le
premier est que, durant le corps de la séance, le carnet est un thème
central autour duquel s'articulent les discussions entre thérapeutes et
participantes. Le carnet contribue donc à donner aux échanges une
unité thématique. Le second est que le corps de la séance se divise en
trois sous-séquences articulées à partir du carnet: dans la première,
*Avis sur le carnet*, les thèmes traités portent sur le carnet de manière
globale; dans la deuxième, *La colonne «Emotions»*, sur une partie du
carnet, la colonne «Emotions» précisément; et dans la dernière, *Objectifs*, sur des modifications à réaliser dans l'annotation du carnet. La
séance est donc structurée par les thérapeutes en plusieurs parties
cohérentes. Dans ce processus de segmentation, le carnet prend une

fonction d'organisateur du corps de la séance de manière globale et contribue à le structurer en sous-séquences cohérentes.

Le rôle du carnet dans l'organisation globale s'arrête-t-il là ou joue-t-il également un rôle dans l'organisation des sous-séquences? Je constate que pour deux des trois sous-séquences, *Avis sur le carnet* et *La colonne «Emotions»*, les thérapeutes ont posé deux questions à tour de rôle à chacune des participantes:

- **Dans la sous-séquence II.1.**, le médecin commence par demander aux participantes leur avis sur le carnet. Nadia prend la parole la première et raconte son expérience réalisée à l'aide du carnet, puis c'est aux tours de Jocelyne, Christine, Léa et Corinne. Il y a donc une règle d'interaction du type «chacune son tour» qui s'est instaurée. Chaque nouveau tour est lancé par une question des thérapeutes au sujet de l'utilisation du carnet, suivi par une discussion de groupe: 1. Nadia (0'03'45-0'06'50), 2. Jocelyne (0'06'56-0'17'01), 3. Christine (0'17'02-0'31'53), 4. Léa (0'31'57-0'39'50) et 5. Corinne (0'39'55-0'50'49).

- **Dans la sous-séquence II.2.**, la même structure est présente. Un des thérapeutes demande aux participantes si elles ont pu remplir la colonne «Emotions» du carnet. Chacune des participantes aura la possibilité de s'exprimer sur son expérience à ce propos [6. Jocelyne (0'51'00-0'51'03), 7. Léa (0'52'04-0'56'06), 8. Nadia (0'56'07-1'00'14), 9. Corinne (1'00'15-1'02'40) et 10. Christine (1'02'42-1'27'50)]. À nouveau, pendant chacun de ces tours, la relance au sujet de la colonne «Emotions» débouche sur une discussion de groupe.

Chacune des participantes a donc pu prendre sa place au sein du groupe et raconter son expérience personnelle à propos de l'utilisation du carnet alimentaire, puis sur l'annotation de la colonne «Emotions». Le carnet est donc utilisé par les thérapeutes pour organiser les interactions au cours de la séance en donnant la parole, tour à tour, à chacune des participantes.

## 1.3. Le carnet: un embrayeur pour faire récit sur le comportement alimentaire

Une particularité relevée plus haut est que chaque tour, composé d'une relance d'un des thérapeutes adressée à une participante à propos du carnet, est suivie par une discussion de groupe. Comment cette relance au sujet du carnet alimentaire est-elle utilisée par les thérapeutes et comment chacune des participantes y répond-elle?

Pour le savoir, je reprends dans le détail les tours de paroles à partir desquels les découpages en tours ont été réalisés dans les sous-séquences II.1 et II.2. Pour commencer, voici le début du tour 1, dans la sous-séquence II.1, où pour la première fois, un des thérapeutes pose au groupe une question sur le carnet alimentaire. Nadia répond la première en prenant son tour:

**Extrait 4. II. Avis sur le carnet, tour de Nadia, 0'03'38-0'04'00.**

1.  Médecin: justement ce serait intéressant d'avoir votre opinion, votre avis sur le carnet, justement comment vous avez commencé'
2.  Nadia: ben au début, j'ai commencé le lendemain, mais très- j'ai commencé par le petit-déjeuner, déjà par nous-même je pense on se rend compte de comment on mange, de ce que l'on mange et surtout de l'endroit, en tout cas moi c'est flagrant, et puis c'est rigolo parce que le repas que je préfère' je le prends debout à la va vite, ça m'énerve, mais c'est vraiment celui que je préfère' c'est le petit-déjeuner mais je n'ai jamais le temps, + et sinon ben avant de prendre quelque chose à manger, je me dis il faut que je le note (rire) alors ou je ne le mange pas ou j'ai pris les bonbons light (rire) et puis voilà, mais ça ne m'empêche pas d'avoir des fringales hein' j'ai tout noté' mais ces fringales, je sais que c'est des fringales saines, j'essaie, mais bon je ne sais pas si s'enfiler un régime de banane c'est vraiment sain mais au lieu de craquer peut-être je ne sais pas moi sur plein de chocolat, ben non j'ai craqué sur une BANANE, mais j'aime bien les bananes, heureusement, et puis voilà,

Dans cet extrait, il est intéressant de s'arrêter à la formulation de la question du médecin et à la manière dont la participante, Nadia, y répond. D'abord la question du médecin est ambiguë: d'une part le médecin demande un jugement sur le carnet *(votre opinion, votre avis sur le carnet,* t. 1*);* d'autre part, il demande de décrire le début d'une activité *(justement comment vous avez commencé',* t. 1*)* mais l'objet de l'énoncé manque. Qu'a-t-elle commencé? à annoter le carnet ou sa semaine? En examinant la réponse de Nadia, il apparaît que celle-ci reprend le dernier énoncé proposé par le médecin *(ben au début j'ai commencé le lendemain,* t. 2*)* pour évoquer ses habitudes alimentaires. Il y a donc un glissement thématique entre la question du médecin (au sujet l'utilisation du carnet) et la réponse de la participante (qui porte sur son expérience). La participante a réalisé une élaboration thématique à partir de la question ambiguë du médecin: elle a interprété la question du médecin comme une demande indirecte pour la faire parler de son expérience.

De plus, Nadia parle de son expérience personnelle en des termes spécifiques: elle en fait récit, puisqu'il y a un actant dans l'histoire racontée [elle-même en utilisant la première personne du singulier («je»)], un noeud (t. 2) et un dénouement (t. 2).[3] Les informations annotées dans son carnet (où, quand et comment les aliments ont été consommés) lui servent de support pour construire le cadre spatio-temporel de son histoire et la conduise à parler d'elle-même de manière objectivée, c'est-à-dire qu'elle décrit sa propre expérience en extériorité par rapport à elle-même.

Ainsi, l'ambiguïté référentielle du carnet alimentaire (en tant qu'objet matériel ou en tant que contenu de l'expérience personnelle) a servi d'embrayeur à Nadia pour faire récit sur son propre comportement alimentaire. Qu'en est-il du début des autres tours? Quel est le thème abordé dans la question posée par les thérapeutes et comment chacune des participantes y répond-elle? Les mêmes phénomènes peuvent-ils être mis en évidence? C'est effectivement le cas mais avec encore plus de subtilité. C'est pourquoi je décris d'abord comment les carnets sont utilisés comme embrayeur pour faire récit et examine ensuite les enchaînements entre la question des thérapeutes et la réponse des participantes.

Pour montrer la richesse de l'usage du carnet comme embrayeur, je présente le début du tour de Corinne, dans la sous-séquence II.2., *la colonne «Emotions»*, dans lequel Corinne consulte directement le contenu de son carnet:

---

3    Pour rappel, *l'histoire* représente le niveau du contenu narratif dans l'activité médiatisée par le genre faire récit.

**Extrait 5. II. Corps de la séance, la colonne «Emotions», Corinne, 1'00'28-1'02'40.**

1. Psychiatre: justement on peut vous écouter un petit peu' à propos de cette colonne-là,
2. Corinne: oui bon, (prend carnet) j'ai mis (ouvre carnet) heu (carnet ouvert)++ plaisir à indifférence, donc là ça, ça va, c'était devant la télé, je me suis rendue compte que les premières c'était des légumes chinois, des petites pâtes et un steak de cheval, et c'était bon' donc j'ai eu du plaisir au début et après j'ai fini mon assiette mais, je me demande si je m'étais arrêtée au milieu ça aurait été la même chose donc euh (lit) après satifs- je me suis bu un verre de sirop grenadine, et j'ai mis satisfaction, c'est même plus du plaisir, c'est un espèce de contentement, donc le sucré ça me- j'ai mon corps me demande du sucré, je sais pas comment dire et voilà (sourire) (tourne page) (lit) heu ah ouais alors là, ça c'est toujours moi le côté récompense heu j'avais dépanné une imprimante alors vite j'ai filé au frigo contente de moi,
3. Léa: *rire*
4. Nadia: c'est rigolo j'ai jamais pensé que=
5. Corinne: (tourne page) =ça c'est le un côté chien chien qui se donne [un su-sucre]
6. Nadia: [pour moi ce n'est pas] une récompense
7. Psychiatre: mhm
8. Corinne: et oui
9. Nadia: mais j'aime ça quoi
10. Corinne: aussi on a un bureau ce que j'appelle le bureau frigo qui est une tentation permanente, dans le frigo je sais qu'il y a des plaques de chocolat tout le temps, il y a des bouteilles de coca cola aussi que je ne prends jamais parce que je bois toujours de l'eau, mais bon le fait de l'ouvrir on a toujours envie de- (sourire) heu et puis il y a des bonbons partout, donc évidemment on doit=
11. (…) (intervention de Léa)
12. Corinne: = et j'en avais devant le nez sans même Y PENSER, j'ai pris ouvert avalé
13. Psychiatre: pas d'émotion enfin pour le moment
14. Corinne: voilà, c'était d'un naturel, (feuillette) et puis bon après je n'ai rien mis là parce que- et puis bon après ça va, (ferme le carnet et le pose sur la table)
15. *rires*

Dans cet extrait, il apparaît que Corinne utilise son carnet pour faire récit de la manière suivante:

- **Le carnet sert de contenant à l'histoire.** L'ouverture du carnet conduit au démarrage de l'histoire (t. 2), le carnet ouvert est consulté pendant celui-ci (t. 2 jusqu'au t. 14) et sa fermeture correspond à la fin de l'histoire (t. 14).

- **Il est utilisé comme embrayeur.** Les contenus annotés sous forme de mots-clefs *(plaisir à indifférence,* t. 2; *satisfaction,* t. 2*)* sont repris directement comme embrayeur pour rapporter les événements qui y sont associés.
- **Ses contenus annotés induisent des histoires sous la forme de comportements alimentaires.** Les contenus annotés en termes d'aliments consommés et de sensations sous forme de «mots-clefs»: *plaisir à indifférence* (t. 2), *satisfaction, c'est même plus du plaisir, c'est un espèce de contentement* t. 2*)*, conduisent Corinne à faire récit de son expérience en terme de comportements alimentaires et à décrire ses émotions de manière atomisée et objectivée.
- **Il aide à la mise en lien entre événements.** Les différents éléments mentionnés par date et lieu dans le carnet aide Corinne à mettre en lien différents événements dans son histoire grâce à l'utilisation de marqueurs de liaison *(ah ouais alors là,* t. 2; *aussi,* t. 10; *et puis bon après,* t. 14*)*.

Le carnet est donc utilisé par Corinne – avec l'aide des thérapeutes – comme un embrayeur pour faire récit sur son comportement alimentaire. Corinne se sert des annotations inscrites dans son carnet comme support mnésique et pour la mise en lien de différents événements dans l'élaboration de son histoire. Cette participante utilise également son carnet comme support spatio-temporel de son histoire au sens propre et au sens figuré: il y a une correspondance entre la temporalité de l'histoire racontée et celle de la manipulation réelle du carnet, c'est-à-dire entre l'ouverture et la fermeture du carnet et le début et la fin de l'activité de narration.

Qu'en est-il des débuts des tours de parole des autres participantes? Un examen attentif montre que chacun des tours dans les deux sous-séquences, mentionnées en amont, démarre par une activité, médiatisée par le genre faire récit, dans laquelle le carnet alimentaire est utilisé comme un embrayeur. Dans chacun des tours, des ambiguïtés thématiques dans la référence au carnet peuvent-elles être mises en évidence? Pour le savoir, je reprends dans le détail le début de chacun des tours, les uns après les autres:

- **Sous-séquence II.1.** *Avis sur le carnet.* Le même phénomène s'observe au début des tours de Nadia, de Jocelyne et de Léa. La question du thérapeute a pour objet le carnet et dans leur première réponse, chacune de ces trois participantes, réalise respectivement une histoire qui embraye sur son comportement alimentaire. Par contre, dans les deux derniers tours, ceux de Christine et Corinne, apparaissent d'autres variations. Au début du tour de Christine, la question du thérapeute ainsi que le premier tour de parole de Christine portent tous deux sur le thème du carnet alimentaire. Quant au début du tour de Corinne (0'39'55-43'20), le thème du carnet n'apparaît plus explicitement dans la question du médecin. Le médecin demande à Corinne: *vous avez fait une bonne semaine?*. La question du médecin a donc pour objet l'évaluation par la patiente de sa semaine, tandis que dans sa réponse, Corinne aborde d'emblée un thème en rapport avec le carnet alimentaire, puis finit par identifier les problèmes qu'elle rencontre lors de ses prises alimentaires (des problèmes de quantité, de vitesse et de limites dans les prises alimentaires). A nouveau, il y a une discontinuité thématique entre la question du médecin et la réponse de Corinne.
- **Sous-séquence II.2.** *La colonne «Emotions».* Les mêmes jeux subtils entre les questions des thérapeutes et les réponses des participantes peuvent être mis en évidence. Dans trois tours sur cinq ( Jocelyne, Léa, Christine), un des deux thérapeutes pose une question au sujet de l'annotation de la colonne «Emotions» et chacune des participantes répond en évoquant l'émotion ou plutôt l'absence d'émotion associée à l'alimentation. Quant à Corinne (extrait 5), à partir d'une question posée à propos de la colonne «Emotions», elle rapporte ce qu'elle a noté dans le carnet et embraye ensuite sur son comportement alimentaire. Le tour de Nadia, quant à lui, commence par une question posée par la psychiatre au sujet de la sensation de faim et Nadia va mettre en mots ses émotions. C'est dans la clôture du tour que la psychiatre revient à la colonne «Emotions» en disant que c'est ce que Nadia peut écrire dans cette colonne.

Des discontinuités thématiques peuvent donc être observées entre les questions des thérapeutes et les réponses des participantes au début de chaque tour pour les sous-séquences II.1 et II.2. C'est, entre thérapeutes et patientes, un jeu subtil où le carnet en tant que support permet de choisir de parler du carnet en tant que tel, d'élaborer sur son comportement alimentaire ou de réaliser les deux à la fois.

Pour terminer la présentation des résultats sur l'usage des carnets pendant les interactions, je mentionne brièvement comment les carnets sont utilisés dans la suite de chaque tour: en prenant les carnets comme support, les thérapeutes proposent à chacune des participantes de faire récit de ses expériences alimentaires de manière de plus en plus détaillée et proposent ensuite des explications des mécanismes en jeu en suggérant des changements à réaliser. En terme de genre, un enchaînement de faire récit, *expliquer* et *prescrire* peuvent être observés. Le carnet est surtout utilisé comme embrayeur au début du tour de chaque participante, la suite des échanges est donc un développement de la première activité médiatisée par le genre faire récit. Toutefois, le carnet est quelquefois utilisé par les thérapeutes comme support pour *expliquer, prescrire* et demander de *décrire* leur comportement alimentaire aux participantes.

Quant à l'analyse attentive du déroulement des séances III et IV, elle aboutit aux mêmes conclusions:

– Tous les carnets sont annotés et restitués par les participantes présentes (Jocelyne, Léa et Corinne). Nadia est absente à ces deux séances et Christine annonce qu'elle interrompt sa participation à cette thérapie.
– Au niveau de l'organisation globale de la séance, les carnets sont également utilisés comme organisateur pour donner une unité thématique au corps de la séance pour la structurer en sous-séquences thématiques et pour instituer une règle d'interaction (chacune son tour) dans plusieurs sous-séquences.
– Au début de chaque tour, les questions des thérapeutes servent d'embrayeur pour faire récit, permettant ainsi aux participantes de parler dans un certain genre de leur comportement alimentaire.

En plus, lors des séances III et IV, les carnets sont directement consultés par les thérapeutes pendant les interactions et les contenus annotés sont utilisés directement par eux pour demander des précisions à chacune des participantes. Les investigations des thérapeutes se focalisent plus sur le détail du comportement alimentaire des participantes. Il y a donc une progression entre les séances II, III et IV.

En bref, les analyses montrent que lorsqu'il est question des carnets aux séances II, III et IV, il s'agit de carnets annotés par toutes les participantes présentes. Quant à leurs effets pendant la semaine, les participantes perçoivent le carnet comme:

- **Scolaire**, associé à un rapport asymétrique d'obéissance.
- **Matériellement contraignant** – de part son volume et l'obligation d'annoter, etc. – mais en même temps un facilitateur cassant les automatismes de la prise alimentaire.
- **Synonyme de contrôle.** Montré et restitué aux thérapeutes, il incite les participantes à restreindre leurs prises alimentaires. Ce dernier usage n'est pas considéré comme adéquat par les thérapeutes.

En ce qui concerne la manière dont les carnets sont utilisés pendant les interactions entre participantes et thérapeutes, il ressort que le carnet est utilisé:

- **Comme organisateur au niveau de l'organisation globale de la séance.** Les thérapeutes s'en servent comme support pour donner une unité thématique à la séance, la structurer en différentes parties et établir des règles d'interactions.
- **Comme embrayeur pour faire récit sur son comportement alimentaire.** Il offre la possibilité aux participantes de faire récit sur leurs expériences personnelles au sujet de leur alimentation, en offrant un cadre spatio-temporel et des contenus annotés auxquels se référer. Mais, en même temps, son utilisation introduit de nouvelles contraintes: parler de ses expériences en terme de comportements alimentaires et de ses émotions de manière atomisée.

Pendant la première partie de la thérapie, le carnet est donc utilisé comme un tiers qui médiatise les interactions entre thérapeutes et participantes. Ce tiers prend plusieurs fonctions: matériellement contraignant et facilitateur, contrôlant, organisateur, embrayeur. C'est donc un tiers que je qualifie de *médiateur polyfonctionel*. Ce tiers a la particularité d'être une référence à l'objet et, en même temps, il offre un support pour mettre en mots son expérience à propos de son comportement et des émotions ressenties lors des prises alimentaires. De manière subtile, au fil des relances proposées par les thérapeutes et des réponses des participantes, il y a une ambiguïté thématique au sujet du carnet mais à aucun moment il n'y a demande de clarification pour savoir si on parle du carnet ou du comportement alimentaire. Au contraire, thérapeutes et participantes jouent avec ce médiateur ambigu, qui se situe entre inter- et intrapsychologique.[4]

Ayant montré l'usage particulièrement créatif, subtil, différencié des carnets pendant cette phase, je poursuis maintenant l'analyse des fonctions prises par les carnets dans la suite de la thérapie. A la séance V, Nadia signale, lors de la mise en route, qu'elle n'a «pas fait son carnet». A partir de ce moment-là, le carnet cesse-t-il d'être utilisé comme un médiateur ou son usage se transforme-t-il?

## 2. Le carnet comme médiateur négatif (séances V, VI et VII)

Des phénomènes comparables peuvent être mis en évidence aux séances V, VI et VII à une variante près: à la séance V, Nadia annonce d'emblée qu'elle n'a «pas fait son carnet» et, à la séance VI, qu'elle n'a «pas fait ses devoirs», alors que les autres participantes présentes ont annoté leur carnet. A la séance VII, deux participantes (Nadia et Léa) rapportent d'emblée qu'elles n'ont «pas fait leur carnet». Sur l'ensemble des séances V, VI et VII, quels effets ces annonces ont-elles sur l'organisation globale de la séance, en particulier sur l'activité de narration? Comme il s'agit d'être attentif à la manière dont les participantes parlent de leur carnet, je présente les résultats en prenant une séance après l'autre.

---

4    Ce résultat fait écho aux travaux de Winnicott (1975) sur le cadre thérapeutique en tant qu'aire de jeu.

# 2.1. Ne pas rendre le carnet: un tournant (séance V)

## 2.1.1. Du «carnet pas fait» au carnet non restitué

A la séance V, trois participantes sont présentes: Corinne, Léa et Nadia. Pour comprendre les changements amenés par l'annonce que Nadia va donner au sujet du «carnet pas fait», je reprends le tour de Nadia (0'00'23-00'20'13) en détail car les analyses, visant à rendre compte de son «carnet pas fait», font ressortir deux versions différentes.

### a) Première version: le «carnet n'est pas fait»

L'annonce du «carnet pas fait» a lieu pendant la séquence de mise en route de la séance V. Après un premier rituel où participantes et thérapeutes se saluent et s'installent, le médecin s'adresse à Nadia pour lui demander comment elle va:

**Extrait 6. V. Corps de la séance, «comment allez-vous?», tour de Nadia, 0'00'23-0'01'39.**

1. Médecin: alors, + vous allez bien'
2. Nadia: oui,
3. Psychiatre: vous vous êtes coupé les cheveux'
4. Nadia: oui, je les ai dégradés, + ça se voit comme ça' ouais j'hésitais et puis après je me suis dit on va se prendre un peu' en main' mais bon effectivement à cinq heures on a plus (rire), je commence- j'ai un nouveau travail, alors je commence à sept heures le matin, alors forcément j'ai plus du tout la xxx de- xx je suis un peu fatiguée mais ça va, + ça va MIEUX, (rire) + il y a une chose que je dois avouer' (voix de petite fille), je vais me faire gronder, je n'ai pas fait le carnet' (voix de petite fille)
5. Médecin: très bien, et vous avez fait de la cuisine avec des épinards' des aubergines'
6. Nadia: ouais, des épinards j'ai mangé, des aubergines aussi, alors les épinards, ouf + ça va, ça va, c'était pas- c'était pas mauvais, mais j'aime mieux les aubergines' (rire) et puis heu par contre, je vous JURE, je ne l'ai pas noté mais je vous le promets, je n'ai pas fait de- je ne mange pas entre les repas,=
7. Psychiatre: =mhm=
8. Nadia: INCROYABLE moi-même je me sidère, mais je disais justement que je n'ai pas eu de crises, + ça paraît incroyable mais je n'ai pas eu de crises, + moi-même je n'y croyais pas,

Dans cet extrait du début de la séance V, il apparaît que:

- **Le «carnet pas fait» est utilisé comme embrayeur pour faire récit mais plus exclusivement sur le comportement alimentaire.** À la demande du médecin (t. 1), Nadia répond laconiquement (t. 2) et la psychiatre la relance en lui demandant si elle s'est coupé les cheveux (t. 3). À cette question, Nadia embraye en faisant récit sur deux éléments. Le premier est qu'elle a commencé un nouveau travail et le second est qu'elle n'a «pas fait son carnet» (t. 4).
- **Nadia a désobéi mais pas fauté.** Elle se situe dans une relation asymétrique adulte-enfant en prenant la place énonciative d'une petite fille (t. 4) et utilise une terminologie liée au registre de l'aveu *(je dois avouer*, t. 4; *je vais me faire gronder*, t. 4*)*. Plus bas, elle revient sur le sujet du carnet (avec le marqueur d'opposition *par contre*, t. 6) en prenant à nouveau un vocabulaire associé à l'aveu *(je vous jure*, t. 6; *je vous le promets*, t. 6*)* et affirme ne pas manger entre les repas (t. 6 et t. 8).
- **Le médecin change de thème.** En réponse à cette annonce, le médecin renforce positivement le comportement de Nadia *(très bien*, t. 5*)*, change de thème en proposant une nouvelle relance à propos d'un objectif – proposé à la séance II – visant à modifier le comportement alimentaire *(cuisiner des épinards et des aubergines*, t. 5*)*.

Le médecin change de thème face à l'irruption d'une réponse non conforme dans le déroulement de la thérapie (puisque l'annotation du carnet est un prérequis pour réaliser le traitement). Toutefois, cette analyse montre que Nadia change de place dans la relation asymétrique thérapeute/patient (ici adulte/enfant) en passant d'une attitude d'obéissance à de la désobéissance. Dans cette nouvelle configuration de désobéissance, le «carnet pas fait» reste un embrayeur pour faire récit mais cette fois-ci sur des aspects plus larges (son nouveau travail) que le seul comportement alimentaire. De plus, une écoute attentive de la suite du tour de Nadia (00'01'40-00'20'13) montre que celle-ci fait récit d'une seconde version du «carnet pas fait» qu'il faut également analyser.

## b) Seconde version: le carnet n'est pas restitué

Afin de contextualiser cette seconde version, je résume ce dont il est question au niveau thématique pendant le tour de Nadia (0'00'23-00'20'13) entre la première version de l'histoire du «carnet pas fait» (extrait 6, 0'00'23-00'01'39) et la seconde (extrait 7, 0'18'40-0'20'13). Suite à la première version de l'histoire du «carnet pas fait» (extrait 6), Nadia continue avec le nouveau thème proposé par la relance du médecin. Elle fait récit de ses expériences alimentaires et raconte comment s'est déroulée sa semaine dans son nouveau poste de travail. Elle évoque son rapport à l'alimentation, ses déboires causés par sa taille généreuse, l'étroitesse des locaux où elle travaille et la dureté de ses collègues. Le médecin reprend les changements évoqués par Nadia et en propose une explication en terme cognitivo-comportemental. Puis, il renforce positivement le changement d'habitude alimentaire évoqué par Nadia. C'est alors qu'il propose une prescription au sujet du carnet. Celle-ci amène Nadia à raconter une seconde version du «carnet pas fait». Voici l'extrait en question:

**Extrait 7. V. Corps de la séance, «comment allez-vous», fin du tour de Nadia, 0'18'40-0'20'13.**

1.  Médecin: (…) donc maintenant il faudrait renforcer ça, c'est très positif, il faut renforcer cette situation-là, il faudrait recommencer à écrire le carnet' comme ça nous pouvons voir les changements,

2.  Nadia: en fait il faudrait que je vous ramène le carnet, heu bon j'en ai loupé deux de carnets' mais c'est vrai que j'aurais pu prendre n'importe quel autre bout de papier, (sourire) je n'avais de la peine à- ce n'est pas de la peine de dire ce que je mange, je n'avais pas du tout honte de dire ce que je mangeais puisque je savais que je ne serais pas grondée comme on dit, mais à mon avis j'ai commencé à délirer sur la colonne «Emotions» et je vous ai écrit un roman (rire) et je me suis dit je ne peux pas vous rendre ça' ce qui était important c'était de savoir ce que je mangeais' et en fait après j'ai- enfin je vous le donnerai si vous voulez

3.  Psychiatre: si vous voulez le donner + on le regarde volontiers mais si vous ne voulez pas, c'est votre choix, mais c'est jamais du délire la colonne «Emotions», ou c'est toujours du délire mais du bon délire,

4.  Nadia: et puis après je me suis dit que je commence à me sentir tellement bien que j'ai un peu mis de côté ce carnet,

5.  Psychiatre: mhm

6. Nadia: c'est vrai, et puis la semaine passée je dois dire je n'y ai pas pensé une seule fois,
7. Psychiatre: mhm
8. Nadia: mais tout en ayant PAS BESOIN de manger, je ne sais pas comment dire,
9. Psychiatre: mhm
10. Nadia: mais je n'y ai pas pensé, mais je dois dire en ayant commencé cette nouvelle place, j'étais pleine à ras le bord d'émotions la semaine passée (sourire) à deux doigts de tout planter et puis de donner ma démission tellement j'en avais ras-le bol quoi mais
11. Psychiatre: mhm ++

Deux histoires peuvent être distinguées dans cet extrait. Il y a la première (t. 1-2), dans laquelle Nadia évoque les motifs pour lesquels elle n'a pas restitué son carnet, et la seconde qui, suite à une nouvelle relance de la psychiatre (t. 5), en est le développement (t. 5-11). J'examine ces deux versions afin de montrer le passage de l'une à l'autre:

– **Le carnet a été annoté mais non restitué.** Nadia rapporte qu'elle a annoté son carnet, en particulier la colonne «Emotions», mais n'a pas souhaité le montrer. Bien qu'elle propose aux thérapeutes de le leur rendre, elle ne le restitue pas (t. 2).
– **Le carnet non restitué est un embrayeur indirect pour faire récit.** Le carnet non restitué est utilisé dans un premier temps comme embrayeur pour faire récit sur les motifs de la non-restitution du carnet. Dans un second temps, Nadia met son carnet de côté et raconte qu'elle a commencé une nouvelle activité professionnelle en faisant le lien avec ce qu'elle ressent (*j'étais à ras le bord d'émotions*, t. 10; *j'en avais ras-le-bol*, t. 10). Il y a une discontinuité thématique entre le thème du «délire sur la colonne ‹Emotions›» (t. 2) et le «ras le bord d'émotion» dans sa semaine (t. 10).
– **Nadia est «rentrée en elle-même» et prend une posture réflexive.** Nadia met en scène différentes parties d'elle-même dans l'histoire racontée: il y en a une, qualifiée de «délirante», qui s'exprime au travers de l'écrit dans le carnet (*je vous ai écrit un roman*, t. 2) et il y a une autre qui évalue ce qui est montrable aux thérapeutes (*ce qui était important c'était de savoir ce que je mangeais*, t. 2). Ces différentes parties sont en dialogue dans son histoire par

l'utilisation de la forme rapportée *(je me suis dit je ne peux pas vous rendre ça,* t. 2*)*. Ce faisant, Nadia s'interroge elle-même sur ce qu'il est important de noter dans le carnet et sur ce qui est montrable aux thérapeutes ou ne l'est pas.

– **La psychiatre ne semble pas consciente du changement d'utilisation du carnet et ne l'utilise pas comme levier thérapeutique.** Elle laisse le choix à Nadia de restituer son carnet ou pas et focalise son intervention sur le thème du «délire» (t. 2). Elle propose un changement de perspective en connotant positivement ce terme *(du bon délire,* t. 3*)*.

De l'analyse de cette seconde version, il ressort que le carnet a été «fait» mais non restitué. Il joue encore le rôle d'embrayeur pour faire récit mais de manière indirecte. Nadia n'utilise plus les contenus annotés dans la colonne «Emotions» pour faire récit sur son comportement alimentaire – comme l'avait fait Corinne, extrait 5 – mais sur les motifs de la non-restitution du carnet. Ce faisant, elle développe une posture réflexive en prenant une métaposition et s'interroge sur elle-même, sur l'utilisation du carnet et sur les autres. Autrement dit, Nadia prend de la distance par rapport à elle-même, au carnet et aux thérapeutes. Il n'est donc plus question du carnet en tant que contenant et contenu mais du rapport au carnet. Le choix de ne pas montrer son carnet lui a donc permis de donner place à d'autres parties d'elle-même, de sortir de la sphère alimentaire et d'élargir le champ de son expérience en évoquant des émotions en lien avec sa nouvelle activité professionnelle. Néanmoins, ce qui vient du «dedans» reste associé pour Nadia à du délire et n'est donc pas montrable. C'est d'ailleurs l'aspect qui est repris dans la relance de la psychiatre.

L'analyse détaillée du tour de Nadia montre que le «carnet pas fait» fait référence à une réalité subtile. Nadia en présente deux versions. Dans la première, au début du tour, Nadia se met dans la place énonciative d'une petite fille désobéissante qui promet ne pas avoir fauté. À la fin du tour, dans une nouvelle version, il apparaît que le carnet a été annoté mais non restitué: Nadia ne peut pas montrer le «flot» de ses émotions. Lorsqu'il est question du carnet en tant que médiateur pendant ce tour, il ne s'agit donc plus d'un carnet évoqué à propos de ses contenus, à la forme positive. Alors de quoi est-il question? De manière imagée, c'est un carnet formulé à la forme négative («pas fait») derrière lequel se cache un carnet non restitué, ombre intime dans laquelle Nadia a pu déposer son trop plein d'émotions. La désobéissance a permis à Nadia de s'approprier un espace d'intimité, par définition non montré à autrui (dans ce cas les thérapeutes). Dans l'interaction, ce carnet formulé à la forme négative est également utilisé de manière indirecte comme embrayeur pour parler du rapport à soi, aux autres et au carnet.

Cette analyse détaillée de l'épisode où Nadia annonce qu'elle n'a «pas fait son carnet» montre que le carnet en tant que médiateur s'est transformé et continue d'être utilisé. Comment ce changement se répercute-t-il sur la suite de la séance V et sur les suivantes? Pour présenter la suite des résultats, je reprends les indicateurs choisis pour les analyses des fonctions prises par les carnets lors des séances II, III et IV, c'est-à-dire au niveau de l'organisation globale de la séance et de la construction des genres.

### 2.1.2. Le carnet comme désorganisateur

L'organisation globale de la séance V peut être divisée en trois séquences (mise en route, corps de la séance et clôture) et le corps de la séance en trois sous-séquences thématiques, dont une sous la forme de la règle d'interaction «chacune son tour». J'examine si dans cette segmentation les carnets ont été utilisés à ces différents niveaux:

- **Séquence I. Mise en route** (0'00'00-0'00'22). Les deux thérapeutes ainsi que Nadia, Léa et Corinne arrivent dans la salle de consultation, se saluent et s'installent.
- **Séquence II. Corps de la séance** (0'00'23-0'50'05). Cette séquence peut être divisée en trois sous-séquences: *II.1. «Comment allez-vous?»* (de 0'00'23-0'39'12 et de 0'44'45-0'50'05). L'un des deux thérapeutes demande aux participantes comment elles vont et chacune raconte le déroulement de sa semaine, selon la règle d'interaction «chacune son tour» [1. Nadia (0'00'23-0'20'13), 2. Léa (0'20'14-0'35'17), 3. Corinne (0'35'18-39'12 et 0'44'45-0'50'05)]. *II.2. Avoir de la discipline* (0'39'13-0'44'44). Les participantes échangent de

manière informelle sur la manière dont elles gèrent leurs envies impétueuses de manger *II.3. Objectifs* (0'50'06-0'58'57). Les deux thérapeutes proposent à chacune des participantes des objectifs en terme de comportements alimentaires à atteindre pour la séance suivante.

• **Séquence III. Clôture** (0'58'58-01'00'04). La psychiatre annonce la fin de la séance. Le médecin recueille les carnets de Léa et Corinne et distribue aux participantes présentes de nouveaux carnets vierges. Thérapeutes et participantes se saluent, se lèvent et partent.

Après l'annonce de Nadia au sujet du «carnet pas fait», les carnets ne sont donc plus utilisés par les thérapeutes pour organiser la séance au niveau de la séquence, des sous-séquences et des tours, même si les autres participantes présentes ont apporté leur carnet annoté. Il y a tout de même une particularité à relever au niveau de la sous-séquence II.1. *«Comment allez-vous»* (de 0'00'23-0'39'12 et de 0'44'45-0'50'05). Le tour de Corinne (0'35'18-0'39'12 et 0'44'45-0'50'05) est entrecoupé par une discussion informelle entre participantes *(II.2. avoir de la discipline)*. En examinant l'ensemble du tour de Corinne, on constate qu'elle a utilisé son carnet pour reprendre son tour: elle le consulte pendant que Léa parle, le referme, coupe la parole à cette dernière et fait récit au sujet d'une fringale vécue pendant la semaine (0'44'23-0'45'44).

Les analyses présentées montrent donc que l'annonce au sujet du «carnet pas fait» a un effet désorganisateur au niveau de l'organisation globale de la séance V, même si les autres participantes présentes ont annoté leur carnet. À ce niveau, les carnets ne sont plus utilisés, sauf une fois de manière ponctuelle par Corinne comme support pour reprendre son tour.

Maintenant que l'analyse de la fonction des carnets au niveau de l'organisation globale est terminée, il convient d'aborder la suite. J'ai montré que le carnet était utilisé de manière ponctuelle au niveau de l'organisation globale de la séance. Qu'en est-il au niveau de la construction des genres?

## 2.1.3. Le carnet comme embrayeur sur le rapport à soi et aux autres

L'analyse du tour de Nadia, présentée plus haut, a montré que cette participante, en ne rendant pas son carnet, a transformé l'usage de celui-ci. Le carnet non restitué est utilisé de manière indirecte pour faire récit de son rapport à soi et aux autres. Cet usage est-il ponctuel dans la séance ou l'annonce du «carnet pas fait/non restitué» a-t-elle également des répercussions sur les histoires rapportées par les deux autres participantes qui, elles, ont annoté et apporté leur carnet? Pour répondre à cette question, je reprends les tours de Léa et de Corinne afin de repérer si elles font mention de leur carnet et comment. Il apparaît que l'annonce réalisée par Nadia a eu un effet sur la manière dont Léa et Corinne utilisent leur carnet. Elles ne mentionnent plus les contenus annotés dans leur carnet mais leur rapport à celui-ci. Je présente le premier extrait, celui de Léa en le contextualisant, puis, résume les résultats pour le tour de Corinne car les analyses conduisent au même résultat.

Après le tour de Nadia, c'est au tour de Léa (0'20'14-0'35'17). En résumé, le médecin lui donne la parole en lui demandant comment elle va. Léa commence par raconter que sa participation à cette thérapie fait «beaucoup de brassage dans sa tête». De plus, elle rapporte qu'un de ses objectifs était de faire une liste de ce qu'elle devait manger pendant une semaine. C'est alors qu'elle mentionne le carnet:

**Extrait 8. V. Corps de la séance, «comment allez-vous», tour de Léa, 0'22'00-0'23'08.**

1. Léa: je suis une procratinateur, + je ne fais presque jamais ce que je dois faire, je suis toujours en train de remettre et de- je fais des LISTES, INCROYABLE avec tout ce que je dois faire, mais plus loin que de faire des listes, je n'arrive pas, je ne sais pas pourquoi, et puis je n'ai pas de- + j'ai peu de + discipline de soi' comment ça s'appelle' auto-discipline' + parce que je dois vous dire aussi souvent le carnet' j'attends jusqu'à dimanche soir et puis après je marque partout sur des petits bouts de feuilles, ce que j'ai mangé et puis je le remplis, je suis toujours en train de remettre, une fois que je l'avais fait, j'arrive à faire, ce que j'aimerais peut-être avoir si on parle que point de vue repas, c'est que si je prends le TEMPS + vraiment de le faire une fois la liste, je crois que je peux m'y tenir, ça c'est plus facile que de FAIRE la liste, c'est de faire la liste qui était très difficile, mais c'est aussi très difficile d'écrire une lettre, de faire un téléphone, de nettoyer la hotte, des trucs que je remets pendant des mois et des mois,

De cet extrait, il se dégage que:

- **Le carnet n'est pas annoté de la manière prescrite.** Léa annote son carnet seulement le dimanche soir, c'est-à-dire le jour avant la séance de thérapie et non au fur et à mesure de ses prises alimentaires (t. 1).
- **Léa mentionne son rapport au carnet de manière indirecte.** Elle ne mentionne plus les contenus annotés dans le carnet mais son rapport à celui-ci, c'est-à-dire sa difficulté à écrire le carnet (t. 1). Elle l'évoque de manière indirecte: elle a de la difficulté à rédiger son carnet (t. 1) comme elle a de la difficulté à écrire sa liste et à gérer ses tâches quotidiennes (t. 1).
- **Le carnet est utilisé comme embrayeur pour faire récit sur ses difficultés personnelles à passer à l'action.** Elle fait récit sur son rapport aux tâches de manière subjective – ce qui lui est personnellement difficile – et non plus directement sur son comportement alimentaire.

Dans l'enchaînement de ce tour, le médecin propose une nouvelle relance à Léa au sujet de sa difficulté à réaliser sa liste et Léa développe ce thème en racontant également ses problèmes alimentaires. Le carnet n'est plus mentionné sauf une fois par la psychiatre, qui essaie de faire une prescription au sujet du carnet mais où Léa n'accepte pas la suggestion proposée.

Le tour suivant est celui de Corinne (0'35'18-0'39'12 et 0'44'45-0'50'05). Le même phénomène peut être mis en évidence. En résumé, Corinne raconte qu'elle a attendu le dernier moment pour préparer son examen et rédiger son carnet. Elle fait donc référence de manière indirecte à son carnet pour évoquer son rapport à ses tâches quotidiennes. Ce faisant, elle ne parle plus de son comportement alimentaire mais de son rapport «aux tâches».

Au terme de la présentation des résultats sur l'usage des carnets au niveau du genre faire récit, on peut se demander si les carnets sont également utilisés pour la construction des autres genres: expliquer, prescrire et décrire. Les carnets ne sont plus utilisés sauf, comme évoqué plus haut, par la psychiatre pour prescrire un objectif à Léa, objectif que celle-ci refuse toutefois d'emblée.

Ainsi, en ce qui concerne la séance V, l'annonce du «carnet pas fait» a un effet désorganisateur sur l'ensemble de la séance. Le carnet n'est plus utilisé au niveau de l'organisation générale de celle-ci, sauf une fois par une participante pour reprendre son tour. Toutefois, l'organisation générale de la séance en terme de séquences, sous-séquences et tours se maintient. Au niveau des genres, il est principalement utilisé dans les histoires sous forme indirecte: c'est le rapport au carnet dont il est question, qu'il soit restitué ou non. Les participantes ne font plus référence aux contenus annotés dans leur carnet, mais évoquent leur relation difficile au carnet comme étant emblématique de leurs difficultés face aux tâches ou à leur vie quotidienne. En corollaire, elles n'évoquent plus leur expérience sous la forme de comportements alimentaires mais font récit d'aspects plus larges de leur vécu. Les participantes sont donc passées d'une phase d'obéissance – pendant laquelle les carnets sont apportés et présentés comme prescrits – à une phase de désobéissance où elles avouent que l'usage qu'elles en font ne correspond pas à l'usage prescrit. Ce changement permet aux participantes de prendre de la distance par rapport à leur carnet et crée, par ricochet, de l'espace pour mettre en mots de nouveaux aspects de leur vécu.

Qu'en est-il des séances suivantes? Les mêmes phénomènes peuvent être mis en évidence pour les séances VI et VII mais avec une évolution. C'est pourquoi je les présente l'une après l'autre pour montrer comment se poursuit le changement de signification du carnet pour les participantes.

## 2.2. Et si deux lignes annotées valaient plus qu'un «carnet fait» (VI)?

En ce qui concerne la séance VI, quatre participantes sont présentes: Nadia, Corinne, Jocelyne et Léa. Toutes ont rédigé leur carnet sauf Nadia, qui en a annoté seulement deux lignes. La séance commence de la même manière que la séance V: Nadia annonce qu'elle «n'a pas fait ses devoirs». De quel type de médiateur est-il question dans cette annonce? Est-ce d'un «carnet pas fait», non restitué ou encore autre chose? Une analyse détaillée du tour de Nadia montre qu'elle a apporté un carnet mais avec seulement deux lignes annotées. Avec l'aide des thérapeutes et des autres participantes, elle va faire récit plusieurs fois d'un même événement en le développant. Je présente les résultats de la séance VI de manière détaillée en montrant quel est l'effet de cette annonce sur l'organisation globale de la séance et sur les tours de chaque participante. Je commence par celui de Nadia.

### 2.2.1. Deux lignes écrites dans un carnet comme embrayeur pour faire récit

De quoi est-il question quand Nadia annonce au début de son tour qu'elle n'a «pas fait ses devoirs»? Le premier élément qui ressort est qu'il y a plusieurs versions du même événement développées à partir de ce qui est annoté dans le carnet. Pour le montrer, je présente d'abord ce qui est écrit dans le carnet, puis les reprises successives de l'événement par les thérapeutes et les participantes pendant la séance.

Voici comment se présente la première page du carnet de Nadia en reproduisant les contenus annotés mais sans en respecter les dimensions puisqu'il s'agit d'une page de format A4:

*Tableau 1.* Première page du carnet alimentaire de Nadia, séance VI.

| Heures | Aliments, boissons | Quantité | Rapidité Aliment. | Faim av. manger | Lieu, contexte | Situation (assis, debout...) | Émotions | L. V. |
|--------|--------------------|----------|-------------------|-----------------|----------------|------------------------------|----------|-------|
| 6h | Café au lait | 1 | 7 | 7 | Cuisine | debout | stress du début de la journée! | |
| 7h | 1 pain au raisin | 1 | 2 | 2 | couloir bureau | debout | je n'ai pas la clef, alors j'attends dehors | |

Deux lignes sont donc remplies. Il convient de noter que dans la colonne «Emotions» sont écrites deux remarques mais ce ne sont pas des émotions (sauf peut-être la mention du stress). Pendant la séance, comment Nadia rapporte-t-elle ce qu'elle a annoté dans son carnet? Je présente les trois premières versions en en montrant l'évolution.

## a) *Première version*

L'annonce au sujet «des devoirs pas faits» a lieu pendant les premières secondes de la thérapie lors de la mise en route:

**Extrait 9. VI. Mise en route, 0'00'59-0'01'44.**

1. Nadia: ah autre chose, je me braque, je n'ai pas fait mes devoirs,
2. *rire*
3. Nadia: j'ai mon carnet là
4. Médecin: ah c'est pour ça
5. *rires*
6. Nadia: ah je n'avais pas pensé à ça, tiens, il est exactement dans la même position que la semaine passée, (sort carnet du sac) j'ai écrit lundi je crois, non, j'ai écrit- je ne sais plus ce que j'ai écrit (ouvre carnet) qu'est-ce que j'ai écrit' (regarde carnet) j'ai écrit lundi c'est tout ce que j'ai écrit, point, (ferme carnet) puis j'étais tellement déçue que je n'ai plus réécrit, parce que j'ai dû attendre dehors, c'était au travail, (remet carnet dans le sac)
7. Psychiatre: attendez=
8. Médecin: =alors ce que nous pouvons voir c'est les aspects négatifs et les aspects positifs que vous avez remarqués ces dernières semaines

Dans ce premier extrait du tour de Nadia, il apparaît que:

- **Nadia se situe dans une relation asymétrique dans une position de désobéissance.** Cette relation asymétrique est associée ici au monde de l'école par l'utilisation du terme de *devoirs* à la place de carnet (t. 1). Dans cette relation, elle désobéit en n'annotant pas son carnet comme prescrit. Les «devoirs pas faits» sont donc un carnet apporté avec deux lignes manuscrites.
- **L'annonce au sujet des «devoirs pas faits» est utilisée comme embrayeur pour faire récit, à la manière d'un contenant.** Le geste de prendre le carnet, de l'ouvrir, de s'y référer, de le fermer et de le remettre dans son sac épouse le début, le milieu et la fin de son histoire (t. 6). Autrement dit, il y a une correspondance entre la temporalité réelle des manipulations du carnet et celle de l'histoire racontée.
- **L'histoire a pour thème une activité empêchée au sens de Clot** (1999), c'est-à-dire qu'elle est centrée sur les raisons pour lesquelles Nadia a arrêté de l'annoter *(j'ai dû attendre dehors, t. 6)*. Celle-ci rapporte une première émotion *(déçue, t. 6)*.

- **Les thérapeutes changent de thème.** La psychiatre intervient en disant *«attendez»* (t. 7) et le médecin propose un changement de thème avec une nouvelle relance (t. 9).

Dans la suite, la relance du médecin (extrait 9, t. 8) inaugure le début du corps de la séance et la première sous-séquence, *aspects positifs et négatifs* (0'01'34-1'06'09) avec le tour de Nadia (0'01'34-24'59). De manière résumée, dans celui-ci, Nadia fait récit d'un événement où elle a mangé une barre de chocolat avec plaisir et sans culpabilité). C'est à la fin du tour de Nadia que les thérapeutes reviennent sur le thème du carnet en lui demandant pourquoi elle n'a pas annoté son carnet. Cette relance sert d'embrayeur pour une deuxième version de l'événement mentionné plus haut.

*b) Deuxième version*

**Extrait 10. VI. Corps de la séance, aspects positifs et négatifs, tour de Nadia, 0'04'32-5'10**

1. Psychiatre : qu'est-ce que vous avez mis'
2. Nadia: (sort carnet du sac) c'était pas terrible hein' (ouvre carnet) c'est- je suis arrivée au travail, (carnet ouvert) alors déjà à six heures du matin, j'ai pris mon café au lait en quatrième vitesse debout, et puis j'ai marqué + c'est le stress du début de la journée, mais vraiment c'est, c'est, ça démarre en force, à sept heures je suis au travail, et puis heu + là c'était le jour où il a tellement neigé, alors on ne m'a pas donné de clé pour pouvoir ouvrir le bureau, je suis vachement frustrée d'être traitée moins qu'une stagiaire, et ben j'ai été m'acheter un pain au raisin que j'ai mangé en quatrième vitesse, et puis que ce n'était pas bon,
3. Psychiatre: mhm
4. Nadia: et puis là je mets je n'ai pas la clef alors j'attends dehors' (rire) c'est frustrant, (ferme carnet) j'étais fâchée,

Dans cette deuxième version, il ressort que:

- **Le carnet est utilisé comme embrayeur pour faire récit avec une variation thématique.** Suite à la relance de la psychiatre «qu'avez-vous mis?» (t. 1), Nadia fait à nouveau récit mais cette fois-ci elle évoque l'événement rapporté dans le carnet, et non les motifs qui l'ont conduite à renoncer à écrire. Il y a donc un glissement thématique entre la première et la deuxième version.

– **Le carnet est embrayeur sur le comportement alimentaire mais sur une crise.** Les contenus annotés dans le carnet sont utilisés comme référents spatio-temporels. La patiente va donner des informations sur le contexte (le lieu, l'heure, la météo, le stress du début de la journée, t. 2), expliquer quel est l'événement (être devant la porte du travail, ne pas avoir de clef et manger un pain au raisin, t. 2) et mettre en mots de premières émotions associées à l'événement *(frustrée d'être traitée moins qu'une stagiaire,* t. 2; *frustrant,* t. 4; *fâchée,* t. 4).*

Suite à ce développement de l'événement, psychiatre et médecin proposent une première interprétation en faisant une prescription (aller réclamer une clef chez le chef du personnel, 5'11-5'19) et une explication (elle n'a pas eu la possibilité d'éliminer le stress, l'a comprimé et a compensé par la nourriture, 5'20-6'23). À la lumière des éclaircissements apportés par les thérapeutes, Nadia fait à nouveau récit de l'événement en en proposant un nouveau développement. Je présente seulement la première partie de celui-ci car il dure dans son intégralité plus de deux minutes.

## c) *Troisième version*

**Extrait 11. VI. Corps de la séance, aspects postivifs et négatif, tour de Nadia, 0'06'24-0'08'54**

1.  Nadia: ouais, quand je suis arrivée à la boulangerie, j'avais envie de quelque chose de GROS,
2.  Corinne: ah ouais'
3.  Nadia: alors que je n'aime pas les pains aux raisins, mais c'est gros,
4.  Psychiatre: xxxx
5.  Nadia: ouais, mais c'était gros, mais ce n'est pas très bon + ce n'est pas mon truc, moi j'aime mieux, si je m'étais vraiment écoutée il y avait des sandwiches au jambon qui me faisaient coucou, mais ils étaient trop petits, il fallait quelque chose de gros, mais ce n'était pas super bon, ça m'a fait penser après, et comme on dit en italien xxx, ça m'a coupé la chique, et puis j'ai laissé un jour et puis deux jours, et puis tout d'un coup, c'est au travail ça ne va vraiment pas,
6.  Psychiatre: mhm
7.  Nadia: ça m'agace, mais je ne pense même pas à manger au travail, en fait ça m'agace mais je ne dors pas, j'ai des cauchemars, ça fonctionne la mémoire,

c'est l'horreur, c'est l'horreur, je vis ça pouf' pourtant le travail il est joli à faire, ce n'est pas moche, (…) (elle évoque ses deux collègues qu'elle qualifie de «têtes à claques» et parle de son rapport difficile avec elles).

Dans cette troisième version, il est intéressant de relever que:

- **Le carnet n'est plus utilisé pour *faire récit*.**
- **La narration est focalisée dans un premier temps sur un épisode de fringale.** Nadia raconte comment s'est passé le moment où elle a été s'acheter un pain aux raisins et les sensations associées (t. 1-5).
- **La narration décolle dans un deuxième temps sur ses difficultés dans son nouveau travail.** Elle met en lien (avec le marqueur de liaison, *et puis*, t. 4) l'épisode de sa fringale avec les difficultés rencontrées à son travail.
- **Elle met en mot ses émotions** *(ça m'agace*, t. 7; *j'ai des cauchemars, c'est l'horreur*, t. 7).

Dans cette troisième version, trois éléments apparaissent: il y a la mise en lien entre deux événements, l'élargissement de la problématique de la crise alimentaire aux problèmes professionnels et l'élaboration d'émotions liées à la situation évoquée.

Ainsi, entre la première et la troisième version, Nadia passe (avec l'aide des thérapeutes):

- de la narration d'une première impasse dans laquelle elle s'est trouvée (l'arrêt de l'annotation du carnet suite à une déception);
- à la narration d'une seconde impasse (l'épisode de la fringale) en y associant des émotions;
- à celle dans laquelle elle sort du registre alimentaire, relie l'épisode de la fringale avec ce qui la tracasse dans sa vie et met des mots sur ce qu'elle ressent.

Cette participante était donc doublement dans l'impasse: dans le registre de la crise alimentaire et, dans celui-ci, dans l'incapacité de mettre des mots sur ses sensations. Pendant la séance, Nadia est amenée à revenir sur ce qui l'a empêchée d'écrire, mais aussi sur un épisode de fringale. Les deux lignes écrites ont donc été utilisées pendant

la séance comme une trace de l'activité empêchée. Suite à leur reprise, elle sort doublement de ses impasses internes et développe plusieurs versions de l'événement douloureux, dans le sens d'un déroulement de ce qui était cristallisé. En conséquence Nadia se développe
elle-même en tant que sujet, c'est-à-dire qu'elle élargit son champ d'expérience grâce à l'élaboration de plusieurs versions successives du
genre faire récit.

Qu'en est-il de la suite de la séance VI? Quel est l'effet de l'annonce de Nadia au sujet des «devoirs pas faits» sur l'organisation globale
de la séance? Je présente celle-ci et examine si le carnet y est utilisé
aux différents niveaux.

### 2.2.2. Le carnet comme désorganisateur

De manière globale, la séance VI est organisée de la manière suivante:

*   **Mise en route** (0'00'00-0'01'33). Les participantes et les thérapeu-
    tes, arrivent, se saluent et prennent place. C'est dans cette séquence
    que Nadia annonce qu'elle n'a pas fait ses devoirs.
*   **Corps de la séance** (0'01'34-1'06'09). Il est composé de deux sous-
    séquences. *II.1. Aspects positifs et négatifs* (0'0'01'34-01'06'09) sous la
    forme de la règle d'interaction «chacune son tour» [(Nadia, 0'01'34-
    0'24'59), Corinne (0'25'00-0'33'16), Jocelyne (0'33'17-0'41'41), Léa
    (00'41'42-1'06'09)] et *II.2. Objectifs* (1'10'10-1'13'15) où thérapeutes
    et participantes fixent des objectifs à atteindre pour la semaine sui-
    vante.
*   **Clôture** (1'10'06-1'13'15). Le médecin se lève, va chercher des
    carnets vierges, revient, puis récolte la pile des carnets annotés.
    Thérapeutes et participantes se saluent et quittent la salle de con-
    sultation.

Le carnet n'est donc pas utilisé au niveau de l'organisation globale de
la séance. Néanmoins, la structure en terme de séquence, sous-
séquences et règles d'interaction reste présente. Qu'en est-il des autres
tours? L'annonce a-t-elle eu un effet sur les autres participantes? Con-
tinuent-elles à utiliser leur carnet? Les carnets sont encore utilisés mais

de manière différenciée, c'est pourquoi je reprends les extraits dans lesquels les carnets sont mentionnés dans chaque tour de la sous-séquence II.1. *aspects positifs et négatifs.*

### 2.2.3. Usage différencié des carnets

L'analyse de l'usage des carnets par chacune des participantes montre que l'annonce réalisée par Nadia au sujet des «devoirs pas faits» a des répercussions différenciées sur chacune des participantes. C'est pour-quoi j'examine l'ensemble des quatre tours (Nadia, Jocelyne, Corinne et Léa) afin de montrer comment les carnets sont utilisés:

– Comme on vient de le montrer, Nadia utilise son carnet comme un embrayeur pour faire récit sur de nouveaux champs de son expé-rience. Elle utilise son carnet, avec seulement deux lignes annotées, comme un embrayeur pour parler d'elle-même. Il y a même un autre extrait dans son tour (0'20'09-0'22'28) où elle l'utilise comme un embrayeur indirect (le négatif dans son carnet comme emblé-matique du négatif dans sa vie).

– Corinne ne consulte pas son carnet pendant toute la séance bien qu'elle l'ait annoté. Le tour (0'25'00-0'33'16) commence avec une relance de la psychiatre lui demandant comment a été sa semaine et elle va faire récit de ses fringales. La relance de la psychiatre a pour sujet la semaine; c'est donc une question ouverte mais l'histoire de Corinne reste focalisée, cristallisée sur le registre de la crise alimen-taire. C'est pendant la séquence de clôture qu'elle sort son car-net de son sac et le remet directement au médecin (1'09'00-1'09'28).

– Jocelyne utilise son carnet comme embrayeur pour faire récit sur son comportement alimentaire. Absente la séance précédente, elle utilise encore son carnet comme support pendant son tour pour faire récit sur son comportement alimentaire. Dans la suite du tour, ses histoires s'ouvrent sur des thèmes de plus en plus larges.

– Léa consulte son carnet avant son tour mais ne le mentionne pas pendant celui-ci. Elle le consulte pendant le tour de Corinne (0'29'05-0'29'50), puis pendant son propre tour, elle fait récit sur ce qu'elle ressent, son sentiment de ne pas avancer et sur le sens de sa présen-ce dans le groupe. Grâce à une relance de la psychiatre, elle met le doigt sur sa difficulté à gérer ses crises et en propose une interprétation.

Les participantes utilisent donc leur carnet de manière différenciée et donc se différencient entre elles: Nadia a désobéi mais utilise son carnet comme embrayeur pour parler d'elle-même et pour mettre en mots ses émotions. Léa et Corinne ne s'y réfèrent pas pendant leur tour, mais la première fait récit sur son expérience subjective, tandis que la seconde reste focalisée sur ses fringales. Quant à Jocelyne, qui obéit, elle continue à utiliser son carnet comme un embrayeur sur son comportement alimentaire.

Ainsi, la reprise par les thérapeutes de l'annonce réalisée par Nadia (début de la séance VI) au sujet des «devoirs pas faits» a permis des développements importants pendant la séance IV qui se révèlent thérapeutiques. Cet acte de désobéissance de la part de Nadia a également eu un effet désorganisateur sur l'ensemble de la séance VI même si les autres participantes ont annoté leur carnet. Quant à l'utilisation des carnets par ces dernières, elle est de plus en plus différenciée, mais globalement les carnets sont de moins en moins utilisés. Ces résultats débouchent sur une conclusion étonnante, voire paradoxale: des «devoirs pas faits», repris en séance, peuvent davantage atteindre les objectifs annoncés de la thérapie – associer les émotions à la prise alimentaire – qu'un carnet annoté qui, lui, peut ne pas être beaucoup utilisé.

## 2.3. La désobéissance se généralise (VII)

Dans la séance VII, les quatre participantes sont présentes. Lors de la séquence de mise en route, la séance commence d'emblée avec une annonce collective:

**Extrait 12. VII. Mise en route, 0'01'00-0'01'10.**

1.  Léa: je n'ai pas fait mon carnet cette semaine,
2.  Corinne: J'ai eu beaucoup de peine aussi, mais j'ai fait,
3.  *rires*
4.  Nadia: alors moi ce n'est PAS que je ne voulais pas le faire,
5.  *rires*

6. Nadia: ce n'est pas ça
7. *rires*
8. Nadia: mais non, c'est ça le pire
9. Jocelyne: alors moi j'ai obéi
10. *rires*

Léa et Nadia n'ont donc «pas fait leur carnet» et Corinne dit l'avoir fait avec peine. Seule Jocelyne est encore dans une logique d'obéissance et annote son carnet pendant la semaine. Quel va être l'effet de cette annonce collective sur l'organisation globale de la séance et sur l'utilisation des carnets pendant les tours? Je reprends d'abord l'organisation globale de la séance puis chacun des tours pour répondre à ces questions.

En ce qui concerne l'organisation globale de la séance VII, voici la division en séquences, sous-séquences et règles d'interactions:

- **Séquence 1. Mise en route** (0'00'00-0'01'52). Les thérapeutes et les participantes arrivent, se saluent, s'installent. Nadia commence par raconter qu'elle a dû être hospitalisée pour subir une opération.
- **Séquence 2. Corps de la séance** (0'01'53-1'12'00). Le corps de la séance se divise en deux sous-séquences: *II.1. Le «carnet n'est pas fait»* (0'01'53-0'35'41) et *II.2. Maigrir et grossir* (0'35'42-1'12'00).
- **Séquence 3. Clôture** (1'12'01-1'15'30). À la fin de la séance, le médecin annonce que les deux prochaines séances seront des séances de relaxation. Il explique les modalités pratiques sur le déroulement du cours. Corinne sort son carnet de son sac. Les thérapeutes prennent les carnets annotés et donnent de nouveaux carnets vierges.

De la présentation de l'organisation globale de la séance VII, il ressort que la première sous-séquence du corps de la séance a pour nom *«le carnet n'est pas fait»*. Celle-ci est structurée selon la règle d'interaction «chacune son tour» [1. Léa (0'01'53-0'10'36), 2. Nadia (0'10'37-0'33'20), 3. Jocelyne (0'33'42-0'35'41)]. Les tours sont alloués les trois fois par l'entremise d'une réplique au sujet du carnet, dont deux fois à propos d'un «carnet pas fait».[5] Le thème du carnet, ou plutôt celui du «carnet

---

5    On peut remarquer que Corinne n'a pas eu son tour.

pas fait», organise donc thématiquement une sous-séquence et distribue les tours.

Comment chaque participante utilise-t-elle son carnet pendant son propre tour? De manière résumée, les analyses montrent que:

- Léa utilise son «carnet pas fait» comme embrayeur indirect pour faire récit sur son rapport à elle-même et à ses tâches;
- Jocelyne utilise son carnet annoté comme embrayeur pour faire récit sur son comportement alimentaire;
- Nadia n'utilise pas son «carnet pas fait». Elle raconte le déroulement de sa semaine sans mention de son carnet.
- Corinne ne raconte pas comment s'est déroulée sa semaine et ne se réfère pas à son carnet bien qu'elle l'ait annoté.

Pour ne pas alourdir la présentation, je présente uniquement, de manière détaillée, le tour de Léa car c'est celui où apparaissent des éléments nouveaux par rapport à l'utilisation du carnet.

**Extrait 13. VI. Corps de la séance, le «carnet n'est pas fait», tour de Léa, 0'01'53-0'02'13.**

1. Médecin: vous, vous n'avez pas oublié'
2. Léa: non j'y pensais tout le temps, c'est ça qui est terrible, du matin au soir, aujourd'hui je vais le faire, je vais le faire, je refaisais dans la tête ce que j'avais mangé le jour avant pour encore me rappeler
3. Corinne: ouais ouais
4. Léa: pour quand j'allais le remplir et puis ça arrivait à dimanche soir, oh non je sais plus'
5. Médecin: mais le but ce n'était pas ça, c'était le contraire,
6. Léa: mais c'était aussi, là, je regardais mes deux cents livres de cuisines, et puis je n'ai pas eu UNE IDEE, RIEN, RIEN + je ne sais pas, c'est c'est je ne sais pas si c'est une dépression, ça- un burn out, je ne sais pas comment ça se dit en français ou un' + je n'arrive à rien faire, je suis complètement + je suis sur un xx=
7. Médecin: =et puis vous avez mangé comment'=
8. Léa: =que j'ai un syndrome de fatigue chronique,
9. Corinne: c'est ce que j'ai fait pendant une année, rien moi c'est [une année, vous c'est une semaine]
10. Léa: [J'ARRIVE PAS A FAIRE] QUOI QUE CE SOIT, RIEN + oui + j'arrive à promener les chiens etcetera les sortir, aller au boulot, tout ce qu'il FAUT absolument + mais le reste, je n'arrive pas à me motiver, je ne sais pas si c'est le temps

Plusieurs éléments sont intéressants à relever dans ce début de tour de Léa:

– **Une relance au sujet du carnet mentionné à la forme négative lui alloue le tour.** Le carnet est utilisé par le médecin pour donner le premier tour à Léa avec une relance au sujet du «carnet pas oublié» (t. 1).
– **La nature de la contrainte exercée par le carnet s'est transformée.** Bien qu'elle n'ait «pas fait son carnet», Léa y pense tout le temps *(j'y pensais tout le temps,* t. 2; *du matin au soir,* t. 2; *je refaisais dans la tête,* t. 2)*.* Le carnet «pas fait» occupe une place importante dans les pensées de Léa. Il est annoté mentalement.
– **Le «carnet pas oublié» est utilisé comme embrayeur indirect pour faire récit sur son rapport à soi et à ses tâches.** La difficulté à annoter le carnet (t. 2 et 4) est associée (marqueur de liaison *«aussi»* t. 6) à la difficulté à faire ses tâches quotidiennes (t. 6-10). Dans l'histoire rapportée, le champ d'expérience s'élargit. L'histoire n'a plus pour thème le comportement alimentaire décrit de manière objectivée mais l'expérience subjective de Léa. Celle-ci s'interroge sur elle-même, autrement dit, elle se prend elle-même comme objet d'investigation *(je ne sais pas si c'est une dépression, ça-un burn out,* t. 6; *je ne sais pas si c'est le temps,* t. 10)*.*
– **Le médecin essaie de recadrer l'histoire sur le comportement alimentaire** *(et puis vous avez mangé comment',* t. 7)*,* mais Léa continue à évoquer ses sensations *(syndrome de fatigue chronique,* t. 8)*.* Dans la suite du tour, Léa continue à faire récit de ce qui se passe en elle-même.

Le carnet formulé à la forme négative est donc encore utilisé par Léa. Il s'agit d'un «carnet pas oublié», c'est-à-dire dont la contrainte a été intériorisée. Celui-ci est utilisé comme un embrayeur indirect pour faire récit sur ce qu'elle ressent. Ce faisant, elle prend de la distance par rapport à elle-même et peut mettre le doigt sur une partie d'elle-même dans laquelle elle s'est «engluée».

En bref, l'analyse de l'utilisation des carnets pendant les séances V, VI et VII montre que lorsqu'il est question du carnet, il s'agit:

- d'un médiateur pris dans une relation asymétrique thérapeute/participantes dans laquelle les participantes désobéissent à l'injonction d'annoter le carnet;
- d'un carnet, désigné à la forme négative («pas fait», «non restitué», «devoirs pas fait», «pas oublié»), par différentes expressions qui ne sont pas équivalentes.
- d'un carnet formulé à la forme négative utilisé comme un embrayeur indirect pour faire récit sur son rapport à soi, aux autres et au carnet.
- d'un médiateur dont la contrainte a été intériorisée;
- désorganisateur au niveau de l'organisation globale de la séance.

Il y a donc une transformation structurelle et fonctionnelle au cœur de la médiation réalisée grâce au support du carnet. La prise de distance par rapport au carnet permet aux participantes de développer une attitude réflexive par rapport à elles-mêmes, à leurs propres sensations, émotions ainsi qu'à leurs actions. L'utilisation du carnet en tant qu'embrayeur indirect est créateur d'espace. Il leur permet de décoller du registre de la crise et de s'ouvrir à de nouveaux champs d'expérience. Le carnet marqué à la forme négative devient donc ce que j'ai nommé un *médiateur négatif* entre inter- et intrapsychologique.

Après cette phase de transition (séances V, VI et VII) les carnets sont-ils encore annotés et utilisés au cours du dernier tiers de la thérapie? Il ressort des analyses que les séances X, XI et XII et XIII sont très importantes car au cours de celles-ci les participantes expriment les changements qu'elles expérimentent. Toutefois, les carnets ne sont plus utilisés sauf de manière ponctuelle. C'est pourquoi, je présente ces derniers résultats de manière très synthétique.

# 3. Les carnets ne sont plus des médiateurs (X, XI, XII et XIII)

La séance X a lieu après deux séances de relaxation. Les participantes présentes évoquent comment elles sont entrées dans une nouvelle compréhension de leur rapport à l'alimentation. Quant aux séances XI et XII, elles sont des séances de bilan. La XIII est une séance de suivi. Les analyses réalisées mettent en évidence qu'à partir de la séance X, les carnets ne sont plus utilisés comme médiateurs dans les interactions entre thérapeutes et participantes, ni au niveau de l'organisation globale, ni au niveau des genres à quelques exceptions près:

– À la séance X, trois participantes (Léa, Corinne et Jocelyne) sont présentes. Léa et Jocelyne racontent comment elles sont sorties de leur impasse en réussissant à changer leurs habitudes alimentaires. Par contre, Corinne rapporte qu'elle n'a pas eu de «déclic» contrairement aux deux autres. En ce qui concerne les carnets, aucune ne l'a annoté à l'exception de Jocelyne. Les carnets ne sont plus utilisés ni au niveau de l'organisation globale de la séance, ni au niveau des genres, sauf une fois par la psychiatre pour recadrer une discussion délicate.

– À la séance XI, les quatre participantes sont présentes. Les thérapeutes proposent aux participantes de raconter quels sont les changements qu'elles ont constatés depuis le début de la thérapie et de donner leur avis sur ce traitement. En ce qui concerne les carnets, aucune des participantes n'a annoté complètement son carnet à l'exception de Jocelyne. Pendant les interactions, les carnets ne sont utilisés ni au niveau de l'organisation globale, ni à celui des genres (à l'exception de Jocelyne qui consulte son carnet avant son tour). Au moment de fixer les objectifs pour la séance suivante, le médecin demande expressément aux participantes d'annoter une dernière fois les carnets afin de pouvoir comparer les changements entre le premier et le dernier carnet de la thérapie.

– À la séance XII, Jocelyne, Corinne et Léa sont présentes. Au niveau thématique, thérapeutes et participantes abordent le déroulement de la semaine de chacune, les changements constatés depuis le début de la thérapie, leur avis sur cette thérapie et la différence entre leurs attentes et les résultats. En dernier lieu les thérapeutes closent la thérapie et proposent une séance de suivi qui aura lieu trois mois plus tard. En ce qui concerne les carnets, ils ont tous été annotés pour la dernière fois comme demandé. Néanmoins ils ne sont pas utilisés au niveau de l'organisation globale de la séance, ni comme embrayeur pour faire récit.

– À la séance XIII, seules Corinne et Léa sont présentes. Elles racontent comment elles se sentent. Les thérapeutes donnent également des nouvelles des deux autres absentes et closent la thérapie. Les carnets n'ont pas du tout été utilisés, ni mentionnés pendant cette séance.

Il ressort que lors des dernières séances, les carnets ne sont plus utilisés pendant les interactions sauf de manière ponctuelle. Ils ne sont donc plus utilisés en tant que médiateur. Néanmoins, ces séances sont importantes par rapport à leur contenu au niveau thérapeutique. Les carnets ne sont-ils plus nécessaires?

# Conclusion

Les analyses réalisées dans ce chapitre montrent que le carnet alimentaire a le rôle d'un médiateur sémiotique qui se situe d'une part entre les participantes et leur comportement alimentaire, d'autre part entre elles-mêmes et les autres interactant-e-s. Au fil des séances, le rôle de ce médiateur se modifie dialectiquement d'un point de vue structurel et fonctionnel. Quatre phases peuvent être distinguées:

– **Phase introductive** (séance I). Les participantes reçoivent leur premier carnet alimentaire avec des consignes pour l'annoter.
– **Phase d'adhésion** (séances II, III, IV). Quand les thérapeutes et les participantes font référence aux carnets, ils se réfèrent à des carnets annotés, matériellement présents. Ceux-ci sont utilisés comme des

*médiateurs polyfonctionnels*, organisateurs au niveau de l'organisation globale de la séance et embrayeurs pour faire récit sur le comportement alimentaire. Tant les thérapeutes que les participantes utilisent ce médiateur de manière subtile. La référence à celui-ci peut être comprise «au pied de la lettre» et renvoyer au carnet en tant que tel ou au comportement alimentaire ou encore aux deux à la fois. Thérapeutes et patientes passent de la référence au carnet à celle du comportement alimentaire et vice-versa. Il y a une ambiguïté référentielle, mais à aucun moment thérapeutes et patientes ne demandent des éclaircissements. Il y a donc possibilité de choix, de création et de jeu dans le cours de l'activité médiatisée par le carnet.

– **Phase de négation** (séances V, VI, VII). Le carnet en tant que médiateur se transforme de manière fonctionnelle et structurelle. Les carnets sont en partie annotés, parfois encore matériellement manipulés et les participantes y font référence à la forme négative. Dans ces formulations, il y a une gradation du «carnet pas fait» au carnet «non restitué» ou du «carnet pas fait» au «carnet pas oublié» dont les contenus sont gardés en mémoire, et non plus écrits sur les pages du support matériel. Dans ce processus de négation de la négation – pour reprendre une expression de Sève – la prise de distance avec l'annotation du carnet permet le développement d'un rapport réflexif avec le carnet et avec soi. Le carnet est utilisé par les participantes comme un embrayeur indirect pour parler d'elles-mêmes et de ce qu'elles ressentent, pour mettre en rapport leur difficulté à annoter le carnet avec les difficultés qu'elles rencontrent dans leur quotidien. Le carnet prend donc la fonction de *médiateur négatif.*

– **Phase de relaxation** (séances VIII et IX). Quant aux séances VIII et IX, elles sont des temps de relaxation. C'est une intervenante extérieure qui a conduit les exercices de détentes et les carnets n'ont pas été utilisés.

– **Phase de déclics** (séances X, XI et XII). Pour finir, les carnets sont peu annotés et même quand ils le sont, ils sont très peu utilisés. La séance XIII est une séance de suivi pendant laquelle les carnets ne sont pas du tout utilisés. Il ressort néanmoins que le contenu de ces séances est très important d'un point de vue thérapeutique.

# III. Se raconter pour sortir de l'impasse

*Ce que la sédimentation a contracté,*
*le récit peut le redéployer*

Paul Ricœur, Soi-même comme un autre

Les résultats présentés dans le chapitre précédent ont montré que, pendant les séances de thérapie, le carnet alimentaire est utilisé comme un médiateur par les thérapeutes et les participantes. En particulier, le carnet est utilisé comme en embrayeur pour faire récit. Toutefois, les extraits analysés étaient ceux dans lesquels il y avait une référence aux carnets ou une manipulation de ceux-ci. Il n'est donc pas possible de savoir si le genre faire récit est central sur l'ensemble de la thérapie, ni de comprendre comment ce genre est utilisé à des fins thérapeutiques et encore moins de visualiser les transformations sur l'ensemble de ceux-ci tout au long de la thérapie. Les objectifs de ce chapitre sont donc d'examiner:

- si le genre faire récit est central sur l'ensemble de la thérapie;
- comment le genre faire récit est utilisé, conjointement avec le carnet, par les thérapeutes et les participantes en tant qu'*opérateur psychologique*, c'est-à-dire pour avoir une action orientée vers le sujet;
- comment le genre faire récit se transforme au cours des différentes phases du processus de transformation de l'usage des carnets mis en évidence au chapitre précédent.

Pour répondre à ces objectifs, les analyses sont présentées en trois temps. Dans le premier, je présenterai le calcul de la fréquence relative de chaque genre sur l'ensemble de la thérapie afin d'examiner si l'activité médiatisée par le genre faire récit est l'activité principale. Dans le deuxième, je montrerai comment les contraintes propres à l'élaboration du genre faire récit sont utilisées par les thérapeutes et les participantes pour en faire un opérateur psychologique.

Dans le dernier, les analyses présentées visent à mettre en évidence des changements au sein même de l'activité de narration au cours des différentes étapes du processus de transformation de l'usage du carnet. Dans ce but, j'examinerai si, au niveau des histoires racontées, il y a des variations thématiques dans l'activité de narration tout au long de la thérapie. Cette analyse fera émerger les spécificités des histoires réalisées par des femmes souffrant de troubles alimentaires: ces histoires ont une forme que je qualifierai de *canonique*. Je montrerai également comment cette trame narrative spécifique se transforme dans le cours de l'activité médiatisée par le genre faire récit.

Pour réaliser ces analyses, je prendrai appui sur la théorie narrative élaborée par Paul Ricœur (1983). Pour rappel, ce philosophe postule que *«raconter c'est dire qui fait quoi, pourquoi et comment en étalant dans le temps la connexion entre ces points de vue»* (Ricœur, 1990, p. 176). La mise en intrigue narrative permet d'instaurer de la concordance dans l'expérience temporelle humaine marquée par la discordance. Plus précisément, l'activité de narration permet de faire jouer de manière dialectique la discordance et la concordance et d'opérer des renversements de l'un à l'autre.

Selon ce philosophe, la narration permet de rendre son mouvement aux formes sédimentées du caractère. Pour l'expliquer, rappelons qu'il distingue d'une part la notion d'*identité personnelle* et celle d'*identité narrative,* c'est-à-dire l'identité du personnage dans le récit. Il y a deux formes de permanence, polairement opposées, que nous disons être de nous-même: *le caractère* et le *maintien de soi.* La polarité entre ces deux modèles de permanence de la personne résulte de ce que la permanence du caractère exprime le recouvrement quasi complet de l'une par l'autre de la problématique de l'*idem* et de l'*ipse.* Tandis que la fidélité à soi dans la fidélité à la parole donnée marque l'écart extrême entre la permanence de soi et celle du même. L'identité narrative intervient dans la constitution de l'identité personnelle en opérant une médiation spécifique entre le pôle du caractère, où *ipse* et *idem* tendent à coïncider et le pôle du maintien de soi, où l'*ipséité* s'affranchit de la *mêmeté.* Comme l'identité narrative est mise en intrigue, tout comme l'est l'action racontée dans le récit, il en résulte qu'elle permet de faire travailler de manière dialectique les pôles de l'*ipse* et de l'*idem* de l'identité.

# 1. L'activité principale est médiatisée par le genre faire récit

Quelle est la place du genre faire récit dans les interactions entre thé-rapeutes et participantes? Est-il utilisé ponctuellement pendant les séan-ces ou est-ce un genre central sur l'ensemble de la thérapie? Pour répondre à cette question, chacune des treize séances, à l'exception de celles de relaxation, a été codée en *genres – se saluer, gérer l'activité du groupe,* faire récit, *décrire, expliquer, prescrire, échanger des points de vue* et *inclassable* – selon les définitions et les critères énoncés au chapitre I. Comme la durée de chaque séance est variable, la fréquence des genres à chaque séance a été convertie en pourcentage et arrondie à l'unité 1.[1] Pour finir, j'ai calculé la fréquence relative de chaque genre, en moyenne, sur l'ensemble de la thérapie. Comme ce type de calcul ne permet pas d'examiner si la fréquence relative de chaque genre est proportionnel-lement comparable d'une séance à l'autre, je donne également entre parenthèse la fréquence absolue de chaque genre sur l'ensemble de la thérapie, ainsi que l'écart type de la différence entre les fréquences relatives de chaque genre à chaque séance.

*Graphique 1.* Fréquence relative de chaque genre sur l'ensemble de la thérapie.

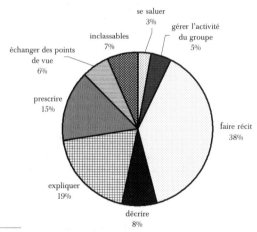

---

1     Tous les tableaux bruts de données figurent dans l'annexe III, p. 251.

En examinant la fréquence relative des genres sur l'ensemble des séances (graphique 1), il apparaît que le genre *faire récit* représente le 38% (n = 375; σ = 9.5), *expliquer* le 19% (n = 186; σ = 7.1), *prescrire* le 15% (n = 146; σ = 4.2), *décrire* le 8% (n = 75; σ = 4.9), *échanger des points de vue* le 6% (n = 57; σ = 3.6), *gérer l'activité du groupe* 5% (n = 44; σ = 2.5), *se saluer* 3% (n = 27; σ = 0.9) et les échanges *inclassables*, le 7% (n = 65; σ = 4.7). L'activité médiatisée par le genre faire récit est donc l'activité principale sur l'ensemble de la thérapie.[2]

Le genre faire récit est donc quantitativement le plus important, mais cela ne permet pas encore de comprendre ce qui fait la force de ce genre en tant qu'opérateur psychologique dans un contexte thérapeutique, c'est-à-dire comment le genre faire récit est construit et utilisé par les thérapeutes et les participantes pour avoir une action orientée vers le sujet.

## 2. Faire récit: une activité située et distribuée

Comment le genre faire récit, en tant que médiateur, est-il utilisé pour avoir une action orientée vers le sujet? Pour répondre à cette question, je prendrai d'abord un exemple relativement simple, puis un second, plus complexe d'un point de vue interactif, dans lequel le carnet est également utilisé.

---

2    Il convient de relever, mais sans le développer car cela m'éloignerait de la question du développement de la conscience de soi chez les participantes, que les genres sont utilisés selon une logique séquentielle pendant les interactions, ils ne sont pas indépendants les uns des autres. Le genre faire récit commence presque toujours le corps de la séance et organise les interactions pendant les tours. C'est à partir de ce qui est rapporté dans l'activité de narration, que les thérapeutes proposent ensuite des explications et des changements (pour le détail des codages, voir Cavaleri Pendino, 2007, pp. 243-253).

## 2.1. Le soutien des autres pour se raconter

Pour comprendre ce qui fait la force thérapeutique du genre faire récit, j'examine comment ce genre se construit aux niveaux du contenu narratif et de la séquence interactionnelle. Dans cet extrait situé à la fin de la séance II, Nadia raconte son expérience de régimes dans son enfance:

**Extrait 1. II. Corps de la séance, la colonne «Emotions», tour de Nadia, 1'27'10-1'27'40.**

1. Psychiatre: =vous dites d'un côté vous dites ça et d'un autre côté est-ce que les légumes ont du goût' je ne sais pas=
2. Nadia: =c'est-à-dire il y a trop de choses qu'on m'a mises, quand j'étais petite qu'on m'a mises, ce que j'avais dans l'assiette, c'était autorisé, mais je ne pouvais pas prendre plus ni moins ni rien=
3. Psychiatre: =mhm=
4. Nadia: =d'autre, alors forcément on avait dit à ma maman, un blanc de poulet tout triste comme ça, il avait même l'air anémique ce pauvre animal, grillé et puis un légume horrible, je veux dire à l'eau, et puis TOUS LES AUTRES ils avaient autre chose,=
5. Jocelyne: =oui=
6. Nadia: alors que forcément que le AUTRE chose, même si c'était un légume, ma maman elle mettait la noisette de beurre,
7. Psychiatre: mhm
8. Jocelyne: ouais
9. Nadia: ou bien je ne sais pas quoi dedans,
10. Jocelyne: mhm parce que nous on ne devait manger que ça=
11. Nadia: =voilà=
12. Jocelyne: =et puis les autres on voyait =
13. Nadia: =moi à 7 ANS je savais ce que ça voulait dire un régime,

Pour rappel, dans l'activité médiatisée, par le genre faire récit, peuvent être distingués d'une part *l'histoire* racontée en tant que contenu narratif, c'est-à-dire ce que rapporte Nadia de son expérience des régimes à l'âge de sept ans; d'autre part *le pattern interactif*, c'est-à-dire le processus de narrer dans la dynamique interactionnelle entre thérapeutes et participantes. Pour comprendre ce qui fait l'efficacité de ce genre, j'examine chacun de ces deux aspects de manière détaillée.

En ce qui concerne l'histoire, plusieurs éléments peuvent être mis
en évidence:

– **des actants**, c'est-à-dire le «qui» de l'action ou en d'autres termes
  les personnages. Il y a d'une part Nadia qui se met en scène en tant
  qu'actante principale, héroïne de l'événement rapporté en narrant
  à la première personne du singulier (*je*, t. 2 et t. 13). En se nommant à la première personne, Nadia se met au cœur de l'événement rapporté et peuple l'univers diégétique de l'histoire avec
  d'autres actant-e-s (*ma mère*, t. 4 et t. 6; *tous les autres*, t. 4) auxquels
  elle confronte le personnage qu'elle incarne.[3]
– **Un cadre spatio-temporel.** Nadia met «je», actant principal de
  l'histoire dans un cadre spatio-temporel (marqueur de temporalité
  *quand j'étais petite*, t. 2, et marqueur spatial *dans l'assiette*, t. 2).
– **Une opération de mise en intrigue.** En faisant récit, Nadia donne
  un premier état initial de l'événement, un nœud (t. 2), et un dénouement, ici sous la forme d'une évaluation de la situation (t. 4 et
  t. 13).
– **Une évaluation de l'événement rapporté.** En racontant son
  histoire, Nadia est amenée à donner du sens à sa mise au régime
  forcée à l'âge de sept ans. Elle opère une catégorisation des aliments en opposant les aliments qu'elle devait consommer et ceux
  consommés par les autres membres de la famille (*tous les autres*,
  t. 4). Elle connote négativement les premiers (*un blanc de poulet tout
  triste, il avait même l'air anémique ce pauvre animal*, t. 4; *un légume
  horrible*, t. 4) et positivement les seconds (*alors que forcément que le
  autre chose, même si c'était un légume, ma maman elle mettait la noisette
  de beurre*, t. 6).

Dans l'extrait analysé, il ressort qu'il y a des règles implicites dans
l'élaboration d'une histoire. Dans celle racontée par Nadia, elle se met
elle-même en scène en tant qu'actante dans un cadre spatio-temporel
et raconte un problème (le nœud de l'histoire) et l'évalue (le dénouement de l'histoire). Ces différents éléments composant l'histoire sont

---

3    En narratologie, la *diégèse* ou l'*univers diégétique* correspond au monde tel qu'il est
     représenté dans l'histoire (Adam & Revaz, 1996).

interdépendants. En se mettant au centre de l'événement rapporté, il y a une focalisation sur soi en tant que sujet. Et comme le «qui» de l'histoire est tributaire de l'action, il y a mise en intrigue du soi au travers de l'activité médiatisée par le genre faire récit. Faire récit permet donc à Nadia de se mettre au centre de son expérience, de mettre son propre personnage en action et de donner un sens subjectif à un événement vécu.

Pour réaliser une opération cognitivement aussi complexe, Nadia n'est pas seule. Pour narrer l'histoire à la première personne et prendre le rôle de soliste, elle est soutenue par le groupe thérapeutique. La psychiatre et Jocelyne sont également intervenues chacune avec un rôle spécifique dans le processus de narration:

- **comme aiguilleur.** La psychiatre, t. 1, relève une contradiction entre deux affirmations faites par Nadia en amont de l'extrait cité, ce faisant son intervention déclenche l'histoire et focalise du même coup l'attention de Nadia sur elle-même et sur une de ses contradictions internes;
- **comme récepteurs** de l'histoire. Deux types de récepteurs peuvent être distingués. Il y a d'une part les relances phatiques de la thérapeute (*mhm*, t. 3 et 7) et d'autre part les interventions de Jocelyne soulignant la similitude entre son expérience propre et celle de Nadia (*oui*, t. 5, *ouais*, t. 8; *mhm parce ce que nous on ne devait manger que ça*, t. 10; *et puis les autres on voyait*, t. 12). De manière subtile, par les interventions de Jocelyne, il y a le passage d'une histoire personnelle (celle de Nadia) à une histoire collective («nous» opposé «aux autres»).

Cette analyse montre que l'activité médiatisée par le genre faire récit est dialogique. Elle est le fruit d'une opération collective dans laquelle chaque interactant-e a un rôle différencié (aiguilleur, soliste, récepteur). Ces fonctions d'aiguilleur et de récepteur sont des formes d'étayage au sens de Wood, Bruner et Ross (1976), qui peuvent prendre des formes différenciées. Les relances de la thérapeute focalisent l'attention de la participante sur elle-même et conduisent celle-ci à se raconter à la première personne et à opérer une mise en intrigue de l'identité narrative du personnage qu'elle incarne. Quant aux relances de Jocelyne, elles visent à soutenir Nadia dans sa narration. Jocelyne souligne les similitudes avec sa propre expérience et la transforme en une expérience groupale. Elle relie Nadia et elle-même à la catégorie des femmes ayant vécu des expériences similaires.

Après avoir montré comment les thérapeutes utilisent le genre faire récit pour focaliser l'attention sur une des participantes, amenant cette dernière à prendre le rôle de soliste dans l'activité de narration et à se mettre en scène en tant qu'actante dans sa propre histoire, on peut se demander si ce résultat est généralisable à l'ensemble de l'activité médiatisée par le genre faire récit sur toute la thérapie. Pour répondre à cette question, deux décomptes ont été réalisés: le premier est celui de la fréquence à laquelle une des participantes ou un des thérapeutes tient le rôle de soliste et le second est celui – à partir du premier résultat – de la fréquence absolue à laquelle une des participantes se met en scène en tant qu'actante dans l'histoire.

Sur l'ensemble de la thérapie, les participantes ont le rôle de soliste dans le 98% des extraits de faire récit. Les thérapeutes prennent exceptionnellement ce rôle (2%). De manière détaillée sur la somme totale des 375 extraits de faire récit, il y en a 370 où une participante a le rôle de soliste (Nadia, 95; Corinne, 112; Léa, 90; Jocelyne, 68; et Christine, 5[4]) et 5 où un des thérapeutes (psychiatre, 3; médecin, 2) a ce rôle (tableau 1).

*Tableau 1.* Fréquence absolue du rôle de soliste dans les extraits de faire récit par personne sur treize séances.

| Soliste/ Personne | Nadia | Corinne | Léa | Jocelyne | Christine | Psychiatre | Médecin | Total |
|---|---|---|---|---|---|---|---|---|
| | 95 | 112 | 90 | 68 | 5 | 3 | 2 | 375 |

La fréquence des histoires narrées à la première personne par les participantes est de 362 sur 370, c'est-à-dire le 98%. Ainsi, dans la grande majorité des activités de narration, les participantes tiennent le rôle de soliste et se mettent elles-mêmes en scène dans leur propre his-

[4] La raison du faible résultat de Christine est qu'elle est venue seulement aux deux premières séances et a arrêté ensuite la thérapie.

toire. Tout au long du processus thérapeutique, il y a donc une constante focalisation sur chaque participante en tant que sujet. C'est sur celle-ci qu'opérera le genre faire récit en tant qu'opérateur psychologique.

À partir de ces nouvelles clefs de compréhension du genre faire récit en tant qu'opérateur psychologique, est-il possible de reprendre une analyse d'un extrait dans lequel le carnet est utilisé et de lui donner un éclairage complémentaire?

## 2.2. Se raconter avec le soutien des autres et le support du carnet

A cette fin, je réalise une nouvelle analyse d'un passage, déjà mentionné au chapitre précédent, mais en le reprenant dans son intégralité afin de l'examiner dans sa complexité. Dans celui-ci, Corinne utilise directement son carnet comme support pour faire récit:

**Extrait 2. II. Corps de la séance, la colonne «Emotions», Corinne, 1'00'28-1'02'40.**

1. Psychiatre: justement on peut vous écouter un petit peu' ah propos de cette colonne-là,
2. Corinne: oui bon, (prend carnet) j'ai mis (ouvre carnet) heu (carnet ouvert)++ plaisir à indifférence, donc là ça, ça va, c'était devant la télé, je me suis rendu compte que les premières c'était des légumes chinois, des petites pâtes et un steak de cheval, et c'était bon' donc j'ai eu du plaisir au début et après j'ai fini mon assiette mais, je me demande si je m'étais arrêtée au milieu ça aurait été la même chose donc euh (lis) après satifs- je me suis bu un verre de sirop grenadine, et j'ai mis satisfaction, c'est même plus du plaisir, c'est un espèce de contentement, donc le sucré ça me- j'ai mon corps me demande du sucré, je ne sais pas comment dire et voilà (sourire) (tourne page) (lis) heu ah ouais alors là, ça c'est toujours moi le côté récompense heu j'avais dépanné une imprimante alors vite j'ai filé au frigo contente de moi,
3. Léa: *rire*
4. Nadia: c'est rigolo je n'ai jamais pensé que =
5. Corinne: (tourne page) =ça c'est le un côté chien chien qui se donne [un susucre]
6. Nadia: [pour moi ce n'est pas] une récompense
7. Psychiatre: mhm
8. Corinne: et oui
9. Nadia: mais j'aime ça quoi

10. Corinne: aussi on a un bureau ce que j'appelle le bureau frigo qui est une tentation permanente, dans le frigo je sais qu'il y a des plaques de chocolat tout le temps, il y a des bouteilles de coca cola aussi que je ne prends jamais parce que je bois toujours de l'eau, mais bon le fait de l'ouvrir on a toujours envie de- (sourire) heu et puis il y a des bonbons partout, donc évidemment on doit=

11. Léa: =il faut les coller

12. *rires*

13. Corinne: mais non mais non non (rire)

14. Léa: pardon=

15. Corinne: = (rire) non non alors évidemment il y a des bonbons partout

16. *rires*

17. Corinne: = et j'en avais devant le nez sans même Y PENSER, j'ai pris ouvert avalé

18. Psychiatre: pas d'émotions enfin pour le moment

19. Corinne: voilà, c'était d'un naturel, (feuillette) et puis bon après je n'ai rien mis là parce que- et puis bon après ça va, (ferme le carnet et le pose sur la table)

20. *rires*

Sans reprendre les éléments de cet extrait déjà analysé au chapitre précédent (extrait 5, pp. 141), je me centre ici sur l'analyse de cette activité de narration même. Il y a une construction collective de celle-ci, dans laquelle la psychiatre et les participantes jouent chacune un rôle spécifique. Il est intéressant de noter que le carnet est utilisé en tant que support pour les rôles d'aiguilleur et de soliste mais pas pour celui de récepteur:

- **Aiguilleur avec le carnet comme support.** En se référant au carnet alimentaire, la psychiatre focalise de manière indirecte l'attention de Corinne sur ses émotions (voir le chapitre II pour le détail).

- **Soliste avec le carnet comme support.** Corinne prend le rôle de soliste en ouvrant son propre carnet comme support physique, spatio-temporel et permettant la mise en lien entre événements *(«tourne page», t. 2; «aussi» t. 10.)* pour faire récit.

En ce qui concerne les rôles de récepteurs, il y en a à nouveau de deux types:

- celui de la psychiatre sous forme de relance phatique *(mhm, t. 7)* et de conclusion *(pas d'émotion, enfin pour le moment, t. 18)*;

- celui de deux autres participantes, plutôt surprenants, du moins pour moi. Alors que les événements rapportés par Corinne sont relatifs à des moments de compulsions alimentaires, Corinne change progressivement de ton suite aux interventions de deux autres participantes. En effet, d'une part, Nadia intervient en miroir pour rapporter sa propre expérience mais pour en souligner les différences *(c'est rigolo je n'ai jamais pensé que* t. 4; *pour moi ce n'est pas une récompense* t. 6; *mais moi j'aime ça quoi* t. 9*)*; d'autre part, Léa intervient en faisant de manière humoristique une proposition absurde *(il faut les coller* t. 11) qui déclenche des éclats de rires collectifs (t. 12, 16 et 20), dont ceux de Corinne (t. 13 et 15). Il y a donc eu un changement de perspective en passant du dramatique (la crise alimentaire) au burlesque.

De l'analyse de ce second exemple, il ressort que l'activité médiatisée par le genre faire récit, dans laquelle un carnet est utilisé, est une activité distribuée et située:

- **Distribuée.** L'utilisation du carnet comme support pour faire récit permet premièrement à la psychiatre de focaliser de manière indirecte l'attention de Corinne sur elle-même et sur ses propres émotions. Deuxièmement, les informations annotées dans le carnet permettent à Corinne de focaliser son attention sur les événements de sa propre vie et de les relier.
- **Située.** L'intervention spécifique de membres du groupe permet premièrement de soutenir Corinne dans l'activité de narration en l'aidant à se centrer sur elle-même, à démarrer son histoire et à la réceptionner. Deuxièmement, elle introduit de l'inattendu, tel un grain de sable dans une mécanique trop bien huilée, qui induit un changement de perspective sur l'événement rapporté et permet de rire de soi.

Ainsi, cette activité située et distribuée tire sa force des contraintes inhérentes à ce genre des points de vue interactif et des règles d'élaboration d'une histoire. Ces contraintes sont utilisées par les thérapeutes, dans la grande majorité des activités de narration, pour que les participantes prennent le rôle de soliste et se mettent en scène en tant que sujet de l'action rapportée pour donner du sens aux événements de leur existence (en les sélectionnant, les mettant en lien, en les interprétant, en les évaluant, etc.). Mais en même temps, l'activité de narration permet de nouvelles possibilités (ouvertures, changement de registre, irruption de l'imprévu dans l'histoire). Réalisée collectivement, l'activité de narration offre un espace de re-création selon l'expression de Clot (2002) et de récréation (changement de perspective, humour, rire de soi). L'activité de narration permet donc la créativité et le jeu. Comme je l'ai montré dans le chapitre précédent, la narration en tant que processus permet le jeu et la prise de distance avec soi. Le sujet au travers de sa propre «mise en scène» dans l'histoire se prend lui-même pour objet. Du coup, il y a possibilité de jouer avec soi et de rire de soi.

Après avoir montré comment le genre faire récit est utilisé en tant qu'opérateur psychologique au cours des échanges entre thérapeutes et participantes, il s'agit d'examiner si les thèmes présents dans les histoires racontées se transforment au cours des différentes phases de la thérapie. Les analyses suivantes visent à montrer des changements thématiques dans les histoires co-racontées entre patientes et thérapeutes tout au long de la thérapie.

# 3. De l'histoire canonique à l'altérité

Dans les activités médiatisées par le genre faire récit, comment les histoires des participantes évoluent-elles au cours de la thérapie? Les résultats présentés dans le chapitre II ont déjà mis deux éléments en évidence: en début de thérapie, les histoires sont du registre comportemental et centrées sur le thème de l'alimentation. À partir de la séance V, avec la non-restitution des carnets, les thèmes présents dans les histoires se complexifient. Ce premier résultat mérite maintenant d'être développé. Comment caractériser les thèmes présents dans les histoires au fil des différentes phases de la thérapie?

Pour répondre à cette question, j'ai sélectionné l'ensemble des extraits de faire récit dans lesquelles Nadia, Léa, Corinne et Jocelyne ont le rôle de soliste et se mettent elles-mêmes en scène dans les histoires co-racontées.[5] Puis, j'ai créé des variables visant à mettre en évidence dans les histoires les changements de thème au niveau des pratiques alimentaires ainsi que l'apparition d'éléments de subjectivité. Tous les critères de codages sont sémantiques. Les fréquences relatives des thèmes sont présentées sous forme de tableaux dans lesquels sont indiqués les phases de la thérapie. Quant à la règle d'interprétation des données, elle a pour but de repérer des changements de tendance au cours du temps.

Pour commencer, je présente les résultats des analyses concernant des thèmes en lien avec la sphère alimentaire dans les histoires, ainsi que leur transformation au cours de la thérapie; puis, ceux concernant le changement de thème: du comportemental à l'apparition d'éléments subjectifs.

## 3.1. De la cristallisation à l'ouverture sur le monde

Pour mettre en évidence ce dont il est question au niveau des thèmes en rapport avec l'alimentation, j'ai procédé en deux temps. Dans un premier, le codage vise à examiner la proportion d'histoires focalisées sur le thème de la sphère alimentaire et l'évolution de cette proportion au cours de la thérapie. Le thème de l'alimentation est défini dans son acception large, c'est-à-dire tous les thèmes en lien avec la consommation d'aliments ou la prise et la perte de poids. Dans un second temps, pour affiner ce premier codage, le nombre d'histoires focalisées sur la sphère alimentaire ont été codé une seconde fois afin de différencier le type de pratiques alimentaires présentes dans les histoires. Trois registres différents ont été retenus: régime, fringale et diététique. Une quatrième catégorie de codage nommée «alimentaire

---

5   Cela correspond à 357 extraits de faire récit sur 375. Afin de pouvoir comparer des données semblables, 18 extraits ont été surprimés: 5 dans lesquels un des thérapeutes a le rôle de soliste, 5 dans lesquels Christine a le rôle de soliste (séances I et II) et 8 récits réalisés par les participantes où tous les actant-e-s sont des tiers.

non spécifique» a été utilisée chaque fois que les pratiques mentionnées dans les histoires ne correspondaient pas aux critères retenus.[6] L'objectif de ce second codage est de montrer s'il y a une évolution dans le type de pratiques alimentaires rapportées dans les histoires.

### 3.1.1. D'histoires focalisées sur la sphère alimentaire à l'ouverture

En ce qui concerne l'évolution de la proportion d'histoires focalisées sur la sphère alimentaire, en lisant les totaux du tableau 2 en colonne, on constate que le pourcentage total tend à décroître (73 à 29%) de la première à la dernière séance. Globalement, en début de thérapie, les histoires racontées par les participantes, avec l'aide des thérapeutes, sont focalisées sur la sphère alimentaire. Au fil des séances, celles-ci sont de moins en moins en rapport direct avec l'alimentation. Il y a donc une ouverture sur d'autres thèmes. Les participantes enrichissent leurs histoires de tout ce qui était emprisonné sous la compulsion alimentaire (relation au corps et à soi, à ses valeurs, à son travail et à ses collègues, à sa famille nucléaire et élargie, à ses amies).[7] Cette catégorie «autre» a été volontairement codée ainsi, et non plus finement, pour précisément faire ressortir *l'ouverture* à d'autres champs d'expérience (voir par exemple dans le chapitre II, l'analyse de l'extrait où Nadia rapporte un épisode de fringale, à partir duquel elle va être amenée à parler de ses émotions par rapport à son travail et de ses collègues, pp. 157-162).

---

6    Les résultats, pour cette quatrième catégorie nommée «alimentaire non spécifique», ne sont pas commentés car ils ont semblé résiduels.

7    Pour obtenir les fréquences relatives d'histoires sur des thèmes «autres»(c'est-à-dire non alimentaires), il suffit d'inverser les résultats du tableau 2 où a été codé le pourcentage d'histoires par séance et par participante sur le thème de l'alimentation. Par exemple, pour la colonne des totaux par séance, la fréquence relative des histoires sur des thèmes «autres» que l'alimentation sont les suivants: séance I, 27%; séance II, 14%; séance III, 39%; séance IV, 10%; séance V, 45%; séance VI, 48%; séance VII, 50%; séance X, 54%; séance XI, 70%; séance XII; 52%, séance de suivi, 71%.

Tableau 2. Fréquence relative des histoires sur le thème de l'alimentation par participante et par séance.[8]

| Séances-Phases/ Participantes | I | II | III | IV | V | VI | VII | X | XI | XII | Suivi |
|---|---|---|---|---|---|---|---|---|---|---|---|
| | Phase Intro-ductive | Phase d'adhésion | | | Phase de négation | | | Phase de déclics | | | |
| *Jocelyne* | 10 | 16 | 24 | 28 | – | 3 | 3 | 8 | 4 | 19 | – |
| *Léa* | 8 | 14 | 20 | 38 | 13 | 15 | 19 | 13 | 9 | 14 | 8 |
| *Corinne* | 22 | 28 | 17 | 24 | 18 | 15 | 9 | 25 | 9 | 14 | 21 |
| *Nadia* | 33 | 28 | – | – | 24 | 18 | 19 | – | 9 | – | – |
| **Total** | **73** | **86** | **61** | **90** | **55** | **51** | **50** | **46** | **31** | **47** | **29** |

En revanche, il est intéressant de caractériser les différentes pratiques alimentaires mentionnées dans les histoires et d'examiner s'il y a passage de l'une à l'autre. Dans ce but, un second codage a été réalisé pour différencier les pratiques alimentaires présentes dans les histoires co-racontées et mettre en évidence les changements de types de pratiques alimentaires mentionnées au fil des séances.[9]

### 3.1.2. Des histoires focalisées sur les régimes à la diététique?

Quels types de pratiques alimentaires les participantes mentionnent-elles, en tant que soliste, dans leurs histoires? Trois types de pratiques peuvent être distinguées: les régimes, les fringales et la diététique. Je les présente en détail afin de montrer comment elles évoluent au cours de la thérapie.

---

8    Fréquence relative calculée par rapport au nombre total d'activités de faire récit par séance.

9    Le pourcentage total d'histoires sur des thèmes alimentaires non spécifiques est de 16% à la séance I, 12% à la séance II; 5% à la séance III, 24% à la séance IV, 13% à la séance V, 18% à la séance VI, 34% à la séance VII, 29% à la séance X, 13 % à la séance XI, 24% à la séance XII et 13% à la séance de suivi).

## a) Histoires de régimes: la mécanique se grippe

Le premier type de pratique mentionné est celui des *régimes amincissants*, c'est-à-dire toutes les pratiques dans lesquelles il y a les privations alimentaires sévères (comme sauter des repas, s'interdire des aliments, etc.). Elles visent à une forte perte de poids sur le court terme mais le résultat n'est pas forcément concluant sur le moyen terme. L'extrait 1 (p. 173) dans lequel Nadia rapporte ses expériences de privations alimentaires dès l'âge de sept ans en est un exemple. Avant de reprendre ce type de pratiques en détail, il est intéressant d'avoir un aperçu de la fréquence des histoires centrées sur la narration d'expériences de régimes tout au long de la thérapie.

*Tableau 4.* Fréquence relative des histoires dans le registre du *régime* par participante et par séance.

| Séances-Phases/ Participantes | I | II | III | IV | V | VI | VII | X | XI | XII | Suivi |
|---|---|---|---|---|---|---|---|---|---|---|---|
| | Phase Intro- ductive | Phase d'adhésion | | | Phase de négation | | | Phase de déclics | | | |
| Jocelyne | 6 | 0 | 0 | 0 | – | 0 | 0 | 0 | 0 | 0 | – |
| Léa | 4 | 0 | 0 | 3 | 0 | 0 | 0 | 0 | 0 | 0 | 0 |
| Corinne | 8 | 0 | 0 | 0 | 0 | 0 | 0 | 0 | 0 | 5 | 0 |
| Nadia | 12 | 5 | – | – | 0 | 0 | 0 | – | 0 | – | – |
| **Total** | **30** | **5** | **0** | **3** | **0** | **0** | **0** | **0** | **0** | **5** | **0** |

En lisant les totaux du tableau 4 en colonne, il apparaît que les histoires sur les régimes sont les plus fréquentes à la séance I (30%) puis ce registre disparaît pratiquement de l'ensemble de la thérapie.[10] Comme c'est le registre qui caractérise le plus les histoires du début de la thérapie, j'examine en détail ce résultat global.

Dans ce but, je reprends le déroulement de la séance I afin de mettre en évidence ce qui est spécifique dans l'activité médiatisée par le genre faire récit en début de thérapie. Pour rappel, au niveau de l'organisation globale, la séance I est structurée en trois séquences:

---

10      Nadia (séance II, 5%), Léa (séance IV, 3%) et Corinne (séance XII, 5%) évoquent encore des histoires de régimes mais en référence à des expériences passées.

- **I. Mise en route** (0'00'00-0'00'09). Les participantes et les thérapeutes arrivent dans la salle de thérapie, se saluent et s'assoient au tour d'une table basse.
- **II. Corps de la séance** (0'00'10-1'38'19). Il est organisé en quatre sous-séquences. *II. 1. Ouverture de la thérapie* (0'00'10-0'03'55) pendant laquelle les thérapeutes présentent les objectifs de la thérapie. *II. 2. Attentes* (0'03'56-0'22'24). Les participantes sont invitées par le médecin à se présenter et à expliciter leurs attentes par rapport à la thérapie. Dans cette sous-séquence, organisée selon la règle d'interaction «chacune son tour» [Léa (0'03'56-0'09'29); Corinne (0'09'30-0'13'16); Jocelyne (0'13'17-0'16'05); Nadia (016'06-0'21'28); Christine (0'21'29-0'22'24)], chacune des participantes va faire récit de ses expériences de tentatives de pertes de poids. *II.3. Habitudes alimentaires* (1'31'20-1'38'19). Sous forme de discussion informelle, les participantes font récit de leurs habitudes alimentaires et échangent leur point de vue à ce propos. *II.4. Présentation des carnets* (1'31'20-1'38'19). Le médecin présente les carnets alimentaires et explique aux participantes comment les annoter.
- **III. Clôture** (1'38'20-1'40'48) Le médecin distribue un carnet à chaque participante et chacune le range dans son sac. Ils se saluent et quittent la salle de thérapie.

De la présentation de l'organisation globale du corps de la séance I, il ressort que la sous-séquence II.2. est organisée thématiquement sur la question des régimes amincissants. Qu'est-ce qui caractérise les histoires des participantes sur ce thème? Pour répondre à cette question, je présente l'analyse de l'histoire rapportée par Nadia, en tant que soliste au début de son tour, car elle est emblématique des histoires narrées pendant la première séance de thérapie.

**Extrait 3. I. Corps de la séance, motivations, tour de Nadia, 0'16'06-18'33.**

1.  Nadia: ah' (rire) mais justement le parcours il ressemblerait assez aux vôtres, sauf qu'il est plus vieux que ça, mon premier régime j'avais sept ans, + tout ce qui est diététique enfin je pourrais écrire des livres, tous les régimes je les ai tous essayés, + je peux faire un plan, hein il n'y a pas de problème, je sais calculer les calories, je sais les pourcentages qu'il faut, je sais tout' mais (rire) rien que de dire que c'est sain c'est que forcément ce n'est pas bon, + euh quand on me disait il

faut que tu manges parce que tu es au régime, an:' c'était horriblement mauvais, moi ces épinards cuits à l'eau en branche machin, j'avais l'impression de manger de l'herbe, et puis moi j'avais envie de manger d'autres choses' mes sœurs elles mangeaient d'autres choses' et moi je ne mangeais jamais comme les autres *(rire)* alors j'allais voler dans le frigo, + et j'étais devenue la pickpocket du frigo, *(rire)* tant et si bien que des fois ma maman elle pensait qu'il y avait des trucs qui restaient et puis il n'y avait plus rien,

2.   Corinne: ouais c'est juste j'ai fait ça aussi

3.   Nadia: on apprend à être des voleurs,

4.   Corinne: bon moi ce n'était pas vu de ce côté-là

5.   Nadia: ah moi oui, il ne fallait pas qu'on me voie voler (?)

6.   Corinne: moi c'est peut-être le tort de mes parents c'est que je n'aimais rien les fruits et les légumes, je ne mangeais rien, donc c'était les pâtes et la viande, et c'est vrai que ça ne me plaisait pas sur la table, j'allais dans le frigo je prenais ce que je voulais

7.   Nadia: ah non ça c'est mon xxx

8.   Corinne: c'est resté hein

9.   Nadia: moi toute petite je devais manger ce qu'il y avait dans mon assiette, et puis comme ma grand-maman voulait bien faire alors elle me faisait ce que j'aimais ça se résumait en pomme de terre *(rire)* de la banane écrasée avec de l'orange, je n'étais pas très «bonbons», et puis petit à petit je ne sais pas pourquoi je n'arrive pas à me souvenir en fait de quand ça a dégénéré qu'il a fallu que je finisse toute mon assiette pour gagner l'approbation, + et quand j'ai gagné l'approbation, ils m'ont mis au régime, je n'ai rien compris moi, et quand ils m'ont mise au régime *(rire)* c'était dur' ce n'était pas bon, + alors forcément chaque fois que je me dis- et j'en ai fait des régimes, j'en ai fait et si je devais additionner la somme des régimes que j'ai fait anh' puiss' je crois que je pourrais supporter cet hôpital'

10.   Léa: les grosses c'est les plus braves quand même parce qu'on a beaucoup plus souffert

11.   Nadia: on est les plus têtues finalement et pourtant c'est tout le temps qu'on nous dit «tu devrais faire quelque chose, tu n'as pas de volonté, tu n'as pas de caractère»,

12.   Léa: ce n'est pas vrai

13.   Corinne: xx xx

14.   Nadia: ouais et moi j'ai toujours ce problème-là, c'est que + il a fallu que je trouve un autre moyen pour qu'on m'accepte, enfin j'ai l'impression pour qu'on accepte, alors je bavarde inconsidérément *(rire)* je risque de vous casser les pieds, et voilà + voilà, donc si ça pouvait vous rassurer j'aimerais beaucoup arriver à 88 kilos parce que moi s'en est à 106, ++ il n'y a rien, il n'y a plus rien qui fait de l'effet, plus rien, ++ même il n'y a plus besoin de se cacher, alors je me suis dit là c'est grave, alors il fallait que je vienne là,

De cet extrait, dans lequel Nadia narre ses expériences de régime avec le soutien des autres participantes (Corinne, t. 2, 4, 6, 8, 13 et Léa, t. 10, 12), plusieurs aspects caractéristiques des histoires dans le registre du *régime* à la première séance de thérapie peuvent être mis en évidence:

- **Une longue carrière de régimes.** Nadia rapporte qu'elle commence à l'âge de sept ans et se présente en experte des pratiques de régime *(je pourrais écrire des livres, tous les régimes je les ai essayés + je peux faire un plan, hein il n'y a pas de problème, je sais calculer les calories, je sais les pourcentages qu'il faut, je sais tout,* t. 1*).*
- **Des prises de poids importantes sur le long terme.** Nadia, malgré ses tentatives de perte de poids, se retrouve à 106 kilos en début de la thérapie (t. 14).
- **Un constat d'échec.** Nadia conclut en rapportant qu'elle est en situation d'échec, ces expériences n'ont pas été concluantes. Au contraire elle a appris à manger en cachette (par exemple *on apprend à être des voleurs,* t. 3) et a énormément grossi.
- **Un sentiment d'être dans l'impasse.** D'un point de vue formel, son histoire se termine par une évaluation de sa situation (t. 14) mais au niveau du problème soulevé, elle est dans le non-dénouement, dans l'impasse. Elle ne sait plus comment s'en sortir seule *(il n'y a plus rien qui fait de l'effet* t. 14*).*
- **Un rapport de similarité avec les autres participantes.** Le dernier élément qui mérite d'être relevé est l'aspect de similarité soulevé par Nadia lorsqu'elle dit *mon parcours il ressemblerait assez aux vôtres* (t. 1). Avant elle, trois autres participantes ont déjà fait récit de leurs propres expériences de régime et l'aspect de récursivité en est frappant. Toutes les participantes en début de thérapie rapportent leurs expériences avec une trame narrative semblable: la pratique de plusieurs régimes, une longue expérience de prise et de perte de poids, le même constat d'échec et le sentiment d'être dans l'impasse.[11]

---

11  Il est intéressant de relever que cet effet de «similarité» est co-construit. Les thérapeutes par leurs relances soulignent les points communs entre les participantes. Par ailleurs, la focalisation sur les similitudes entre les participantes est utilisé par les thérapeutes pour créer des liens entre participantes et en faire un groupe.

Ainsi, les histoires produites par les participantes lors de la première séance de thérapie ont une forme que je qualifie de *canonique:* une focalisation sur la sphère alimentaire – plus particulièrement sur les pratiques de régimes amincissants – et par un constat d'échec et d'impasse. Il convient de relever que ce sentiment d'échec constitue lui-même le fruit d'un processus thérapeutique réalisé depuis l'entrée dans la consultation. Lors de la première séance individuelle, leur médecin leur ont expliqué comment les régimes peuvent générer des troubles alimentaires. Le renoncement à ces pratiques restrictives est même un prérequis pour la poursuite du traitement thérapeutique (Giusti *et al.*, 2005).

À partir de là, comment la suite évolue-t-elle? Vers la fin de la séance I, le médecin réalise une synthèse des propos rapportés par les participantes en soulignant qu'elles ont le même problème et que toutes ont fait un grand nombre de régimes. A la fin de la sous-séquence II.3. (0'35'59), il propose aux participantes d'éliminer toutes les restrictions alimentaires et de manger comme elles le souhaitent sans se restreindre et d'annoter tout ce qu'elles mangent pendant la journée. A partir de ce qu'elles auront annoté, il s'agira ensuite de proposer des changements afin de «normaliser» leurs prises alimentaires. Le corps de la séance se conclut avec la présentation du «mode d'emploi» concernant l'utilisation des carnets lors de la dernière sous-séquence II.4.

*b) Donner la place aux histoires «troubles»*

Le deuxième type de pratiques alimentaires mentionné dans les histoires est la *fringale.* Par rapport aux normes sociales habituelles, il s'agit de pratiques alimentaires considérées comme anarchiques au niveau temporel (la nuit, entre les repas, etc.) et au niveau comportemental (debout, en cachette, etc.). Dans ces histoires, les participantes rapportent qu'elles ingurgitent des aliments sans sentir la sensation de faim et mangent bien au-delà du seuil de satiété. Voici un exemple dans lequel Corinne en tant que soliste, à l'aide du carnet, fait récit de ce type de pratique:

**Extrait 4. II. Corps de la séance, avis sur le carnet, tour de Corinne, 0'39'55-0'43'20.**

1.   Médecin: vous avez fait une bonne semaine'

2.   Corinne: heu moi oui, bon c'est vrai moi je connaissais déjà le carnet, alors j'ai REpris l'habitude du carnet parce qu'en fait j'ai repris du poids beaucoup aussi parce que j'avais- je ne sais pas pourquoi, est-ce que c'est ma flemmingite aiguë, ce que j'appelle, j'avais cessé de remplir le carnet, je n'y arrivais plus et j'ai repris du poids, c'est aussi un de mes grands- alors bon j'ai retrouvé certains problèmes aussi, c'est que- bon ce que je mange le plus lentement c'est par exemple le chocolat, là on l'apprécie jusqu'au bout c'est la petite quantité, je le mange toujours au même endroit, toujours debout, enfin, je- bon il y a mes quantités, ça je sais que- les pâtes, c'est vrai que j'ai un mal à- mon problème c'est aussi que je mangerais par exemple la salade parce qu'elle est prête en attendant que les pâtes soient cuites, et puis après je mange mes deux assiettes facile même si j'ai mangé deux cents grammes de salade de carottes avant, MÊME tranquillement en ayant bien mâché, pour moi la- je peux manger tout ce que- je pourrais manger jusqu'à plus soif, c'est affreux, il n'y a aucune notion de- j'ai assez, je m'arrête,

3.   Léa: [xxx]

4.   Corinne: [hier j'ai vécu ça] c'est- c'était l'anniversaire à ma nièce, ma soeur avait fait un repas, un *tea sweet tea* comme on appelle, il y avait des canapés, il y avait des petits croissants au jambon, il y avait du fromage, baguette, bon il y avait des petits légumes, j'ai quand même pris pas mal de légumes, j'aurais- heureusement que après l'envie est plate (?) parce que j'aurais pu continuer jusqu'à quand, évidemment hier soir, j'étais mal, j'avais de la peine à digérer, je n'ai pas très bien dormi, j'ai fait des rêves, mais je n'arrive plus à m'arrêter c'est vrai, ça c'est un de mes problèmes, une fois que j'ai commencé, ET vous vous dites que quand vous avez une envie, vous allez, vous mangez votre tartine, c'est fini, moi j'aurais tendance- j'achète par exemple un pain paillasse, j'ai quasiment tendance à presque tout manger, en tout cas la moitié=

5.   Léa: =ah j'ai dit suivant quoi c'est=

6.   Corinne : =je me ferais une première tartine, j'apprécie, je pars et je reviens à la cuisine et je- ça c'est ça, et puis autrement' qu'est-ce que j'ai mis encore' je mange devant la télé, et que ça c'est le soir seulement, je me prépare à manger des pâtes, c'est vrai que j'apprécie les trois quatre premières fourchettes, c'est vrai qu'après c'est ridicule parce qu'après on regarde le programme et puis on oublie le goût qu'on mange, et ça ce n'est pas un- c'est une chose que je devrais éviter, c'est une mauvaise habitude que j'ai prise=

7.   Médecin: =ouais=

8.   Corinne: = et c'est vrai que je mange plus, en allant devant la télé et je n'ai pas forcément tout dans l'assiette, je me fais une grosse platée de pâtes, j'ai mon plat de salade à côté, je grignote et tout en regardant, et puis je ne me rends pas compte de la quantité que je mange, c'est comme si on a la poubelle de pop corn au cinéma et puis qu'on mange,

9.    Médecin: sans regarder la quantité que vous mangez
10.   Corinne: voilà

Dans les pratiques alimentaires rapportées par Corinne, à l'aide de ce qu'elle a annoté dans son carnet, ressortent les éléments caractéristiques des histoires dans le registre de la fringale:

- **Il n'y a pas de conscience de la qualité et de la quantité d'aliments consommés.** Corinne avale de grandes quantités d'aliments comme de grandes salades et des assiettes de pâtes (t. 2; t. 8); mange en quantité les aliments présentés au «*sweet tea*» de sa nièce (t. 4), avale du «pain paillasse» (t. 4), et des tartines en quantité (t. 6). Elle mange ces aliments sans être consciente de leur qualité ni des quantités avalées (*on oublie le goût qu'on mange*, t. 6; *je ne me rends pas compte de la quantité que je mange*, t. 8).
- **Il n'y a pas de limites dans la prise alimentaire.** Dans les prises alimentaires rapportées par Corinne, il n'y a pas un temps pour commencer à manger, un temps pour manger et un temps pour arrêter de manger (*je pourrais manger jusqu'à plus soif, c'est affreux, il n'y a aucune notion de- j'ai assez, je m'arrête*, t. 2; *je n'arrive plus à m'arrêter*, t. 4).
- **Il n'y a pas de limites spatio-temporelles.** Ce qui est frappant dans les prises alimentaires rapportées par Corinne est qu'elle commence à manger à un endroit, se déplace, puis revient pour manger comme dans l'épisode des tartines (t. 6) ou devant la télévision (t. 6 et t. 8).
- **Il y a déconnexion entre sensation et comportement.** Corinne rapporte qu'elle consomme des aliments indépendamment de la sensation de faim et de satiété, sans connexion avec ce qu'elle peut ressentir. À aucun moment elle ne fait mention de ce qu'elle ressent pendant les épisodes rapportés. Il y a bien une fois où elle qualifie ce qu'elle raconte *«d'affreux»* (t. 2) mais sans rattacher ce sentiment à elle-même en tant qu'actante dans l'histoire.
- **C'est une pratique solitaire.** À part l'épisode de l'anniversaire de sa nièce, tous les événements rapportés par Corinne sont des pratiques solitaires.

Dans l'extrait 5, Corinne raconte bien le drame de vivre des épisodes de fringales. Tout se passe comme si une partie de sa personne était déconnectée d'elle-même et hors de contrôle, la laissant au seuil de sa propre vie. Même si elle ne la nomme pas, sa souffrance est palpable. Ce type d'histoires est-il fréquent en début de thérapie et diminue-t-il au cours des séances?

*Tableau 5.* Fréquence relative des histoires dans le registre de la fringale par participante et par séance.

| Séances-Phases/ Participantes | I | II | III | IV | V | VI | VII | X | XI | XII | Suivi |
|---|---|---|---|---|---|---|---|---|---|---|---|
| | Phase Intro-ductive | Phase d'adhésion | | | Phase de négation | | | Phase de déclics | | | |
| Jocelyne | 0 | 0 | 2 | 0 | – | 0 | 0 | 0 | 0 | 0 | – |
| Léa | 2 | 9 | 15 | 3 | 8 | 9 | 0 | 4 | 0 | 0 | 0 |
| Corinne | 8 | 21 | 15 | 7 | 18 | 6 | 6 | 8 | 4 | 0 | 17 |
| Nadia | 16 | 16 | – | – | 3 | 6 | 3 | – | 0 | – | – |
| **Total** | **26** | **46** | **32** | **10** | **29** | **21** | **9** | **12** | **4** | **0** | **17** |

Des résultats rapportés dans le tableau 5, il ressort (en lisant les totaux de colonnes) que la fréquence relative d'histoires dans lesquelles apparaît la mention de pratiques de fringale est globalement décroissante du début de la thérapie à la fin. Ces troubles commencent à être mis en mot dès la fin de la séance I (26%) et peuvent être exprimés et problématisés en termes de trouble lors de la séance II (46%). Il est intéressant de relever que le pourcentage d'histoires dans le registre de la fringale diminue au cours de la phase d'adhésion (séances II, III, IV; de 46% à 10%) pendant que les carnets sont annotés; puis, augmente légèrement au cours de la phase de négation pour diminuer à nouveau (séances V, VI et VII; de 29 à 9%). A la lecture du tableau en lignes, l'élément le plus frappant est la différence entre participantes dans la fréquence relative d'histoires rapportées dans le registre de la fringale. Corinne est celle qui rapporte proportionnellement le plus d'histoires dans ce registre et à l'opposé, Jocelyne, n'en rapporte qu'à la séance III (2%).

## c) Des histoires diététiques se développent-elles?

Le dernier type de pratique alimentaire mentionné dans les histoires est celui que j'ai appelé *diététique*, en référence à l'alimentation équilibrée, c'est-à-dire un système de normes alimentaires jugées adéquates par la diététique actuelle: prises régulières des repas dans la journée (idéalement trois repas par jour et éventuellement deux collations entre les repas). Il s'agit de manger en ressentant la sensation de faim, de manière lente, dans un cadre spatio-temporel défini (assis à table) et de s'arrêter de manger en cas de sensation de satiété. L'alimentation équilibrée est comprise ici plus dans un sens comportemental que nutritionnel (par rapport à la qualité et quantité des aliments consommés). Voici un exemple d'activité de faire récit dans lequel Jocelyne rapporte ce type de pratiques:

**Extrait 5. III. Corps de la séance, objectifs atteints, tour de Jocelyne, 0'04'27-0'05'01.**

1.  Médecin: voilà et qu'est-ce que- le fait le manger plus lentement de prendre le temps de manger de goûter, ça + va réduire le besoin de manger, l'appétit'
2.  Jocelyne: oh oui c'est sûr, + ah non ce- pour moi c'est un univers tout nouveau pour moi, + NON MAIS c'est vrai pour moi c'est d'être à table de manger, tranquille + avant je- voilà la vitesse, pas le temps
3.  Médecin: vous faites comment pour manger plus lentement'
4.  Jocelyne: je discute beaucoup, je- *(rire)*
5.  Médecin: *rire*
6.  Jocelyne: oui je regarde mon assiette à présent tu dois manger lentement tu prendras une carotte au lieu d'en prendre trois et puis voilà,
7.  Médecin: vous posez toujours la fourchette sur la table'
8.  Jocelyne: oui je pose mon couteau fourchette, j'attends, je mâche bien + avant c'était une fois- mon mari m'a déjà grondé plusieurs fois tu ne prends pas le temps de manger, tu avales tout rond,
9.  Corinne: ouais c'est vrai
10. Jocelyne: alors à présent je mâche, et puis il me dit tu fais longtemps, mais oui je fais longtemps

Dans cette histoire narrée par Jocelyne – en tant que soliste avec l'aide des thérapeutes (t. 1, 3, 5, 7) et de Corinne (t. 9) – ressortent bien les éléments caractéristiques des histoires dans lesquelles sont évoquées des pratiques comportementales conformes à la diététique actuelle:

manger à table (t. 2), en prenant son temps (t. 2), de manière convi-
viale en discutant avec son mari (*je discute beaucoup* t. 4; *il me dit tu fais
longtemps*, t. 10). Les participantes développent-elles ce type d'histoires au fil de la thérapie?

*Tableau 6.* Fréquence relative des histoires dans le registre de la *diététique*
par participante et par séance.

| Séances-Phases/ Participantes | I | II | III | IV | V | VI | VII | X | XI | XII | Suivi |
|---|---|---|---|---|---|---|---|---|---|---|---|
| | Phase Intro-ductive | Phase d'adhésion | | | Phase de négation | | | Phase de déclics | | | |
| *Jocelyne* | 0 | 14 | 22 | 28 | – | 0 | 3 | 0 | 0 | 10 | – |
| *Léa* | 0 | 0 | 2 | 10 | 0 | 0 | 3 | 4 | 9 | 9 | 0 |
| *Corinne* | 0 | 5 | 0 | 14 | 0 | 3 | 0 | 0 | 0 | 0 | 0 |
| *Nadia* | 0 | 5 | – | – | 13 | 9 | 0 | – | 4 | – | – |
| **Total** | **0** | **24** | **24** | **52** | **13** | **12** | **6** | **4** | **13** | **19** | **0** |

En lisant le tableau 6 par colonnes, il ressort qu'il n'y a pas d'histoires
dans le registre de la diététique au début de la thérapie. Elles apparaissent de manière progressive pendant la phase d'adhésion de la séance
II à la IV (de 24 à 52%). Néanmoins, elles diminuent à nouveau avec
l'abandon progressif des carnets lors des phases de négation (séances
V, VI et VII; entre 13 et 6%) et de déclics (séances X, XI, XII et suivi;
entre 4 et 0%). Quant à la comparaison des résultats entre participantes
– en examinant les résultats par lignes – elle montre que c'est Jocelyne
qui rapporte le plus ce type d'histoires pendant la phase d'adhésion.

Au terme de cette partie, je peux maintenant brosser certaines tendances générales. En début de thérapie, les premières histoires rapportées par les participantes se caractérisent par une trame narrative
canonique: elles sont principalement focalisées sur l'évocation de leurs
expériences de régimes, présentées comme un échec et une impasse.
Dès la fin de la séance I, et surtout à la séance II, les participantes
rapportent des histoires dans lesquelles elles peuvent donner place à
leurs difficultés face à l'alimentation en narrant des épisodes de fringales. Au fil des séances, elles évoquent de moins en moins d'épisodes
de fringales et c'est le registre de la diététique qui apparaît. Mais il

convient de relever que celui-ci se développe surtout pendant la phase d'adhésion. À partir de la phase de négation, phase de désobéissance, les participantes sortent carrément du thème de l'alimentation et rapportent de plus en plus d'histoires «autres» (cf. les commentaires du tableau 2, pp. 186-187).

## 3.2. De l'extériorité vers l'intériorité

Les derniers codages réalisés, dans les extraits de faire récit, visent à examiner si dans l'histoire racontée la soliste narre les événements de son existence sous la forme de comportements – et donc en extériorité par rapport à ses propres sensations – ou si elle relie les événements rapportés à des éléments plus subjectifs. Dans ce but, les thèmes présents dans les histoires narrées par les participantes ont été codées en trois registres nommés *événementiel, expérientiel* et *mixte.* La totalité des codages représente le total des histoires. Il n'y a donc pas de modalité «autre». Je les présente en détail en en donnant chaque fois un exemple-type et en montrant les changements de registre qui surviennent au cours des différentes phases de la thérapie.

### 3.2.1. Le registre de l'événementiel décroît dans les histoires

Le premier registre, nommé *événementiel,* a été utilisé lorsque la soliste rapporte dans l'histoire les événements de manière factuelle. Elle raconte comment l'actante de l'histoire s'est comportée, a agi dans un ou des événements et évoque peu d'affects ou de sensations lui appartenant. Si des sensations sont décrites, elles ne sont pas attribuées à elle-même en tant qu'actante principale de l'histoire narrée. Voici un exemple où Léa, en tant que soliste, raconte un événement qui lui est arrivé.

**Extrait 6. II. Corps de la séance, avis sur le carnet, tour de Léa, 0'37'49-0'38'17.**

1.    Léa: anchois, mmh une tartine avec une bonne couche de beurre avec des anchois dessus ah' je mange une tartine avec des anchois et du beurre, et puis une fois que j'ai mangé c'est-
2.    Corinne: c'est parti

3.  Léa: ouais c'est bon c'est éliminé, je n'y pense plus, mais TANT que je ne mange pas an: si c'est à huit heures du soir et puis à minuit (rires) je suis toujours là, est-ce que je mange' non je ne fais pas, c'est ridicule, et puis à une heure je me lève quand même pour faire ma tartine aux anchois

L'histoire rapportée par Léa se caractérise par l'évocation d'actions sous forme de comportements alimentaires (*je mange une tartine*, t. 1, *je mange' non je ne fais pas*, t. 3; *je me lève quand même pour faire ma tartine aux anchois*, t. 3). Cette histoire, tout comme celle rapportée par Corinne dans l'extrait 5, est du registre de la fringale. La narration d'épisodes de fringale se caractérise par l'absence d'émotion et d'évocation de la sensation de faim et de satiété.

Le tableau 7 présente le pourcentage d'histoires se situant dans le registre de l'*événementiel* par participante et par séance sur l'ensemble de la thérapie. Il montre qu'au début de la thérapie la grande majorité des histoires rapportées sont dans le registre de l'*événementiel* (94% à la séance I).[12] Cette tendance décroît au cours des séances pour passer de 94% à 17% à celle de suivi.

*Tableau 7.* Fréquence relatives des histoires dans le registre de l'*événementiel* par participante et par séance.

| Séances-Phases/ Participantes | I | II | III | IV | V | VI | VII | X | XI | XII | Suivi |
|---|---|---|---|---|---|---|---|---|---|---|---|
| | Phase Intro- ductive | Phase d'adhésion | | | Phase de négation | | | Phase de déclics | | | |
| Jocelyne | 16 | 12 | 17 | 21 | – | 9 | 3 | 8 | 0 | 0 | – |
| Léa | 8 | 14 | 32 | 34 | 13 | 6 | 0 | 0 | 4 | 0 | 0 |
| Corinne | 27 | 33 | 27 | 28 | 21 | 15 | 0 | 8 | 13 | 0 | 17 |
| Nadia | 43 | 26 | – | – | 16 | 15 | 6 | – | 9 | – | – |
| Total | 94 | 85 | 76 | 83 | 50 | 45 | 9 | 16 | 26 | 0 | 17 |

12  La fréquence relative pour les trois registres événementiel, expérientiel et mixte totalise 100%. Les résultats pour chacun des trois registres sont présentés séparément pour montrer dans le détail les résultats pour chacune des participantes (lecture en lignes). En reprenant les résultats des fréquences relatives pour les trois registres à chaque séance (lecture en colonnes), il apparaîtrait que pour la séance I par exemple, il y a 94% d'histoires dans le registre de l'événementiel, 6% de mixte et aucune histoire est dans le registre de l'expérientiel.

En termes de phases, en lisant les totaux en colonnes, lors de la phase d'adhésion (séances II, III et IV), le pourcentage d'histoires se situant dans le registre de l'événementiel est dominant (entre 85 et 76%). Lors de la phase de négation (séances V, VI et VII), cette proportion chute de 50 à 9% et lors de la phase de déclics, la tendance à la baisse se confirme, entre 0 et 26%.

Ainsi, au fil des séances, les participantes réalisent de moins en moins d'histoires dans lesquelles elles se situent elles-mêmes en tant qu'actante dans un univers objectivé et extérieur à leurs propres sensations.

### 3.2.2. *Le registre de l'expérientiel et la non-restitution des carnets*

Le deuxième registre, nommé *expérientiel*, décrit le cas où la soliste se met en scène dans l'histoire en tant qu'actante et rapporte son expérience de manière subjective, c'est-à-dire en connectant ce qui lui arrive à des sensations intérieures. Par sensations, on entend toutes les sensations physiologiques, telles que la faim ou des émotions comme la colère ou la tristesse. Seules les histoires dans lesquelles la soliste rattache ses sensations et/ou émotions à ses actes ont été codées comme *expérientiel*. Voici un exemple d'histoire située dans ce registre et rapportée par Léa à la séance V:

**Extrait 7. V. Corps de la séance, comment allez-vous, tour de Léa, 0'20'14-0'20'59.**

1.    Médecin: Madame X' comment allez-vous'
2.    Léa: ça va, +++ toute cette histoire fait beaucoup de brassage dans la tête quand même, ça a l'air d'être anodin, comme ça ça- juste mais en tout cas chez moi ça remue, ça rebrasse, ça fait beaucoup de choses, et qui- j'essaie de comprendre pourquoi je réagis et des choses que je- en fait je n'ai pas fait beaucoup, cette semaine j'ai eu énormément de peine à faire cette liste de +
3.    Médecin: ouais
4.    Léa: je devais écrire une liste de ce que j'allais manger pendant la semaine et puis de m'y tenir parce que
5.    Nadia: ça j'ai loupé un épisode
6.    Corinne: ou[ais]
7.    Léa: [ou]ais parce que je n'arrivais pas à manger ce que je n'ai pas envie, il fallait que je- sur le moment miam miam qu'est-ce que j'ai envie' et puis je mange ce que j'ai envie, et puis je n'ai pas arrivé, j'ai seulement fait cette liste jeudi

8. Médecin: mhm
9. Léa: puis parce que- puis j'ai continué à réfléchir, et puis je crois qu'au fait je suis toujours en train de tout remettre à'
10. Corinne: au lendemain

Contrairement à l'histoire de l'extrait précédent, Léa évoque ce qu'elle a ressenti pendant la semaine. Pour le faire, elle utilise des métaphores *(cette histoire fait beaucoup de brassage dans la tête,* t. 2; *ça remue, ça rebrasse, ça fait beaucoup de choses,* t. 2*)* et de la réflexion au sujet de son comportement *(j'essaie de comprendre pourquoi je réagis,* t. 2; *j'ai continué à réfléchir,* t. 9*).* Elle développe donc une attitude réflexive.

À partir de quand cette attitude réflexive se développe-t-elle dans les histoires au cours de la thérapie? Le tableau 8 présente la proportion d'histoires se situant dans le registre de l'*expérientiel* par participante et par séance.

*Tableau 8.* Fréquence relative des histoires dans le registre de l'*expérientiel* par participante et par séance.

| Séances-Phases/ Participantes | I | II | III | IV | V | VI | VII | X | XI | XII | Suivi |
|---|---|---|---|---|---|---|---|---|---|---|---|
| | Phase Intro-ductive | Phase d'adhésion | | | Phase de négation | | | Phase de déclics | | | |
| Jocelyne | 0 | 0 | 0 | 0 | – | 0 | 0 | 0 | 0 | 5 | – |
| Léa | 0 | 0 | 0 | 0 | 3 | 6 | 0 | 0 | 4 | 0 | 4 |
| Corinne | 0 | 0 | 0 | 0 | 0 | 0 | 9 | 0 | 0 | 0 | 8 |
| Nadia | 0 | 0 | 0 | 0 | 11 | 0 | 22 | – | 4 | – | – |
| **Total** | **0** | **0** | **0** | **0** | **14** | **6** | **31** | **0** | **8** | **5** | **12** |

En lisant les totaux par colonnes, on constate que lors de la phase d'adhésion (séances II, III et IV), il n'y a pas d'histoires se situant dans le registre de *l'expérientiel.* Ce n'est qu'à partir de la séance V que les participantes commencent à mettre en mots leurs propres émotions et à les relier à des événements qui leur sont arrivés. Or, c'est à cette séance que les carnets ne sont plus annotés tels que demandé. Même si ce n'est pas le registre qui se développe le plus au cours de la thérapie, il est intéressant de noter que les histoires situées dans le registre de l'*expérientiel* apparaissent pendant les phases de négation (séances V, VI et VII; entre 6 et 31%) et de déclics (entre 0 et 12%).

Ainsi, il ressort que le registre de l'*expérientiel* dans les histoires se développe suite à la transgression dans l'annotation des carnets. Néanmoins, la proportion d'histoires se situant uniquement dans ce registre n'est pas celle qui se développe le plus au cours de la thérapie.

### 3.2.3. Le développement du registre mixte événementiel /expérientiel dans les histoires

Le dernier registre, nommé *mixte*, décrit des histoires dans lesquelles la soliste rapporte des événements de manière factuelle tout en commençant à relier des sensations à ses actions. Voici un exemple d'histoire où Léa raconte, à la séance VI, sa souffrance en lien avec sa consommation compulsive de paquets de biscuits:

**Extrait 8. VI. Corps de la séance, 43'09-44'14.**

1. Léa: je pense que moi c'est ma lolette, je peux dire peut-être que j'ai sucé mon pouce jusqu'à un âge avancé
2. *rires*
3. Léa: c'était ça à ce moment-là toujours mon confort
4. Psychiatre: mhm
5. Léa: à trente ans c'est quand même + j'ai quand même essayé d'éliminer parce ça faisait quand même bizarre mais c'est une sorte de même confort, c'est un confort que et puis je dis je ne vais jamais pouvoir m'en passer parce que c'est ça des fois quand j'ai un long après-midi plein de travail devant moi, je prends deux trois biscuits et hop' ça repart'
6. Psychiatre: mhm
7. Léa: j'ai besoin et jamais de ma vie je ne vais pouvoir heu renoncer à ça, parce que je vais déprimer, je ne sais pas
8. Psychiatre: mhm
9. Léa: alors je dis je mange normalement d'ailleurs mon poids reste stable, je ne bouge pas non plus mon poids reste stable mais c'est c'est je dis je ne vais jamais pouvoir diminuer mon poids ça c'est exclu parce que je devrais faire des choses que je ne peux pas faire,
10. Psychiatre: mhm

Dans cette histoire, Léa arrive à faire le lien entre ses compulsions alimentaires et ce qu'elle peut ressentir comme difficulté à certains moments de sa vie quotidienne et à lui donner du sens. Elle y évoque d'une part des comportements *(quand j'ai un long après-midi plein de travail devant moi, je prends deux trois biscuits et hop' ça repart',* t. 5*)* et d'autre part une sensation *(c'est un confort,* t. 5*)*. Et, elle rapporte que ce type de comportement fait écran à un sentiment «dépressif» *(j'ai besoin et jamais de ma vie je vais pouvoir heu renoncer à ça, parce que je vais déprimer,* t. 7*)*.

Le tableau 9 donne un aperçu global de la proportion d'histoires réalisées dans le registre mixte. A sa lecture en colonnes, il ressort que le registre *mixte* est celui qui se développe le plus en cours de thérapie puisqu'il passe de 6 à 71% de manière plutôt régulière.

*Tableau 9.* Fréquence relative des histoires dans le registre *événementiel/expérientiel mixte* par participante et par séance.

| Séances-Phases/ Participantes | I | II | III | IV | V | VI | VII | X | XI | XII | Suivi |
|---|---|---|---|---|---|---|---|---|---|---|---|
| | Phase Intro- ductive | Phase d'adhésion | | | Phase de négation | | | Phase de déclics | | | |
| Jocelyne | 0 | 7 | 17 | 10 | – | 6 | 3 | 38 | 17 | 24 | – |
| Léa | 6 | 0 | 5 | 7 | 13 | 15 | 22 | 17 | 9 | 19 | 29 |
| Corinne | 0 | 0 | 2 | 0 | 3 | 0 | 9 | 29 | 17 | 52 | 42 |
| Nadia | 0 | 9 | – | – | 21 | 27 | 25 | – | 22 | – | – |
| **Total** | **6** | **16** | **24** | **17** | **37** | **48** | **59** | **84** | **65** | **95** | **71** |

En comparant les trois registres – événementiel, expérientiel et mixte – il ressort globalement qu'en début de thérapie les participantes rapportent, dans les histoires, leurs propres expériences de manière factuelle sans les connecter à leurs sensations ou très peu. Au fil des séances, avec l'aide des thérapeutes, elles arrivent de plus en plus à exprimer, dans celles-ci, leurs sensations par rapport à ce qu'elles vivent. Néanmoins, le registre «pur» de l'expérientiel se développe peu dans les histoires au cours de la thérapie. Son apparition est surtout liée à l'acte de désobéissance relatif à la prescription sur l'annotation du carnet.

Bien entendu, à partir de ces résultats, il aurait été intéressant de mettre en lien les trois registres régime, fringale et diététique avec ceux de l'événementiel/expérientiel, mais cela n'est pas possible car les effectifs sont trop petits. Néanmoins, une tendance se dessine. En début de thérapie, les histoires réalisées par les participantes sont canoniques. Caractérisées par de fortes ressemblances, elles sont plutôt focalisées sur la sphère alimentaire, d'abord sur les régimes, puis sur les crises de fringales. De plus, elles ont la particularité d'être rapportées de manière objectivée, en extériorité à leurs propres sensations. Au fil des séances, les participantes développent des les histoires dans lesquelles elles mettent en lien ce qu'elles vivent avec leurs sensations et rapportent plus de pratiques du registre de la diététique. Mais de manière inattendue – en ce qui me concerne –, ce sont surtout les histoires qui sortent du thème de l'alimentation qui se développent le plus.

Au fil de la thérapie, on assiste donc à une double transformation au cœur des histoires:

- Premièrement, il y a le passage d'une trame narrative caractérisée par la similarité et la récursivité à une trame narrative plus ouverte.
- Deuxièmement, le passage d'histoires dans lesquelles les participantes racontent les événements de leur propre vie en extériorité à elles-mêmes à des histoires dans lesquelles elles mettent en scène une actante qui établit un contact avec elle-même et intègre ses propres sensations et émotions.

Autrement dit, les participantes passent d'histoires dans lesquelles elles sont objectivées (similarité, récursivité, cristallisation des histoires sur l'alimentation, absence de sensations) à des histoires dans lesquelles elles évoquent leur propre subjectivité, dans le sens de «se relier à ses propres sensations et émotions» mais aussi dans le sens de devenir «unique». Ainsi, devenir sujet de sa propre histoire, c'est dans un même mouvement s'ouvrir à sa propre complexité et à celle du monde.

# Conclusion

L'activité médiatisée par le genre faire récit s'est révélée être l'activité principale pendant les séances de thérapie. Au fil des interactions, les thérapeutes et les participantes utilisent le genre faire récit comme un opérateur psychologique complexe. Pour avoir une action tournée vers le développement du sujet, thérapeutes et participantes utilisent les ressources de ce genre à deux niveaux: au niveau du processus de narration et à celui du contenu narratif ou de l'histoire.

Au niveau du processus narratif, l'activité médiatisée par le genre faire récit est apparue comme une activité située et distribuée. Premièrement, cette activité médiatisée est co-construite dans l'interaction entre participantes et thérapeutes. Ce sont d'abord un thérapeute ou une participante qui jouent le rôle d'aiguilleur, c'est-à-dire qu'ils réorientent les échanges sur le genre faire récit, puis une participante, en tant que soliste, raconte une histoire. Enfin, les thérapeutes et les participantes jouent le rôle de récepteur de l'histoire. Ces fonctions de réception forment des étayages au sens de Wood, Brunner & Ross (1976). L'analyse attentive de celles-ci montre que les thérapeutes et les participantes les réalisent de manière différente: les thérapeutes utilisent les contraintes propres à la narration d'une histoire (il faut au moins un acteur sujet) pour focaliser l'attention de la soliste sur elle-même et pour l'inviter à se raconter à la première personne et donc à se mettre en scène en tant qu'héroïne de sa propre histoire. En revanche, les participantes réceptionnent l'histoire en soulignant les similitudes et les différences par rapport à leur propre expérience. Ce faisant, elles transforment l'histoire idiosyncrasique narrée par la participante en une histoire collective. La narratrice sort ainsi d'une attitude solipsiste et se relie aux autres femmes vivant les mêmes souffrances qu'elle. Les interventions des participantes modifient également le cours de l'histoire racontée. Une boutade absurde d'une participante pendant qu'une autre narre un épisode de fringale, tel un grain de sable dans une mécanique narrative trop bien huilée marquée par la récursivité, a pour effet de changer le registre de l'histoire. Celui-ci passe du tragique au comique. Par leurs interventions, les participantes introduisent ainsi du jeu où il n'y en avait pas. Le terme de «jeu» est compris ici dans le sens de permettre le dépassement de la récursivité mais aussi «jeu» dans le sens de *«play»*, expression anglaise qui n'a pas d'équivalent en français et qui caractérise l'activité ludique elle-même par rapport au jeu réglé *(game)*. Cette capacité de rire de soi permet la prise de distance par rapport aux drames de sa propre existence et permet de les relativiser. Cette dernière réflexion à propos du jeu en tant qu'activité ludique n'est pas sans évoquer les travaux de Winnicott (1975) sur la capacité de jouer comme étant un des processus les plus fondamentaux dans des contextes thérapeutiques.

Deuxièmement, l'activité médiatisée par le genre faire récit est distribuée. Thérapeutes et participantes utilisent les carnets comme des embrayeurs pour élaborer des histoires. L'utilisation de ces embrayeurs n'est pas sans ambiguïté. En effet, leur utilisation introduit également du jeu et permet aux participantes de parler de leur carnet ou d'elles-mêmes. Comme montré au chapitre précédent, l'utilisation du carnet en tant qu'embrayeur se modifie en cours de thérapie. Pour rappel, lors de la phase d'adhésion (séances II, III et IV), les informations écrites dans les carnets offrent un support pour la construction spatio-temporelle de l'histoire, pour la focalisation de celle-ci sur des événements problématiques et également pour la mise en lien entre différents événements. Lors de la phase de négation (séances V, VI et VII), les carnets sont utilisés par les participantes comme des embrayeurs indirects pour faire récit sur leur relation au carnet. Par association, l'évocation de leur relation difficile au carnet leur permet d'aborder leur difficulté face aux tâches quotidiennes.

Au niveau du contenu narratif, la construction d'une histoire répond à des règles implicites synthétisées brillamment par Ricœur «raconter c'est dire qui fait quoi, pourquoi et comment en étalant dans le temps la connexion entre ces points de vue» (1999, p. 176). La narration d'une histoire est donc contraignante. Avec l'aide des thérapeutes et des autres participantes, chaque participante est invitée à se dédoubler, autrement dit à se mettre en scène en tant qu'héroïne de sa propre histoire et à se prendre elle-même pour objet. Ce faisant, chacune doit sélectionner des événements dans le flot continu de son expérience, se mettre au centre de ceux-ci en tant qu'actante et opérer des transformations d'état sur ces événements: chacune apprend ainsi à «nouer» et à «dénouer» des actions problématiques en les insérant dans un cadre spatio-temporel dans lequel il y a une action qui commence, se déroule et se termine. Enfin, l'utilisation de la règle du «pourquoi» dans la narration d'une histoire invite chacune des participantes prenant le rôle de soliste à donner du sens aux événements de sa vie, à en chercher des explications ou à les évaluer.

Après avoir montré comment le genre faire récit est utilisé en tant qu'opérateur psychologique dans les interactions entre thérapeutes et participante, je me suis demandé s'il était possible de mettre en évidence des changements aux niveaux des thèmes présents dans les histoires entre le début et la fin de la thérapie. L'analyse des thèmes présents dans les histoires a mis en évidence deux changements principaux.

Un premier résultat montre que globalement les histoires sont focalisées sur la sphère alimentaire en début de thérapie et qu'au fil des séances les participantes peuplent l'univers diégétique de leurs histoires d'événements provenant de sphères de plus en plus élargies de leur existence. Un second résultat nuance le premier. Dans les histoires centrées sur le thème de l'alimentation, trois registres peuvent être différenciés ceux du *régime*, de la *fringale* et de la *diététique.*

L'analyse de l'évolution de chacun de ces trois registres sur l'ensemble de la thérapie met en évidence que lors de la phase introductive de la thérapie (séance I), le registre dominant dans les histoires est celui du régime. Il se caractérise par une forme canonique: similarité entre participantes, récursivité dans les histoires, constat d'échec et d'impasse par rapport à leurs tentatives de perdre du poids, déconnexion entre sensation et comportement. A la fin de la séance I, et surtout à partir de la séance II, les participantes narrent des épisodes de fringale. Globalement la fréquence relative des histoires dans le registre de la fringale régresse au cours de la thérapie, mais il y a de grandes différences entre participantes.

Les histoires dans le registre de la fringale ont également une forme canonique: dans celles-ci, les participantes mettent en scène une actante qu'elles ne comprennent pas, sur laquelle elles n'ont pas prise et qui agit d'une manière incompréhensible et sans contrôle possible. L'univers diégétique est peuplé par une actante qui agit sans être connectée à ses propres sensations ou émotions, qui ne fait pas de lien entre ce qui lui arrive et ce qu'elle fait, qui agit sans conscience de ses signaux physiologiques comme la faim et le sentiment de satiété, qui n'a de limites au niveau spatio-temporel (pas de début, ni de fin dans les prises alimentaires, ni de différenciation de lieux où sont consommés les aliments). En écho à la référence à ces épisodes de fringales, la narration elle-même se caractérise par le non-dénouement et la récursivité. Bien qu'une des contraintes propres à la narration d'une histoire est de permettre un changement d'état entre un avant et un après. La narration d'histoires de fringales se caractérise par un dé-nouement au niveau formel, mais qui n'en est pas un au niveau sé-mantique. Par exemple, en opérant une segmentation de ces histoires en macro-segments selon la méthode d'Adam (1999), dans le segment formellement codé comme un dénouement, au niveau du contenu il y a la constatation d'un non-changement ou d'une impasse.

Le dernier registre, celui de la diététique, se caractérise par la nar-ration d'épisodes de prises alimentaires structurées dans un cadre spatio-temporel délimité, avec un avant, un pendant et un après. Dans ces histoires, la soliste est reliée à l'actante qu'elle met en scène. Pour le dire à la manière de Vygotski, la soliste établit «un contact social» avec elle-même. La soliste et l'actante mise en scène agissent en ac-cord l'une avec l'autre et en tenant compte de leurs sensations corpo-relles. Ces histoires apparaissent progressivement au cours de la thé-rapie. Toutefois, ce n'est pas le registre qui se développe le plus. Au niveau des thèmes, celui qui se développe le plus est précisément la catégorie «autre», considérée habituellement comme résiduelle mais qui prend ici tout son sens. À partir de la phase de négation (séances V, VI et VII), les participantes sortent carrément du thème de l'ali-mentation pour relier leur manière de s'alimenter avec les événements vécus dans les différentes sphères de leur existence.

Les analyses réalisées au cours de chapitre montrent bien la spéci-ficité des histoires marquées par la similarité et la récursivité. Pour faire un lien avec la conception de l'identité chez Ricœur, les partici-pantes sont toutes dans le pôle de l'identité où *ipse* et *idem* tendent à coïncider où la sédimentation l'emporte sur l'innovation. Dans le cadre de cette thérapie, la *mêmeté* dans les histoires est synonyme de rapport objectivé à soi, de manque de connexion entre ses propres sensations et ses comportements.

Toutefois, une des limites des analyses présentées dans ce chapitre est de ne pas avoir caractérisé clairement la nature des changements opérés au cours de la thérapie. Les résultats présentés ouvrent néanmoins la voie: les participantes vont vers l'ouverture, vers la différenciation entre elles, vers le développement d'un rapport réflexif avec soi. Pour mettre en évidence ces changements, un renversement de perspective est nécessaire: il faut suivre l'évolution spécifique de chacune des participantes et montrer comment elles se différencient entre elles. C'est l'objet du dernier chapitre.

# IV. Vers la réflexivité

*Lève-toi vers toi, ma compagne, ma belle, et va vers toi!*

Cantique des Cantiques 2, 10

L'ensemble des analyses présentées jusqu'à présent a surtout mis en évidence les changements au sein de l'activité médiatisée par le genre faire récit, avec le support des carnets. En effet, la thèse soutenue est que, dans une perspective moniste, le genre faire récit, avec le carnet comme support, médiatise l'activité intrapsychologique et interpsychologique. Des changements fonctionnels et structurels se produisent au sein même de cette médiation, ceux-ci ayant des répercussions sur la maturation des processus inter- et intrapsychologiques. Pour Vygotski, c'est le conflit entre l'état actuel des processus intrapsychologiques et la complexité des échanges interpsychologiques qui pousse le sujet à se développer.

Pour rappel, d'après Vygotski, pour parler de développement, il faut qu'il y ait croissance au «dedans». Dans une perspective dialectique, le développement est conçu comme le dépassement d'une contradiction passant par la négation du fonctionnement intérieur et par une reconfiguration de celui-ci dans de nouvelles fonctions médiatisées. Le développement est défini comme une victoire remportée sur les difficultés, le dépassement d'un conflit, le dépassement d'un état de crise intérieure. Le père de l'école historico-culturelle donne également des indicateurs possibles de développement, comme les prises de conscience, dont un indice pourrait être les expériences-déclics ou l'établissement d'un contact social avec soi-même. C'est en se dédoublant que le sujet va prendre son propre fonctionnement comme objet et peut utiliser ce qu'il comprend de cette expérience pour de nouvelles expériences.

Toutefois, d'après ce psychologue, le développement du sujet ne peut être appréhendé directement. Celui-ci ne peut être analysé que dans une perspective génétique et par des méthodes indirectes.

Clot (2001, 2002) le reformule en postulant que c'est l'histoire du développement qui est l'objet de la psychologie et sa méthode. Selon lui, c'est dans le passage d'une forme d'activité sédimentée à une autre que peuvent s'observer des traces de développement chez le sujet.

Le long détour réalisé jusqu'à présent se révèle maintenant être le chemin le plus court pour aborder la question de l'histoire du développement de processus intrapsychologiques chez les participantes. En effet, jusqu'à présent les analyses présentées ont montré les changements au sein même de la médiation réalisée par l'entremise du genre faire récit avec le carnet comme support. Les transformations mises en évidence peuvent maintenant servir pour construire deux premiers indicateurs indirects de traces de développement intrapsychologique chez chacune des participantes. Il y a d'une part la manière dont chacune change au cours du processus de transformation des carnets mis en évidence au chapitre II, d'autre part le registre dominant dans les thèmes analysés dans les histoires où chaque patiente se narre à la première personne. Ce deuxième indicateur devra être mieux défini. Il faudra caractériser l'évolution des thèmes présents dans les histoires de chacune des participantes. L'analyse des thèmes présents dans les histoires narrées par les participantes a montré qu'il y a une évolution du passage de formes canoniques au niveau narratif à des ouvertures à d'autre sphères que l'alimentation et à la différenciation. Il faut caractériser comment chaque participante se différencie.

Dans ce but, je m'intéresserai à la manière dont chaque participante collabore à la construction du genre faire récit, ainsi qu'à la manière dont le contenu des histoires caractérisées par l'impasse (similarité, récursivité, échec, non-dénouement) évolue. J'examinerai également s'il y a des changements de la manière de narrer pour chacune des patientes. Pour mettre en évidence les caractéristiques de l'impasse initiale de chaque participante ainsi que la manière dont chacune sort de celle-ci, j'ai réalisé deux nouvelles analyses.

- La première vise à comparer les caractéristiques de l'activité de narration entre le début et la fin de la thérapie. Dans ce but, deux extraits ont été sélectionnés: dans l'un apparaît l'état d'impasse initiale dans laquelle se trouve chaque participante et dans l'autre apparaît un dénouement de leur impasse respective. En effet, entre le début et la fin de la thérapie, il y a des changements pour chacune dans la manière de faire récit en tant que soliste tant au niveau interactif qu'à celui de l'histoire racontée.

– La seconde vise à mettre en évidence l'évolution du projet personnel de chacune tel qu'il est formulé en début et en fin de thérapie. En effet, chaque participante formule en début de thérapie le projet qui, selon elle, lui permettra de sortir de son impasse. En fin de thérapie, chacune reformule un nouveau projet à réaliser par la suite.

Pour la présentation des résultats, je procéderai en deux temps. D'abord, pour mettre en évidence l'évolution de chaque participante au cours de la thérapie, je reprendrai de manière synthétique leurs conduites respectives pour l'ensemble des analyses réalisées à chaque étape de la thérapie: premièrement sur leurs changements dans l'annotation et l'utilisation des carnets; deuxièmement, sur les changements de registres pour chacun des thèmes investigués. Dans un second temps, comme les extraits analysés sont relativement longs, j'ai sélectionné les deux participantes dont les scénarios sont les plus différents, Léa et Corinne. Je présenterai les résultats des analyses pour chacune d'elle, puis, résumerai ceux de Nadia et Jocelyne.

# 1. Léa: «Tu es responsable de toi»!

D'origine européenne, âgée de 50-55 ans, Léa s'est séparée depuis peu de son mari et ses enfants adultes sont partis de la maison. Suivie depuis longtemps par un psychothérapeute, elle est arrivée à la consultation pour un problème de surpoids. A l'aide des indicateurs mentionnés, je caractérise son impasse initiale et le dépassement de celle-ci, ainsi que ce qui a changé pour elle au cours des différentes phases de la thérapie.

## 1.1. Utilisation des carnets et registres dominants dans les histoires

Au cours des différentes phases de la thérapie, comment Léa utilise-t-elle son carnet alimentaire et quelles sont les caractéristiques thématiques des histoires qu'elle narre en tant que soliste?

- **À la première séance**, Léa raconte des histoires de prises et de pertes de poids ainsi que ses tentatives vaines pour maigrir. Ces histoires se caractérisent par une trame narrative semblable aux autres participantes: grande carrière de régimes, échec, impasse et déconnexion par rapport à ses propres sensations et émotions. À la fin de la séance, elle reçoit son premier carnet avec la prescription de manger sans se priver et de noter ses prises alimentaires.
- **Lors de la phase d'adhésion** (séances II à IV), elle annote son carnet et les histoires qu'elle rapporte se transforment. Elle utilise son carnet comme un embrayeur pour faire récit de ses comportements alimentaires, principalement des crises de fringales rapportées en extériorité par rapport à ce qu'elle ressent. Petit à petit, elle commence à mettre en lien ce qu'elle ressent avec ses propres expériences alimentaires et réalise des histoires dans le registre de la diététique.
- **Lors de la phase de négation** (séances V à VII), elle annote et rend son carnet aux séances V et VI mais avoue qu'elle ne l'écrit pas comme prescrit. La difficulté à annoter son carnet lui sert d'embrayeur pour parler de sa difficulté à réaliser ses tâches quotidiennes et pour parler indirectement d'elle-même, en particulier pour donner place à un sentiment de «dépression» qu'elle ressent de manière latente. D'un point de vue thématique, elle rapporte surtout des histoires dans le registre de la fringale: elle réalise qu'elle consomme des paquets de biscuits lorsqu'elle a une difficulté ou un moment de découragement (cf. extrait 7, chapitre III, p. 200-201). Elle comprend que ce comportement lui permet de ne pas déprimer et pense qu'elle ne pourra pas s'en passer. Léa réussit donc à relier ce qu'elle ressent à ses fringales et à leur donner du sens.

- **Quant à la phase de déclics** (séances X à XIII), après les deux séances de relaxation, la séance X est un moment de tournant. Elle rapporte qu'elle a eu un «déclic» et qu'elle a réussi à se passer de ses biscuits. À partir de là, au niveau narratif, elle sort du registre de la fringale – sauf pour raconter son déclic – et développe le registre de la diététique en continuant à faire le lien entre ce qu'elle ressent et ce qu'elle vit. Quant au carnet, elle ne l'annote plus (sauf à la séance XII sur demande des thérapeutes) et ne l'utilise plus.

De ce survol synthétique de l'évolution de Léa au cours de l'ensemble de la thérapie, il ressort qu'elle évolue personnellement de concert avec les moments-clefs de la thérapie.

## 1.2. De l'impasse au déclic

Pour comprendre en quoi consiste «le déclic» que Léa mentionne à la séance X, je propose de comparer un extrait de la séance I – caracté- risé par l'impasse – avec celui de la séanceX. Cette analyse permettra de comparer ce qui s'est modifié pour Léa aux niveaux du processus de narration et de l'histoire.

Dans un premier temps, je focaliserai l'analyse sur un extrait tiré de la séance I, dans lequel Léa, après avoir rapporté sa longue expé- rience des régimes, raconte ses motivations à participer à ce groupe et parle de l'impasse dans laquelle elle se trouve.

**Extrait 1. I. Corps de la séance, motivations, tour de Léa, 0'07'26-0'08'48.**

1. Médecin: vous pensez quoi de ce groupe' qu'est-ce que vous attendez aujourd'hui' du groupe que vous allez commencer aujourd'hui, donc vous avez fait des régi- mes, vous avez fait de l'activité physique, aujourd'hui vous allez faire quelque chose de différent' votre but c'est lequel'

2. Léa: c'est- c'est- il me semble que je SAIS + à peu près ce que je dois faire, mais c'est la MOTIVATION que je n'arrive pas à avoir, je dis que MAINTENANT c'est le moment de commencer, PAS demain, parce moi c'est toujours demain que je vais commencer, et j'ai fait ça avec la cigarette, pendant + ouf dix ans, quinze ans j'ai traîné cette cigarette, demain j'arrête, j'arrêtais trois jours, A Pâques j'arrête, A ma fête j'arrête, A Noël j'arrête, j'arrêtais, j'arrêtais, et puis chaque fois que je reprenais, et puis ça=

3.    Médecin: =mhm=

4.    Léa: =pour finir à un moment donné j'ai quand même trouvé la- le- à force de continuer à chercher aussi j'ai essayé les patchs, les trucs, l'acupuncture, toujours continuer à chercher un- jusqu'à ce qu'on trouve celui qui est bon pour soi, puis j'ai trouvé LA motivation qui a marché pour la cigarette, maintenant je cherche LA motivation + qui va marcher pour ma tête, c'est possible de résister, à un moment il faut résister,

Dans cet extrait, dans lequel le médecin joue le rôle d'aiguilleur (t.1) et de récepteur (t.3), plusieurs éléments sont caractéristiques de l'histoire d'impasse dans laquelle se trouve Léa en début de thérapie:

– **Une temporalité «engluée».** D'un point de vue temporel, l'histoire ne démarre pas. Léa rapporte qu'une de ses difficultés est de reporter au lendemain le début du changement qu'elle souhaite. Elle oppose temporellement le moment de commencer *maintenant* (t. 2) à *demain* (t. 2).

– **Pas de compréhension de ce qui lui arrive.** Dans l'histoire rapportée par Léa, il n'y a pas d'éléments qui lui permettraient de donner du sens à ses fringales.

– **Une comparaison avec une autre expérience similaire avec un dénouement.** Néanmoins, malgré cette sensation d'impasse, Léa entrevoit un dénouement possible en comparant son problème avec un autre qu'elle a réussi à résoudre. Dans cet extrait de faire récit, elle insère une seconde histoire dans laquelle il y a un dénouement (t. 2 et t. 4). Elle évoque son combat sur plusieurs années pour arrêter de fumer. Dans celui-ci, elle a vécu une expérience similaire de noncommencement *(demain, à Pâques, à ma fête, à Noël,* t. 2), des tentatives multiples *(patchs, trucs, acupuncture,* t. 4), avant de trouver un dénouement *(puis j'ai trouvé La motivation qui a marché pour la cigarette,* t. 4).

– **La recherche d'une solution venant de l'extérieur.** Dans sa comparaison avec son combat contre la cigarette, elle évoque des solutions quasi magiques *(les patchs, les trucs, l'acupuncture,* t. 4) qui pourraient lui donner la motivation de commencer à manger moins.

Dans ce processus de narration caractérisé par l'impasse, la soliste n'arrive pas à faire commencer, ni à dénouer l'histoire, encore moins à expliquer ce qui lui arrive et attend une solution qui viendrait du dehors. Néanmoins, Léa utilise déjà narrativement une ressource en prenant appui sur une autre expérience similaire qui lui indique le chemin à suivre. Comment va-t-elle sortir de son impasse et comment se caractérise l'activité de narration dans laquelle elle évoquera le dénouement? C'est lors de la séance X que Léa va annoncer qu'elle a trouvé la motivation qu'elle cherchait. De manière assez étonnante, Léa, avec l'aide des thérapeutes et des autres participantes, va en réaliser deux versions, qu'il s'agit d'analyser l'une après l'autre en en montrant les développements.

### 1.2.1. *Première version*

**Extrait 2. X. Corps de la séance, «déclics», tour de Léa, 10'00-11'05**

1. Léa: le bouton est tourné chez moi
2. Psychiatre: c'est-à-dire'
3. Léa: le bouton est tourné, j'ai trouvé la motivation comme avec la cigarette,
4. Psychiatre: mhm
5. Léa: le bouton est tourné, alors j'ai j'ai + une semaine de ne pas manger de biscuits et pas eu envie d'en manger, j'ai dit ça clac,

En comparaison avec l'extrait précédent, plusieurs changements méritent d'être relevés tant au niveau de la dynamique interactionnelle que de l'histoire racontée:

- **Au niveau de la dynamique interactionnelle**, le début du tour de Léa commence par une prise directe de parole de Léa sans qu'un des thérapeutes n'ait besoin de lui proposer de question comme aiguilleur. De plus, au niveau des relances, les thérapeutes posent des questions qui servent surtout à inciter Léa à expliciter ce qu'elle veut dire (*c'est-à-dire*, t. 2) ou à réceptionner ce qui est dit sous forme de relances phatiques (*mhm*, t. 4).
- **Au niveau de l'histoire**, d'abord, elle fait référence à l'histoire racontée à la séance I. Sous forme de métaphore (*le bouton est tourné*, t. 1), elle indique qu'elle a trouvé la motivation en faisant référence à son combat pour arrêter la cigarette (t. 3). Ensuite, à l'aide de la relance de la psychiatre, elle commence à expliciter ce qu'elle entend avec la métaphore du «bouton tourné», en en faisant une première histoire [*le bouton est tourné, alors j'ai j'ai + une semaine de ne*

*pas manger de biscuits et pas eu envie d'en manger* (nœud); *j'ai dit ça clac,*
t. 5, (dénouement)]. Celle-ci se différencie de l'histoire sous forme
d'impasse de la séance I, puisqu'ici il y a d'une part, une action
avec un commencement (il y a une semaine) et qui dure dans le
temps (depuis une semaine) et, d'autre part, un dénouement sous
forme d'onomatopée *clac,* qui imite le son du bouton tourné et qui
marque temporellement une fin et un nouveau commencement.
Malgré la brièveté de cette activité de narration, il y a donc déjà des
changements par rapport à l'histoire dans laquelle elle racontait son
impasse (extrait 1): un changement dans la dynamique interactionnelle.
Elle initie sa propre histoire, utilise une métaphore et marque temporellement le changement. Suite à celle-ci, Léa réalise une seconde version
de l'histoire du «bouton tourné», grâce à une relance de la psychiatre.

### 1.2.2. Seconde version

**Extrait 3. X. Corps de la séance, «déclics», tour de Léa, 11'06-15'46.**

1.   Psychiatre: il s'est tourné comment le bouton'
2.   Léa: le bouton a tourné, c'est plusieurs choses qui ont fait que le bouton a tourné,
3.   Médecin: après la séance de relaxation qui était tellement horrible,
4.   rires
5.   Léa: ouais, ça c'est une chose, l'autre chose c'est que j'ai été chez le docteur X., il m'a dit une chose que TOUTES LES FAÇONS, UNE FOIS il faudra se refuser des choses ou quelque chose dans ce sens-là, parce j'at- en fait j'attendais toujours que ça vienne facile, que j'aurais PLUS de peine à dire non, et puis ça fait longtemps que j'attends, et puis il a dit une phrase qu'il m'a dit, m'a fait- autant de toutes les façons il faut passer une fois par ce stade-là, il faut une fois se refuser des choses au lieu de- la prochaine chose c'est que le dimanche matin, je vais toujours faire le ménage au bureau et puis j'avais deux biscuits qui restaient, et puis j'ai mangé ces deux biscuits, et puis d'habitude j'ai toujours de la réserve, j'ai toujours plus que deux, mais là j'avais ces deux et j'ai mangé ces deux, l'envie de continuer était TERRIBLE, j'ai dit ouh ouh j'en veux PLUS, diman- che matin, tout est fermé, on ne trouve rien du tout, alors j'ai commencé à faire le ménage et puis après coup je me suis dit mais au fait l'envie a duré +
6.   Corinne: qu'est-ce qu'elle a duré'=
7.   Léa: = 30 SECONDES' UN MOMENT, ET PUIS APRES JE N'Y AI PLUS PENSE, donc si je passe le premier moment, parce que je croyais que j'aurais envie toute la journée, mais non je n'y ai plus pensé, ça c'est une chose, + j'ai lu

un livre qui m'a dit quelle est la chose que si vous voulez changer dans votre vie, votre vie va changer complètement, et pourquoi vous ne le faites pas' et puis je me suis dit en fait ÇA FAIT DES ANNEES QUE JE TRAINE cet- ce POIDS, ça me MINE, ça M'OCCUPE, ça- ça- POURQUOI JE NE LE FAIS PAS' pourquoi JE DIS maintenant UNE FOIS C'EST FINI, et puis ça fait clac et puis depuis là j'ai mangé + quand même des choses permises, donc sans graisse pas de- j'avais plus de peine à manger des légumes cuits à l'eau sans beurre, TOUT, TOUT était- c'était facile, maintenant il faut que j'entretienne cet cet état de choses, mais je me suis dit tu es folle, ça t'occupe ta vie tu es responsable de toi-même, jamais quelqu'un le fera pour toi, tu dois- il a dit il faut passer une fois par ce stade-là, ouais c'est vrai, je dois le faire une fois, alors ça sert à rien de toujours repousser repousser, en attendant que ça vienne plus facile, ça ne deviendra jamais plus facile, alors ah et puis tout d'un coup j'ai senti pouff que ça ne me fait rien de ne plus manger de biscuits, je n'ai même pas envie, c'était=

8. Médecin: bravo
9. Léa: et puis j'ai eu la MEME chose avec la cigarette, j'ai essayé d'arrêter au moins CINQUANTE FOIS, et puis c'était des misères, et puis je fum- je tenais quelques heures, et puis si je voyais quelqu'un qui fume, je prenais vite une bouffée, et puis hop c'était reparti, c'était- et puis d'un coup clac' j'ai eu l'impression qu'un bouton est tourné qui fait que c'est on off et puis c'est off voilà, c'est bon, c'est facile, alors maintenant j'ai vite marqué ce qui m'avait fait que le bouton tournait et puis je le relis parce je dis maintenant il faut garder ça dans la TRONCHE' pour pas'
10. Psychiatre: c'est quoi ce livre'=
11. Léa: =*rire*=
12. Médecin: = non mais vous pensez que c'est'
13. Léa: Stephen Covey, *First things first*[1], premières choses d'abord,
14. Psychiatre: mhm
15. Léa: il me fait réfléchir que a) + ce qui est important dans votre vie et pourquoi vous ne le faites pas' ils disent quand on fait quelque chose qui est MAL pour nous, on doit avoir quelque part d'autres RECOMPENSES, on doit quelque part ça nous SERT à quelque chose, parce que sinon on ne le referait pas, lorsqu'on se brûle la main, on ne va pas le refaire, parce que cela nous fait mal, donc si on fait un comportement qui nous fait mal d'un côté, d'un autre côté il doit y avoir quelque chose POURQUOI on le fait,
16. Psychiatre: mhm vous avez trouvé'
17. Léa: moi je crois que j'ai toujours fait les récompenses + vite, au lieu des récompenses + reportées, je voulais toujours avoir tout de suite le truc au lieu de- plutôt maintenant un petit peu que beaucoup plus tard, toujours les les les=

1 L'ouvrage cité est vraisemblablement celui de S. R. Covey, A. R. Merrill et R. R. Merill (1994) *First things first: to live, to love, to learn, to leave a legacy*. New York: Simon & Schuster.

18. Médecin: =xx[xx]
19. Léa: [satis]factions immédiates plutôt qu'il faut apprendre à avoir des- et puis aussi une chose qui m'a aidée, j'ai été à la gymn pour le dos, le *backademy*, et puis celle qui donne le cours a le même âge que moi, et puis elle nous fait faire des choses comme ça et puis moi je suis- je ne POUVAIS RIEN FAIRE, je ne pouvais pas lever la jambe, je ne pouvais pas tenir ou bien elle disait pour se relaxer, ou se chauffer les muscles, il fallait se lever sur la pointe des pieds, je faisais trois fois j'étais dans un état physique épouvantable, alors je ne peux pas continuer comme ça, si je continue comme ça à soixante ans je serai en chaise roulante,

Plusieurs éléments méritent d'être relevés dans cette seconde version de l'histoire du «bouton tourné», tant au niveau du processus narratif qu'au niveau de l'histoire:

– **Les thérapeutes utilisent des relances visant à aider Léa à élaborer sa propre histoire.** Les thérapeutes interviennent par des relances qui invitent Léa à développer son histoire (*c'est tourné comment le bouton*, t. 1; *c'est quoi ce livre*, t. 10; *vous avez trouvé'* t. 16) ou à réceptionner ce qui est dit sous forme de relances phatiques *(mhm,* t. 14 et 16*)* ou encore à la féliciter *(bravo,* t. 8).
– **En modifiant la temporalité de l'histoire.** Les événements rapportés ont tous un début, un milieu et une fin. Par exemple, lorsqu'elle rapporte l'épisode de la fringale (t. 5-7), les actions sont étalées dans le temps avec des marqueurs de temporalité *(et puis,* t. 5 et 7; *mais là,* t. 5; *alors j'ai commencé,* t. 5; *et puis après coup,* t. 5; *et puis après,* t. 7*)*.
– **En reliant différents événements dans l'histoire.** Au tour 6, la psychiatre propose une nouvelle relance invitant Léa à développer cette première version de l'histoire. Léa en tant que soliste relie cinq événements différents pour raconter ce qu'elle entend par la métaphore du «bouton tourné». Elle va le réaliser en utilisant des marqueurs de liaison qui ponctuent les différents événements auxquels elle fait référence [*c'est plusieurs choses* (t. 2); *ça c'est une chose* (t. 5); *l'autre chose* (t. 5); *la prochaine chose c'est* (t. 5); *ça c'est une chose* (t. 5); *j'ai eu la même chose* (t. 9) *et puis une autre chose* (t. 19)]. A l'aide de ces marqueurs de liaison, Léa va raconter les événements qui lui sont arrivés et qui lui ont permis de sortir de son impasse et de donner du sens à ses expériences: le premier événement est la rencontre avec

son docteur lui annonçant que la privation est un passage obligé
(t. 5); le deuxième est l'épisode où elle ressent une fringale en faisant
le ménage dans son lieu de travail et où elle arrive à ressentir la
frustration sans chercher à la compenser (t. 5; t. 7); le troisième
épisode est celui de la comparaison avec le combat pour arrêter de
fumer (t. 9); le quatrième est celui de la lecture d'un livre lui faisant
réaliser qu'elle cherche à se donner des récompenses immédiates
(t. 5 au t. 19); et le dernier est celui d'un épisode où elle a fait de la
gymnastique et où elle a réalisé qu'elle était en mauvaise condition
physique (t. 19).

– **En trouvant la solution en elle-même.** Il y a un changement par
rapport à la solution attendue et celle qu'elle a trouvée. Elle réalise
que c'est elle qui est «responsable» d'elle-même *(tu es responsable de
toi-même, jamais quelqu'un le fera pour toi,* t. 7*)* et qui peut opérer le
changement souhaité en apprenant à supporter la frustration *(il
faut une fois se refuser des choses,* t. 5*)* et à se créer des satisfactions
différées *(j'ai toujours les satisfactions immédiates plutôt qu'il faut apprendre à avoir des-,* t. 17 et t. 19*)*.

– **En mettant les différentes parties d'elle-même en dialogue.**
Au niveau de l'histoire, la narration de sa prise de conscience se
développe sous la forme d'un dialogue. Léa en tant que soliste
rapporte l'histoire d'un dialogue intérieur dans lequel elle met en
scène plusieurs actant-e-s, dont elle-même. Ce dialogue prend deux
formes différentes: 1. *Une relation JE-TU.* Léa se met en scène en
tant qu'actante en utilisant la première personne du singulier qui se
donne la réplique à la deuxième personne. Autrement dit, elle se
tutoie. *(Je me suis dit en fait,* t. 5*; je me suis dit tu es folle, ça t'occupe ta
vie, tu es responsable de toi-même, jamais quelqu'un ne le fera pour toi, tu
dois-,* t. 5*)*. 2. *Une relation ÇA-JE.* Ensuite, elle oppose «ça» à «je».
Elle utilise la formulation «ça», pour nommer son problème, en
opposition à la première personne ou à sa forme pronominale *(ça
me mine, ça m'occupe, ça- ça, pourquoi je ne le fais pas,* t. 7*)*.

– **Une intériorisation de la voix d'un actant tiers.** Il y a les paroles attribuées à un autre médecin sous la forme de discours rapporté *(il a dit il faut passer une fois par ce stade-là, ouais c'est vrai, je dois
le faire une fois,* t. 7*)*. Les paroles du médecin en tant qu'actant dans

son propre univers diégétique sont un soutien pour passer à l'action en indiquant où est le passage obligé.

En comparaison avec l'histoire caractérisée par l'impasse, dans ce dernier extrait, il y a plusieurs changements dans la construction narrative. Au niveau du processus de narration, Léa initie elle-même l'histoire. Puis, avec l'aide des thérapeutes, elle développe plusieurs histoires en les reliant et donne ainsi du sens à ce qu'elle expérimente. L'activité médiatisée par le genre faire récit se complexifie. Au niveau de l'histoire, il y a des ouvertures et des changements dans la temporalité de l'histoire (un nouveau commencement, un avant et un après), l'émergence d'un dialogue intérieur, la prise de conscience de son pouvoir d'action et sa responsabilité d'agir. La solution était attendue du dehors et est venue du dedans.

Pour finir, on peut relever que, dans l'histoire du «déclic» relatée par Léa, extrait 3, aucun élément mentionné n'est mis en lien avec la thérapie en cours. D'ailleurs, le médecin le relève dans la suite du tour de Léa. Cette dernière rajoute que toutes les discussions qui ont eu lieu pendant les séances ont également contribué à cette prise de conscience.

### 1.2.3. Évolution du projet personnel de Léa entre le début et la fin de la thérapie

Par ailleurs, son projet se modifie aussi. Elle rapporte aux séances XI, XII et XIII qu'elle continue sur cette nouvelle lancée: manger de manière équilibrée, sans trop de frustration, ni de privations sévères et apprendre à supporter la faim. Elle réorganise la gestion de ses repas, prend du temps pour cuisiner pour elle-même et apprend à s'accorder de l'importance même si elle est seule. Lors de la séance de suivi, elle formule un nouveau projet pour sa vieillesse: devenir une vieille dame agréable. Son projet s'est donc transformé en ce qui concerne son rapport à l'alimentation et en même temps, il dépasse la sphère alimentaire pour s'ouvrir à un projet de vie.

Ainsi, il ressort de ces différentes analyses que le choix de participer à cette thérapie pour Léa intervient dans un contexte de changement de mode de vie. La comparaison des premières activités de narration lors de la séance I où Léa prend le rôle de soliste avec celles de la séance X a mis en évidence des traces de développement au sens de Vygotski : la reconfiguration narrative sous la forme d'un «déclic» dans l'activité même de narration, l'émergence de la réflexivité (établir un contact social avec soi-même, se prendre soi-même pour objet) la réalisation de son propre pouvoir d'action et sa responsabilité de le faire. Léa prend conscience qu'il est possible de supporter la frustration et de la dépasser. Elle opère donc un changement de direction dans l'activité même de sa conscience. Cette prise de distance par rapport à son propre fonctionnement et une compréhension généralisée de son problème lui donnent de nouvelles possibilités d'action.

# 2. Corinne : «Arrêter de tourner en rond»

Corinne est une jeune femme, d'une trentaine d'années, célibataire, arrivée il y a trois ans dans cette consultation pour un problème d'excès pondéral. Jusqu'à présent, elle a fait l'expérience d'une thérapie cognitivo-comportementale sous une forme individuelle. Son médecin lui a proposé de participer à cette thérapie de groupe. Comment son impasse initiale se caractérise-t-elle et comment Corinne en sort-elle ? Comment évolue-t-elle au cours des différentes phases de la thérapie ?

## 2.1. Utilisation des carnets et registres dominants dans les histoires

Pour commencer je reprends les résultats de Corinne pour l'ensemble de la thérapie concernant d'une part, la restitution de son carnet et l'usage de celui-ci, d'autre part, les évolutions thématiques présentes dans ses histoires narrées en tant que soliste. De manière synthétique, il ressort que :

- **Lors de la phase introductive**, Corinne raconte qu'elle a des problèmes de poids depuis toute petite, une carrière de régimes amincissants derrière elle, entrecoupée de prises et de pertes de poids et arrive à un constat d'échec et d'impasse.
- **Lors de la phase d'adhésion** (séances II à IV), elle annote son carnet et l'utilise comme embrayeur pour faire récit sur ses comportements alimentaires. Elle développe principalement le registre de la fringale en évoquant les événements de son existence en extériorité par rapport à ses sensations et émotions. Au travers de l'utilisation de son carnet, elle commence à relater des histoires dans le registre de la diététique.
- **Lors de la phase de négation** (séances V à VII), elle continue à remplir son carnet, mais avoue qu'elle l'annote seulement en fin de semaine. L'évocation de sa difficulté à annoter le carnet lui sert d'embrayeur indirect pour faire récit sur son rapport aux tâches de manière générale. Elle a de la difficulté à se discipliner pour faire régulièrement les choses et attend toujours le dernier moment pour se mettre à l'ouvrage. D'un point de vue thématique, elle continue à rapporter principalement des histoires dans le registre de la fringale dans lesquelles elle ne fait pas le lien entre ce qu'elle vit et ce qu'elle ressent, bien qu'il y ait une évolution, surtout à la séance VII.
- **Lors de la phase de déclics** (séances X à XIII), elle cesse d'annoter et d'utiliser son carnet, sauf à la séance XII sur demande du médecin. Elle reste principalement dans le registre de la fringale, mais développe des histoires dans lesquelles elle commence à associer ce qu'elle ressent à ce qu'elle vit. C'est lors de la séance de suivi, c'est-à-dire à la séance qui a lieu trois mois après la fin de la thérapie, que Corinne va finalement sortir de son impasse.

En bref, il ressort que Corinne reste dans le registre de la fringale pendant toute la thérapie, a de la difficulté à mettre en lien ce qu'elle expérimente dans sa vie avec son propre ressenti. Son évolution personnelle s'insère en partie dans l'évolution générale de la thérapie. Lors de la phase de négation, elle évoque son rapport au carnet et non plus les contenus annotés dans celui-ci, puis elle cesse de l'utiliser à partir de la séance X. Néanmoins, elle continue à faire récit dans le registre de la fringale en essayant vainement de régulariser ses prises alimentaires selon les prescriptions des thérapeutes. Elle tente de s'adapter aux consignes des thérapeutes sans y parvenir.

## 2.2. Sortir de la récursivité par l'effondrement

Pour mettre en évidence comment Corinne sort la récursivité de ses fringales au cours de cette thérapie, je présente trois extraits et les compare: d'abord, dans le premier, Corinne évoque son objectif pour cette thérapie (séance I, extrait 4); ensuite, dans les deux autres, elle sort de son impasse (séance de suivi, extraits 5 et 6).

**Extrait 4. Séance I. Corps de la séance, attentes, tour de Corinne, 0'12'50-0'13'16.**

1.  Médecin: et votre objectif par rapport au groupe'
2.  Corinne: arriver un peu à me sortir de mon impasse, parce que c'est assez dur, je dois dire, + parce que soit alors je me laisse aller complètement et puis je ne sais pas jusqu'à où je vais,
3.  Médecin: d'accord
4.  Corinne: donc revenir à des bases un peu mieux, ++++

Dans l'extrait 4, à la demande du médecin, Corinne raconte que son objectif est de sortir de son «impasse» en revenant à de «meilleures bases». Mais on peut noter que, d'un point de vue formel, on ne peut pas à proprement parler d'une histoire dans cet extrait car il n'y a pas de nœud, ni de dénouement, ni une suite temporelle. Comment Corinne va-t-elle sortir de son impasse initiale?

Lors de la séance de suivi, seules Léa et Corinne sont présentes. Après quelques secondes de mise en route pendant lesquelles les thérapeutes et les participantes s'installent et se saluent, le corps de la séance se divise en deux sous-séquences:

– II. 1. *Comment allez-vous?* (0'00'54-0'33'36). Cette sous-séquence est organisée selon la règle d'interaction «chacune son tour» [Corinne (0'00'54-0'33'26), Léa (0'04'07-0'10'57), Jocelyne et Nadia (0'10'58-0'12'39) et suite du tour de Corinne (0'12'40-0'33'26)].

- II.2. *Le mot de la fin* (0'33'27-0'38'59). Léa raconte que son développement actuel est le fruit d'une longue trajectoire et que Corinne, quand elle aura son âge, y arrivera également «haut la main». Pour terminer Léa va formuler un projet de vie pour sa vieillesse.

Les deux extraits analysés se situent dans la première sous-séquence (extraits 5 et 6). En résumé, Corinne et Léa rapportent, chacune son tour, comment elles vont et ce qui a changé pour elles. Corinne rapporte un bilan mitigé, mais sans faire le lien avec ce qu'elle ressent. Ensuite la psychiatre donne des nouvelles des deux absentes, et c'est alors que Corinne reprend son tour et s'effondre en larmes. C'est un véritable tournant pour elle et c'est pourquoi je reprends ce passage en détail mais en en résumant ceux non repris dans l'analyse car il dure plus de vingt minutes. Pour commencer, Corinne reprend son tour et raconte ce qu'elle vit actuellement.

### 2.2.1. Faire récit de son impasse

**Extrait 5. Séance de suivi. Corps de la séance, suite du tour de Corinne, 13'39-13'58.**

1.  Corinne: moi j'ai toujours des fringales assez- je n'arrive pas à- comme elle dit avoir faim, moi à onze heures et demi je crève de faim j'irai me chercher bon il y a le problème des-
2.  Léa: toujours les autres
3.  Corinne: les collations non on a le bocal de tout ce qu'on veut qui est dans la pièce, c'est vrai que je ne prends pas la collation à aucun moment, à onze et demi j'ai faim et même avant aujourd'hui j'ai pris je ne sais pas combien de barres de chocolat des bonbons tout ce qu'on veut, non c'est terrible quoi

En écoutant un peu rapidement cet extrait, j'ai eu l'impression que Corinne relatait encore une énième histoire de fringale dans laquelle elle narrait en extériorité par rapport à elle-même ses comportements alimentaires. Or une analyse attentive m'a fait réaliser qu'elle ne faisait pas récit d'une fringale mais qu'elle faisait récit de son impasse. De la narration de cette impasse, je relève que:

- **Les solutions proposées par les thérapeutes et par Léa ne sont pas efficaces pour elle.** Elle n'est pas capable de supporter la

faim comme Léa *(moi j'ai toujours des fringales assez- je n'arrive pas à-
comme elle dit avoir faim, moi à onze heures et demi je crève de faim j'irai
me chercher-* t. 1*)* et n'arrive pas à faire des collations *(bon il y a le
problème des collations,* t. 1-3*)*.
- **Elle narre son impasse en extériorité par rapport à ses sensations ou ses émotions.** Elle décrit ses actions en extériorité par
rapport à ce qu'elle ressent. Elle évalue sa situation comme «terrible» (t. 3) mais sans s'attribuer à elle-même, en tant qu'actante de
son histoire, des sensations ou des émotions.
- **Elle a perdu le contrôle de ce qu'elle mange** *(j'ai pris je ne sais
pas combien de barres de chocolat des bonbons tout ce qu'on veut,* t. 3).

Il ressort que Corinne après une thérapie cognitivo-comportementale
individuelle et trois mois de thérapie en groupe vit des épisodes de
fringales importantes et qu'elle n'arrive plus à s'accrocher aux solutions proposées dans le cadre de cette consultation. Mais, en même
temps, il y a une première prise de distance car elle ne fait pas uniquement récit de ses comportements alimentaires mais fait récit de son
impasse. Il y a donc déjà un premier dépassement de l'impasse initiale.

Suite à la narration de son impasse, la psychiatre lui demande quel
problème elle rencontre avec les collations, puis les deux thérapeutes
et Léa lui proposent des solutions pour apprendre à avoir un comportement adéquat en anticipant les moments de fringales (0'13'59-14'29).
À partir de là, Corinne commence à narrer à la première personne:

### 2.2.2. L'effondrement

**Extrait 6. Séance de suivi. Corps de la séance, suite du tour de Corinne,
0'14'49-0'17'22.**

1. Corinne: ouais mais bon . j'en suis au stade où je ne culpabilise plus et puis je
mange à fond quoi, c'est pire que tout + je crois que c'est encore pire . aujourd'hui
+ je ne sais pas dans quoi je suis . mais (rire) j'avoue que ça devient . j'avais
espéré avoir perdu un kilo pour revenir ici mais non + mais non + alors bon ma
prochaine échéance c'est le 29 septembre parce que je vais chez le toubib
2. (…) *la psychiatre lui demande qui est son médecin et Corinne raconte que c'est son gynéco-
logue.*
3. Psychiatre: vous pouvez laisser tomber les dates, aujourd'hui ou le 29 septembre,
qu'est-ce que ça changera

4.  Corinne: ben ça ne change rien c'est vrai mon Dieu c'est le 29 septembre c'est toujours la même chose, ou le 23 août quoi
5.  (...) *Corinne raconte que ses parents ont une chatte obèse qui a réussi à perdre du poids, elle se compare à cette chatte en se disant que si cette chatte a réussi, elle y arrivera aussi. La psychiatre lui demande si elle arrive à dormir et Corinne lui dit qu'elle n'a pas de difficulté.*
6.  Corinne: ouais c'était surtout ce matin en venant ici je n'avais pas envie de venir vraiment,
7.  Psychiatre: mhm
8.  Corinne: c'est vraiment +
9.  Psychiatre: vous le vivez encore comme un contrôle quand même
10. Corinne: non c'est-à-dire je suis partie c'était au mois d'avril avec tellement d'espoir et puis pouf (soupir)
11. Psychiatre: mhm
12. Corinne: c'est la + la pente, ++ on n'est pas au fond du cratère mais
13. (...) *discussion sur l'opportunité de prendre des médicaments*
14. Psychiatre: moi je pense que c'est surtout pour votre moral, le poids depuis le départ on a essayé de xxxx mais votre moral il n'a pas l'air de suivre beaucoup,
15. Corinne: ça dépend, je savais pourquoi je ne voulais pas venir aujourd'hui (pleurs)
16. Psychiatre: vous en avez' (tend un paquet de mouchoirs à Corinne)
17. Corinne: j'en ai un il suffira j'espère,
18. Psychiatre: xxxx
19. Corinne: pourquoi pas' + ne me regardez pas (rire) ça empire toujours les choses
20. Léa: xx de toutes les façons je sais ce que c'est ça on ne sait pas si c'est la tristesse ou de la déprime, on n'a pas courage, on ne sait pas si on avance
21. Corinne: c'est clair (se mouche)
22. (...) *suite de la discussion au sujet de l'opportunité de prendre des médicaments pour Corinne*

Dans ce deuxième extrait, bien plus long en réalité, apparaît un changement radical: Corinne fond en larmes (t. 20). Elle s'effondre. Et moi-même qui analyse cet extrait de thérapie, advenu il y a maintenant quelques années en arrière, j'ai l'impression de la percevoir bien plus présente dans cette séance qu'à toute les autres séances.

Pour revenir à l'analyse, en termes de genres, Corinne est sortie de l'activité même de la narration. Le genre faire récit n'est plus mobilisable en cet instant où Corinne lâche prise et se laisse submerger par ce trop plein d'émotions. Toutefois, il est intéressant de relever la progression présente dans cet extrait:

–   **Corinne commence par s'opposer aux explications et prescriptions des thérapeutes et de Léa** par un marqueur d'opposition *(ouais mais bon*, t. 1*)*. C'est la première fois qu'elle s'oppose aux explications des autres depuis le début de la thérapie. Elle va encore s'opposer une fois à une explication de la psychiatre en contestant une explication (t. 15).

– **Elle fait récit de sa propre expérience subjective.** Corinne évoque ce qu'elle vit en explorant sa propre expérience subjective *(j'en suis au stade où je ne culpabilise plus*, t. 1; *c'est pire que tout + je crois que c'est encore pire; je ne sais pas dans quoi je suis* t. 1*)*.

– **Il y a un changement dans la temporalité.** Corinne n'est plus dans la narration de fringales sans début ni fin mais elle est présente dans l'ici et maintenant *(aujourd'hui + je ne sais pas dans quoi je suis*, t. 1*)*. Elle ne sait pas où elle est mais elle EST LA, à ce moment-là sans s'en rendre compte.

– **Elle tente à nouveau de s'accrocher à une échéance pour perdre du poids mais en vain.** La psychiatre intervient pour lui proposer de *laisser tomber les dates*, t. 3. La psychiatre lui enlève ainsi une dernière solution illusoire à laquelle Corinne se raccrochait *(ça ne change rien c'est vrai*, t. 4*)*.

– **Corinne raconte une nouvelle histoire avec un dénouement où l'actant est un tiers.** De manière assez étonnante du moins en ce qui me concerne, comme l'avait fait Léa en début de thérapie à propos de son combat contre la cigarette, Corinne raconte l'histoire d'une chatte obèse qui a réussi à perdre du poids (t. 10).

– **Corinne réalise une histoire sans dénouement mais dans laquelle elle donne place à un mouvement dépressif.** Elle fait récit à nouveau, mais de manière imagée sur la trajectoire de ses émotions depuis le début de la thérapie, avec un nœud *(je suis partie c'était au mois d'avril avec tellement d'espoir*, t. 15*)* et un dénouement au niveau formel mais pas au niveau sémantique [*et puis pouf (soupir)* t. 15; *c'est la + pente, ++ on n'est pas au fond du cratère mais*, t. 17].

– **Léa prend une fonction d'étayage.** Léa intervient en prenant le rôle de destinataire en montrant que ce que vit Corinne lui est familier *(je sais ce que c'est ça)* et qu'elle peut mettre des mots dessus *(on ne sait pas si c'est de la tristesse ou de la déprime, on n'a pas de courage, on ne sait pas si on avance)* et Corinne acquiesce *(c'est clair*, t. 26*)*.

Dans cette succession d'énoncés, il est intéressant de noter qu'elle passe de la position énonciative «je» à celle du «on». Qui peut être compris soit comme un «nous» (Léa et Corinne), soit comme un «on» générique (toutes les personnes qui sont comme nous). Léa parle donc au nom d'un groupe. Il y a à la fois un signe d'identification à un groupe et une sorte de mise à distance puisqu'elle ne s'implique pas à la première personne.

L'analyse détaillée de cet extrait met en évidence des éléments importants. Contrairement à une idée de sens commun[2] selon laquelle s'effondrer en larmes peut être perçu comme un moment douloureux à éviter, on constate que ce moment de pleurs pour Corinne s'accompagne:

– d'opposition aux thérapeutes;
– d'un changement de registre narratif. Elle passe du registre de l'événementiel à l'expérientiel et sort de la sphère alimentaire pour mettre en mot ce qu'elle vit;
– de l'expérience d'un nouveau rapport au temps (elle sort d'une temporalité engluée) et vit dans l'ici et maintenant;
– de l'expérience d'une présence à elle-même formulée à la forme négative *(je ne sais pas dans quoi je suis)*.

L'autre élément important est le rôle d'étayage pris par Léa, qui lui apporte un soutien précieux. Par le recours à la forme générique «on», elle inclut Corinne dans le groupe, la relie au groupe. Corinne n'est donc plus isolée. D'ailleurs dans la suite Léa prend carrément la parole et fait récit en première personne de sa propre trajectoire. De manière résumée, Léa s'adresse à Corinne en la tutoyant pour la première fois et lui raconte qu'elle y est arrivée car il y a 30 ans qu'elle lutte et que Corinne aussi à son âge y arrivera «haut la main». Elle-même à trente ans était «toute seule dans son coin», «triste à mourir» et «ne savait pas pourquoi». Pour y arriver, c'est un «chemin de vie» *(il y a quand même beaucoup de choses que tu dois apprendre dans la vie, peu*

---

2   D'ailleurs, la psychiatre relèvera plus en avant dans cette séance que cette thérapie a été utile à Corinne pour vivre ce moment important dans cette séance de suivi.

*à peu)*. La formulation «tu» renvoie à «toi, Corinne» mais également à «tu» au sens générique, comme on dit «on». Il y a donc à nouveau la même ambiguïté qui inclut Corinne dans le groupe. Elle lui raconte également qu'elle a finalement compris que le changement devait se faire «dans sa tête» et qu'il ne viendrait pas du «dehors».

### 2.2.3. Nouveau projet d'avenir: «Aller voir ailleurs»

Dans la suite de la séance, Corinne continuer à pleurer mais elle va finir par sortir de son impasse initiale et formuler un nouveau projet d'avenir. Les thérapeutes et elle-même arrivent à la conclusion que son «problème» n'est pas seulement «alimentaire». Corinne dit alors *«ça fait trois ans que je tourne en rond, il n'y a rien qui se passe + donc il faut aller voir ailleurs»*. À partir de là, la psychiatre lui demande si elle a déjà pensé à faire une psychothérapie personnelle et Corinne lui répond qu'elle y a effectivement pensé. Toutes deux conviennent que Corinne la rappellera le lendemain «pour organiser quelque chose ensemble».

Ainsi, de manière complètement différente de Léa, Corinne sort également de la récursivité grâce à cette thérapie. Tout se passe comme si elle s'était accrochée pendant trois ans au cadre offert par les thérapies d'inspiration cognitivo-comportementale individuelles et de groupe, focalisées sur la dimension des comportements alimentaires. Dans ce contexte, Corinne se raccrochait avec d'immenses efforts au genre faire récit et à son carnet alimentaire pour contrôler ce qui venait du dedans, mais il apparaît qu'elle n'est jamais vraiment sortie du registre de la fringale et, corollairement, est restée en extériorité par rapport à ses propres sensations et émotions. Ce n'est que trois mois après la fin de cette thérapie de groupe que, confrontée à elle-même, elle retrouve ses difficultés intactes. Lors de la séance de suivi, elle annoncera aux thérapeutes que les solutions comportementales ne fonctionnent plus pour elle. Elle sort donc de la répétition.

La sortie de la récursivité passe donc pour elle par l'effondrement. Dans ce balbutiement douloureux, sans qu'elle en soit consciente, elle fait acte de présence dans l'ici et maintenant. Dans ce changement, elle est secondée par les thérapeutes et par Léa, qui telle une grande sœur, reconnaît ce passage douloureux qu'elle-même a traversé à l'âge de trente ans. Et Léa lui raconte sa propre trajectoire, tel un conte, dans lequel elle lui indique par où passe le chemin de la vie, en semant ici et là quelques cailloux blancs pour en marquer les passages clefs. Et peut-être que, bien plus tard, Léa deviendra pour Corinne un visage, une voix dialoguant avec elle-même en son for intérieur. Quant à son nouveau projet, il est d'entreprendre une psychothérapie individuelle d'inspiration psychodynamique.

Avant de conclure ce chapitre, je présente de manière résumée comment Nadia, puis Jocelyne se sont développées au cours de cette thérapie.

# 3. Évolution de Nadia et Jocelyne en résumé

Nadia et Jocelyne ont un projet commun au début de cette thérapie de groupe. Toutes deux ont entrepris des démarches pour réaliser une gastroplastie, opération chirurgicale qui consiste à introduire un anneau à l'entrée de l'estomac afin de réduire les quantités d'aliments ingérables. Or, un prérequis exigé par cet hôpital est qu'elles apprennent d'abord à régulariser leurs prises alimentaires. C'est pourquoi il leur a été demandé de participer à cette thérapie cognitivo-comportementale de groupe.

## 3.1. Nadia: «Prendre son espace»

Nadia est une femme d'une trentaine d'années, mariée et mère de famille. Elle a déjà utilisé une fois un carnet alimentaire avec son médecin et a déjà suivi une thérapie individuelle avec un psychologue. Lors d'un post-entretien réalisé avec elle, elle me raconte qu'elle a décidé de participer à cette thérapie par «formalité» car c'était un prérequis avant de faire la gastroplastie. Va-t-elle néanmoins se transformer par la participation à ce groupe thérapeutique au cours des différentes phases?

- **Lors de la phase introductive**, elle narre des histoires dans le registre du régime, caractérisées par le schéma récurrent décrit plus haut: longue carrière de régime depuis son enfance, constat d'échec et d'impasse.
- **Lors de la phase d'adhésion**, à la séance II, elle utilise son carnet annoté comme un embrayeur pour faire récit sur son comportement alimentaire, c'est-à-dire qu'elle rapporte des histoires dans lesquelles elle se met elle-même en scène dans une suite d'actions focalisées sur l'alimentation, en extériorité par rapport à ses propres sensations et émotions. Dans celles-ci le registre de la fringale est prédominant.
- **Lors de la phase de négation**, Nadia est la première à désobéir à la prescription au sujet de l'annotation des carnets. Par son opposition, elle est l'initiatrice de la transformation fonctionnelle et structurale des carnets en tant que médiateurs. Les analyses ont montré qu'elle a bien essayé d'annoter son carnet comme prescrit mais a arrêté car en le faisant elle a mis en scène sa propre impasse (séance V, un «roman» d'émotions écrit dans le carnet qu'elle considère «inmontrable aux thérapeutes»; et à la séance VI, l'expérience et l'annotation d'un épisode de fringale dans son carnet le premier jour de la semaine la déçoivent à un tel point qu'elle décide d'arrêter d'écrire). L'évocation des motifs pour lesquels elle n'a pas «fait» son carnet lui permet, avec l'aide des thérapeutes, de prendre de la distance par rapport à celui-ci, prendre de la distance par rapport à ses propres actions et à elle-même. Cette triple prise de distance lui permet de nouer un dialogue avec elle-même, d'accueillir ses émotions et d'élargir au niveau narratif le champ de son expérience. À partir de la séance VII, elle renonce complètement à l'annotation et à l'utilisation de son carnet. Or, c'est pendant cette séance qu'a lieu pour elle une prise de conscience qui changera la suite de la thérapie. Elle utilise le genre faire récit pour relier plusieurs événements: la mort de sa mère, la maigreur de celle-ci associée à sa maladie et son inconfort quand elle a réussi à perdre du poids. Elle réalise, à l'aide des thérapeutes et des autres participantes, que pour elle-même maigrir est synonyme d'être malade. Elle préfère ce qui est large, grand, ample. Elle formule

alors un nouveau projet: apprendre à s'aimer telle qu'elle est et utilise l'expression «aime-toi».
- **Lors de la phase de déclics**, présente à la séance XI, elle raconte les changements qu'elle a constatés depuis le début de la thérapie au niveau alimentaire. Dans ce qu'elle rapporte, le registre de la diététique est dominant. De plus, elle reformule son projet initial: différer l'opération chirurgicale et apprendre d'abord à manger de manière équilibrée.

De ce résumé, il ressort que l'évolution personnelle de Nadia va également de pair avec les étapes de la transformation dialectique la médiation opérée par les carnets mises en évidence au chapitre II. Dans la phase de négation (séance V, VI et VII), il y a le processus de désobéissance à la restitution du carnet. A la séance VII, Nadia a une prise de conscience qui transforme complètement son rapport à sa taille: elle met en lien différents événements (maigreur associée à la maladie et à la mort, sa propre difficulté à perdre du poids), une réévaluation de ses valeurs et de ses goûts (aime tout ce qui est grand et large), commence à se parler à elle-même à la deuxième personne en s'invitant à s'accepter et à s'aimer telle qu'elle est et finalement renonce à l'opération chirurgicale. Ces observations sont d'autant plus intéressantes que cette patiente donnait l'impression de ne pas avoir de demande et d'accomplir comme elle le dit elle-même une formalité.

## 3.2. Jocelyne: «Sortir de soi-même»

Quant à Jocelyne, elle est âgée d'environ 45 ans, mariée et mère de famille. Avant le début de la thérapie, son objectif étant de faire une demande de gastroplastie, tout comme Nadia, sa participation à ce groupe thérapeutique a été exigé par son médecin comme prérequis. C'est la première fois qu'elle entreprend une démarche semblable et il convient de noter qu'elle prend un antidépresseur. Comment va-t-elle évoluer au cours des différentes phases de la thérapie?

- **Lors de la phase introductive**, comme les autres participantes, elle fait récit de sa longue carrière de régimes amincissants, son cortège d'échecs et arrive au constat d'impasse.
- **Lors de la phase d'adhésion**, elle utilise son carnet annoté comme un embrayeur pour faire récit de son comportement alimentaire. Dès la séance II, elle fait récit d'événements dans lesquels elle rapporte des pratiques alimentaires dans le registre de la diététique, mais sans faire le lien avec ce qu'elle ressent.
- **Lors de la phase de négation**, présente aux séances VI et VII, elle continue à annoter son carnet et à l'utiliser comme un embrayeur pour faire récit de son comportement alimentaire, dans le registre de la diététique, et commence à faire le lien entre ce qu'elle vit et ce qu'elle ressent.
- **Lors de la phase de déclics**, elle est la seule à poursuivre l'annotation de son carnet, néanmoins elle ne l'utilise que de manière ponctuelle pendant les séances. D'un point de vue thématique, elle sort de plus en plus du registre alimentaire en évoquant des aspects de plus en plus larges de son existence. Lors de la séance X, séance de «déclic» pour elle, elle rapporte qu'elle a choisi de barrer le mot «régime» et de renouveler sa manière de cuisiner. Elle souhaite réussir à s'en sortir par elle-même par une alimentation équilibrée tout en étant suivie par son médecin et annonce son renoncement à la gastroplastie. Dans la narration des motifs pour lesquels elle a renoncé à cette opération chirurgicale, elle met en lien les événements l'ayant fait changer d'avis, dont la rencontre avec une personne ayant subi cette opération. Lors des séances XI et XII, elle raconte ce qu'elle a modifié au niveau de son comportement alimentaire et dit qu'elle tend vers une alimentation équilibrée. Elle évoque également des changements plus globaux dans sa vie: elle est beaucoup plus entreprenante, alors qu'avant elle était inhibée dans tout ce qu'elle souhaitait réaliser. Elle ose maintenant sortir avec ses enfants, participe à leurs loisirs, ose faire du sport et s'engage plus dans sa vie sociale.

Ce résumé de l'évolution de Jocelyne au cours des différentes phases de la thérapie montre que Jocelyne a une trajectoire personnelle qui lui est propre. Elle annote et restitue son carnet pendant pratiquement toute la thérapie. De plus, au niveau thématique, elle passe directement du registre du régime à celui de la diététique. Elle rapporte donc très peu d'histoires dans le registre de la fringale. De toutes les participantes, elle est celle qui obéit le plus aux prescriptions des thérapeutes au sujet de l'annotation du carnet mais est également celle qui reste le plus longtemps dans le registre de l'événementiel et qui ne développe pratiquement pas d'histoires dans le registre de l'expérientiel (sauf deux fois en fin de thérapie). Toutefois, elle vit également une prise de conscience importante à la séance X, dans laquelle elle met en lien différents événements qui remodèle sa compréhension du problème dont elle souffre et qui la conduit à modifier son projet: elle renonce à une opération chirurgicale au profit d'une modification de ses habitudes alimentaires.

# Conclusion

Au terme de ces analyses, est-il possible de caractériser les changements qui ont eu lieu chez les participantes et peut-on parler de développement au sens de Vygotski?

Premièrement, des changements chez toutes les participantes ont pu être observés. Un premier point commun dans les changements constatés est dans la nature de leur projet entre le début et la fin de la thérapie. Toutes cherchaient à résoudre leur mal-être grâce à un amincissement de leur corps par le recours à des solutions standards, extérieures à elles-mêmes (opération chirurgicale, carnet alimentaire, «truc magique» comme les «patchs») et toutes ont trouvé la solution en elles-mêmes.

Un deuxième point commun est que toutes ont réalisé que la solution venait d'elle-même et qu'elles ont un pouvoir d'action sur elles-mêmes. Les deux candidates à une opération chirurgicale y ont renoncé ou ont reporté l'opération. Trois participantes ont choisi d'apprendre à se nourrir de manière équilibrée et à perdre du poids progressivement et se sont fixé des petites pertes de poids. Une participante a opté pour une psychothérapie.

Le troisième point commun est qu'en début de thérapie, toutes les participantes racontent des histoires qui ont une forme canonique. Les narratrices sont quasiment interchangeables au départ. Toutes relatent des histoires cristallisées sur la sphère alimentaire, en particulier sur la narration de son comportement alimentaire en extériorité par rapport à soi. La narratrice met en scène une actante déconnectée de ses sensations ou émotions. Ces histoires sont marquées par la récursivité et la similarité. Il y a deux registres, celui du régime et de la fringale. Le registre du régime se caractérise par le constat d'échec, la recherche de solutions extérieures à elles-mêmes, la similarité entre participantes. Celui de la fringale est illustré par une actante hors de contrôle, déconnectée avec ses sensations ou émotions, qui mange sans fin/faim dans des lieux non circonscrits. La narratrice met en scène une actante qu'elle ne comprend pas et dont le comportement lui est étranger. Ces histoires de fringales se caractérisent également par des dénouements qui n'en sont pas au niveau sémantique. Bref, toutes les participantes se situent dans le pôle identitaire de la «mêmeté» au sens de Ricœur.

A partir de ces similarités entre participantes et de la récursivité d'histoires sans dénouement possible, chaque participante se différencie des autres et dépasse les répétitions dans lesquelles elle était engluée. Le premier tournant dans la dynamique de cette thérapie est l'acte de désobéissance à l'annotation des carnets de la part de Nadia à la séance V. A partir de ce moment-là plus rien ne sera comme avant, même pour les participantes qui continuent à annoter leur carnet. Pour Nadia, cet acte de désobéissance permet la prise de distance par rapport au carnet et, par ricochet, par rapport à ses propres crises. Elle pourra faire récit de ses impasses et non plus de ses fringales. Ceci lui permettra de faire récit de sphères élargies de son expérience qui était jusqu'alors emprisonnée dans la compulsion alimentaire.

Dans la suite de la thérapie, deux types de dépassement de la récursivité ont été observés: premièrement, trois participantes, Nadia à la séance VII, Léa et Jocelyne à la séance X, font l'expérience d'un «déclic». Autrement dit, il s'agit de prises de conscience, qui se caractérisent par une complexification narrative: plusieurs histoires sont mises en lien dans lesquelles il y a une compréhension généralisée du problème qui les habite, une réinterprétation complète de celui-ci et de nouvelles possibilités d'actions. Dans celles-ci émerge un rapport dialogique avec soi-même pour deux participantes (Léa et Nadia); Léa prend conscience de sa propre responsabilité dans son comportement.

Deuxièmement, la dernière participante, Corinne, sort de la récursivité par l'effondrement. Dans celui-ci, le genre faire récit en tant qu'opérateur psychologique n'est momentanément plus mobilisable. Corinne fait ensuite récit non plus de ses fringales, mais de son impasse. Il y a donc un changement dans la direction de l'activité de sa conscience: elle réalise qu'elle est dans une logique de répétition depuis qu'elle est entrée dans cette consultation. Dans ce sens, il s'agit également d'une prise de conscience au sens de Vygotski. Cette prise de conscience offre à Corinne la possibilité de dépasser la récursivité, de remodeler la compréhension de son problème (elle n'a pas qu'un problème de poids mais un problème de mal-être existentiel) et a du coup une nouvelle possibilité d'action (une psychothérapie psycho-dynamique). De plus, dans cet épisode d'effondrement, Corinne montre enfin du désaccord avec les thérapeutes de la consultation. Elle ose penser et dire que ces thérapies cognitivo-comportementales ne fonctionnent pas pour elle. Il est remarquable que cet acte d'opposition s'accompagne de l'émergence du sujet à lui-même dans l'ici et maintenant. Cette présence à soi émerge d'abord à la forme négative: *je ne sais pas dans quoi je suis.*

Toutefois, il faut nuancer ces résultats. Même si Jocelyne fait l'expérience d'une prise de conscience qui remodèle sa compréhension de son problème et lui permet de dépasser la récursivité dans laquelle elle était emprisonnée, elle a une conduite personnelle différente des autres aux cours de la thérapie: elle passe directement du registre du régime à celui de la diététique. Elle narre donc très peu d'épisodes de fringale. C'est également la participante qui reste pendant toute la thérapie dans une logique d'obéissance aux injonctions des thérapeutes et c'est également celle qui développe le moins le registre de l'expérientiel au cours de l'ensemble de la thérapie. Ce résultat est peut-être à mettre en lien avec le fait que Jocelyne prend des antidépresseurs au cours de la thérapie ou qu'elle n'en est pas au même point dans la trajectoire de sa maladie.

Toutes les participantes ont donc réussi à dépasser la récursivité dans laquelle elles étaient engluées et se sont développées d'un point de vue intrapsychologique. De plus, d'un point de vue identitaire, pour le dire à la manière de Ricœur, toutes sont sorties du pôle où la mêmeté recouvre l'ipseité et toutes tendent vers le pôle pur de l'ipséité, c'est-à-dire celui du maintien de soi. A la fin de la thérapie, elles sont devenues des sujets uniques, différenciés et ont élargi la palette des réponses à leur mal-être. La réponse alimentaire restrictive n'est plus la seule issue possible. Ainsi, aller vers soi, c'est établir un contact avec soi-même, ses sensations et émotions, c'est devenir plus conscient, réaliser sa responsabilité et son propre pouvoir d'action.

# Conclusion

Au terme de cette recherche, il est temps de faire un bilan sur le chemin parcouru et sur les pistes qui s'ouvrent à l'horizon. En jetant un regard en arrière, qu'est-ce qui m'apparaît? Dans le cadre d'un dispositif thérapeutique d'inspiration cognitivo-comportementale, les thérapeutes et les participantes ont utilisé la narration collective à l'aide de carnets alimentaires en tant qu'opérateur psychologique, même si eux-mêmes ne l'auraient sans doute pas exprimé ainsi.

L'intérêt de l'analyse des activités médiatisées par le genre faire récit, à l'aide des carnets alimentaires, est double. Premièrement, elle permet une compréhension renouvelée des troubles des conduites alimentaires. Les histoires racontées par toutes les participantes en début de thérapie ont une forme canonique. Celle-ci se caractérise par l'impasse: la similarité entre les participantes, la cristallisation sur le comportement alimentaire, un rapport au temps sans dénouement possible, une déconnexion entre ses propres comportements et ses sensations ou émotions. Le personnage, que les participantes mettent en scène dans les histoires, est étranger à lui-même. Il y a une partie de lui-même qu'il ne comprend pas et qui est hors de contrôle.

Deuxièmement, les ressources de cet opérateur psychologique sont utilisées aux niveaux des histoires racontées et de la dynamique interactionnelle entre thérapeutes et participantes. Les analyses ont montré que l'histoire a des contraintes sémiotiques propres à son genre. Son utilisation permet de faire travailler de manière dialectique les pôles de la concordance et de la discordance par l'opération de mise en intrigue. Un autre élément, qui s'est révélé central lors des analyses empiriques, est que l'histoire opère sur les émotions. Au début de la thérapie, les participantes en narrant leur propre expérience ne mettent pas en lien ce qu'elles vivent et ce qu'elle ressentent. Un des changements qui s'opère dans les histoires est que le personnage, qu'elles incarnent, est de plus en plus relié à ses sensations et émotions et agit en conséquence. Il y a là une piste à creuser au niveau théorique. Tant Vygotski que Ricœur, prenant place dans le long dialogue millénaire des auteurs entre eux, se réfèrent à la *Poétique* d'Aristote et reprennent la notion de *catharsis*. Vygotski, dans *La psychologie de l'art* (1925/2005), avance la thèse selon laquelle les genres littéraires opèrent sur les sentiments. Ils sont comme *une technique du sentiment*. Ricœur (1990) de son côté, montre que le lecteur, par l'entremise du récit littéraire, est invité à être le lecteur de sa propre vie. La mise en intrigue narrative permet un travail sur ses propres émotions.

Au niveau du processus de narration, le genre faire récit s'est révélé être construit collectivement. Thérapeutes et participantes jouent un rôle central dans la mise en place du dispositif thérapeutique mais avec des rôles différenciés. Les thérapeutes prennent plutôt le rôle d'aiguilleur et de récepteur de l'histoire racontée: à l'aide de relances phatiques ou en demandant des développements ou encore en proposant des explications sur les événements rapportés. Les participantes, quant à elles, ont un rôle spécifique d'étayage de la soliste. Par leurs interventions, elles introduisent des modifications dans l'histoire narrée: d'une part, elles relient le personnage mis en scène par la soliste à leur propre personnage ou au groupe des personnages qu'elles incarnent, d'autre part elles dévient le cours de l'histoire racontée. Elles introduisent ainsi des variations, de l'innovation dans des histoires «qui tournent en rond».

En terme de développement de la conscience, les résultats de cette recherche ont révélé qu'une des étapes fondamentales de ce développement passe par une phase d'adhésion puis par une phase de désobéissance. L'opposition à l'utilisation prescrite des carnets alimentaires a permis le développement de la conscience chez chacune des participantes. Celle-ci a contribué à une prise de distance par rapport à leur manière d'utiliser les carnets et du même coup a occasionné une prise de distance par rapport à elles-mêmes. Comme l'a si bien perçu Vygotski, le dédoublement interne permet de disposer de ses propres expériences à titre d'objet pour de nouvelles expériences. Le passage à un type nouveau de perception interne signifie aussi le passage à un type supérieur d'activité psychologique car percevoir les choses autrement, c'est en même temps acquérir d'autres possibilités d'actions par rapport à elles.

Bien entendu ces résultats suscitent de nouvelles interrogations, promesses de nouvelles découvertes scientifiques, dont voici quelques pistes: cette recherche a montré l'intérêt de l'approche historico-culturelle pour l'analyse de données relevant du domaine de la psychologie clinique et de la psychothérapie. Toutefois, un travail de conceptualisation du rapport entre développement de la conscience et développement de soi reste encore à faire. Au fur et à mesure que seront traduites de nouvelles parties de l'œuvre de Vygotski, il s'agira de mieux comprendre comment cet auteur conçoit le lien entre développement des fonctions psychiques supérieures et développement de la personne. Il s'agira également de mieux articuler les apports de Bakhtine et de Ricœur à la théorie historico-culturelle.

Au niveau de la recherche empirique, les résultats présentés appellent de nouvelles analyses. D'abord, sur le corpus analysé: toute la recherche a été focalisée sur le genre faire récit mais qu'en est-il des autres genres? Comment sont-ils utilisés? Et comment opèrent-ils conjointement dans la dynamique interactionnelle d'une séance entière? Un autre élément qui pourrait être développé est celui des étayages. La complexité des questions de la médiation et du développement a nécessité un travail théorique et empirique considérable. Il reste aussi un travail à faire sur la question de la construction collective des genres du discours et sur les rôles spécifiques assumés par les thérapeutes et les participantes. En particulier, la question de la place du cadre théorique cognitivo-comportemental et son utilisation, par les thérapeutes et les participantes, se pose. Les résultats présentés dans cette recherche montrent que la narration collective est un opérateur psychologique majeur. Du coup, on peut légitimement se demander quel est le rôle des explications théoriques et de leur utilisation dans le contexte des interactions thérapeutiques.

Ensuite, la méthodologie de recherche mise au point dans cette étude pourrait être utilisée avec profit pour l'analyse d'autres types de données cliniques. En particulier, il serait très intéressant d'examiner des thérapies où des médiations sémiotiques sont également utilisées, comme dans la thérapie jungienne du jeu de sable (Ammann, 1999), dans les thérapies systémiques (Ackermans & Andolfi, 1987; Caillé & Rey, 1994) ou encore dans l'art-thérapie.

*Last but not least*, la question des applications cliniques des résultats de cette recherche se pose. Comme il a déjà été mentionné, l'école historico-culturelle a surtout été développée dans les champs de l'analyse du travail et de la formation. Dans celui de la clinique, tout est à créer. Personnellement, je suis en train d'examiner deux pistes prometteuses. La première est celle de la technique de *l'impasse en tant que levier de changement*. Sous la forme de *settings* de groupe, organisés sur trois jours, à intervalle d'un mois entre chaque séance, l'animation consiste à utiliser le genre faire récit, en tant qu'opérateur psychologique, avec le support d'une activité d'écriture, pour amener des personnes à mettre en place des changements dans leur quotidien. Lors de la première séance, les sujets sont invités à repérer une impasse dans leur existence, à en faire récit à l'aide des autres participants, puis à choisir une question à investiguer. Ensuite, pendant un mois, les personnes tiennent un journal de bord dans lequel elles annotent toutes leurs réflexions et observations en rapport avec le questionnement choisi. Lors de la deuxième séance, chaque personne peut relire ses notes, sélectionner certains événements, les mettre en lien avec son questionnement de départ et en faire récit avec le soutien des autres membres du groupe. Pour terminer, chaque participant est invité à écrire, sous la forme d'un récit métaphorique, les changements opérés au cours de l'ensemble du processus. Lors de la dernière séance, ces récits sont présentés et commentés.

La seconde piste est celle du développement de la technique de l'instruction au sosie (voir chapitre II, première partie, pp. 65-70) dans le champ de la psychologie de la santé, en particulier pour le changement des pratiques alimentaires. Actuellement, Livia Scheller (2001; 2004) est en train d'expérimenter cette option avec des étudiantes en psychologie à l'Université de Lausanne. Dans le futur, nous allons tester ensemble cette technique avec des femmes souffrant de troubles alimentaires.

Un nouveau champ de recherche et d'intervention clinique s'ouvre ainsi à l'horizon qui demande à être exploré.

# Annexes

# Annexe I

## Normes de transcription

| | |
|---|---|
| Pauses: | + = 1 seconde    ++ = deux secondes |
| Commentaires du chercheur: | (( )) |
| Rires, sonnerie du téléphone, soupirs: | *en italique* |
| Accentuation d'un mot ou d'une syllabe: | LETTRES MAJUSCULES |
| Intonation montante: | ' (à la fin du mot) |
| Intonation descendante: | , (à la fin du mot) |
| Mots tronqués: | – |
| Chevauchements: | [ ] |
| Enchaînement rapide entre deux locuteurs: | = à la fin du premier et au début du deuxième locuteur |
| Inaudible: | X = une syllabe    XX = deux syllabes |

## Manipulations des carnets

Seules les manipulations observables en rapport direct avec les carnets ont été reportées. Elles consistent en des descriptions d'actions sans interprétation du sens de l'action (ex. «regarde le carnet» et non «lit le carnet»). Celles-ci ont été notées en style télégraphique: tourne la page du carnet de Jocelyne = tourne page carnet Jocelyne.

Dans la transcription, elles sont notées entre parenthèse, elles correspondent au moment où l'action commence. Il n'y a pas de correspondance exacte entre la durée de l'action et ce qui est dit, sauf pour l'action où le carnet est ouvert. Pour notifier la correspondance entre le laps de temps où le carnet est ouvert et ce qui est dit, le caractère est écrit en gras. Les indications temporelles de la durée de celui-ci ne sont pas indiquées pour ne pas surcharger la transcription).

# Annexe II

*Tableau 1.* Présence des participantes à chaque séance de la thérapie.

| Participantes/ Séances | Lea | Corinne | Jocelyne | Nadia | Christine |
|---|---|---|---|---|---|
| Séance I. 25.01.99 | Présente | Présente | Présente | Présente | Présente |
| Séance II. 01.02.99 | Présente | Présente | Présente | Présente | Présente |
| Séance III. 08.02.99 | Présente | Présente | Présente | – | – |
| Séance IV. 15.02.99 | Présente | Présente | Présente | – | Arrêt thérapie |
| Séance V. 22.02.99 | Présente | Présente | – | Présente | – |
| Séance IV. 01.03.99 | Présente | Présente | Présente | Présente | – |
| Séance VII. 08.03.99 | Présente | Présente | Présente | Présente | – |
| Séance VIII. Relaxation | ? | ? | ? | ? | – |
| Séance IX. Relaxation | ? | ? | ? | ? | – |
| Séance X. 29.03.99 | Présente | Présente | Présente | – | – |
| Séance XI. 12.04.99 | Présente | Présente | Présente | Présente | – |
| Séance XII. 19.4.99 | Présente | Présente | Présente | – | – |
| Séance de suivi. 26.8.99 | Présente | Présente | – | – | – |

*Légendes:*
Présente: la participante est présente lors de la séance
?: donnée manquante
–: la participante est absente au cours de la séance

# Annexe III

## Détail des calculs pour la réalisation de la fréquence relative moyenne

*Tableau 1.* Fréquence, fréquence relative, écart type par genre sur l'ensemble de la thérapie.

|  | Total | % | Ecart type |
|---|---|---|---|
| Se saluer | 27 | 3 | 0.9 |
| Gérer l'activité du groupe | 44 | 5 | 2.5 |
| Faire récit | 375 | 38 | 9.5 |
| Décrire | 75 | 8 | 4.9 |
| Expliquer | 186 | 19 | 7.1 |
| Prescrire | 146 | 15 | 4.2 |
| Echanger des points de vue | 57 | 6 | 3.6 |
| Inclassable | 65 | 7 | 4.7 |

*Graphique 1.* Fréquence relative moyenne de chaque genre sur l'ensemble de la thérapie

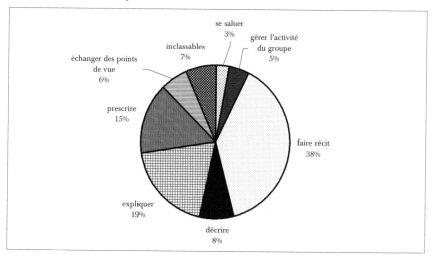

*Tableau 2.* Fréquence de chaque genre à chaque séance et calcul de l'écart type.

| | Séance I | Séance II | Séance III | Séance IV | Séance V | Séance VI | Séance VII | Séance X | Séance XI | Séance XII | Séance XIII | Ecart-type |
|---|---|---|---|---|---|---|---|---|---|---|---|---|
| Se saluer | 5 | 2 | 2 | 2 | 3 | 2 | 2 | 2 | 3 | 2 | 2 | 0.9 |
| Gérer l'activité du groupe | 7 | 10 | 4 | 4 | 4 | 3 | 2 | 3 | 3 | 3 | 1 | 2.5 |
| Faire récit | 52 | 47 | 42 | 29 | 38 | 33 | 32 | 28 | 26 | 23 | 25 | 9.5 |
| Décrire | 1 | 10 | 6 | 12 | 4 | 8 | 14 | 5 | 13 | 2 | 0 | 4.9 |
| Expliquer | 19 | 21 | 26 | 13 | 18 | 18 | 30 | 13 | 6 | 10 | 12 | 7.1 |
| Prescrire | 10 | 14 | 21 | 20 | 13 | 13 | 15 | 7 | 12 | 10 | 11 | 4.2 |
| Echanger des points de vue | 12 | 9 | 4 | 5 | 4 | 3 | 5 | 3 | 10 | 1 | 1 | 3.6 |
| Inclassable | 8 | 3 | 2 | 4 | 1 | 3 | 3 | 10 | 8 | 17 | 6 | 4.7 |
| **TOTAL** | **114** | **116** | **107** | **89** | **85** | **83** | **103** | **71** | **81** | **68** | **58** | |

# Bibliographie

Ackermans, A. & Andolfi, M. (1987). *La création du système thérapeutique. L'école de la thérapie familiale de Rome*. Paris: Editions ESF.

Adam, J.-M. (1993). *La description*. Paris: Presses Universitaires de France.

Adam, J.-M. & Revaz, F. (1996). *L'analyse des récits*. Paris: Le Seuil.

Adam, J.-M. (1999). *Le récit*. Paris: Presses Universitaires de France.

Agras, W. (1988). *Eating disorders, Management of obesity, bulimia and anorexia nervosa*. New York: Pergamon Press.

Agras, S. C., Telch, B., Arnow, K., Eldredge, M. Detzer, J. Henderson, & Marnell, M. (1995). Does interpersonal therapy help patients with binge eating disorder who fail to respond to cognitive-behavioral therapy? *Journal of Consulting and Clinical Psychology*, 63, 356-360.

American Psychiatric Association (1996). *DSM-IV: manuel diagnostique et statistique des troubles mentaux*. Paris: Masson.

Ammann, R. (1999). *Guérison et transformation par le sable*. Genève: Georg.

Bakhtine, M. (1984). Les genres du discours. In *Esthétique de la création verbale* (pp. 265-308). Paris: Gallimard.

Bandura, A. (1976). *Social learning theory*. Englewood Cliffs: Prentice-Hall.

Beck, A. T. (1976). *Cognitive therapy and the emotional disorders*. New York: International Universities Press.

Bernard, C. (1947/1984). *Introduction à l'étude de la médecine expérimentale*. Paris: Flammarion.

Brassac, C. (2001). Formation et dialogisme: l'exemple d'un apprentissage situé et distribué. *L'Orientation Scolaire et Professionnelle*, 30 (2), 243-270.

Bril, B. & Roux, V. (1993). Compétences impliquées dans l'action. Le cas de la taille des perles en pierre dure (Khambat, Inde). In B. Conein, B., N. Dodier, & L. Thévenot (Eds.) (1993). Les objets dans l'action. De la maison au laboratoire. *Raison Pratiques*, 4, 267-286.

Brillat-Savarin (1825/1982). *Physiologie du goût*. Paris: Flammarion.

Bronckart, J. P. (1997). *Activité langagière, textes et discours. Pour un interactionisme socio-discursif*. Paris: Delachaux & Niestlé.

Bronckart, J. P. & Friedrich, J. (1999). Présentation. In L. S. Vygotski, *La signification historique de la crise en psychologie* (pp. 15-69). Lausanne: Delachaux et Niestlé.

Brossard, M. (2004). *Vygotski. Lectures et perspectives de recherches en éducation*. Villeneuve d'Ascq Cédex (Pas-de-Calais): Presses Universitaires du Septentrion.

Brownell, K. D. & Rodin, J. (1994). The dieting maelstrom, is it possible and advisable to lose weight? *American Psychologist*, 49, 781-791.

Brassac, C. (2001). Formation et dialogisme: l'exemple d'un apprentissage situé et distribué. *L'Orientation Scolaire et Professionnelle*, 30 (2), 243-270.

Bruch, H. (1988). *Les yeux et le ventre: l'obèse, l'anorexique*. Paris: Payot.

Bruner, J. (1991). ...*Car la culture donne forme à l'esprit. De la révolution cognitive à la psychologie culturelle.* Paris: Eshel.

Bruner J. (1996a). *The culture of education.* Cambridge Mass.: Harvard University Press.

Bruner, J. (1996b). *L'éducation, entrée dans la culture. Les problèmes de l'école à la lumière de la psychologie culturelle.* Paris: Retz.

Brusset, B. (1977). *L'assiette et le miroir.* Paris: Privat.

Caillé, P. & Rey, Y. (1994). *Les objets flottants. A la découverte de la relation d'aide.* Paris: ESF.

Cain, C. (1991). Personal stories: Identity acquisition and self-understanding in alcoholics anonymous. *Ethos,* 19, (2), 210-253.

Casper, R. C., & Offer, D. (1990). Weight and dieting concerns in adolescents, fashion or symptom? *Pediatrics,* 86, 384-390.

Cavaleri Pendino, A. (2007). *Se raconter pour sortir de l'impasse des troubles alimentaires. Approche historico-culturelle d'une genèse de l'auto-contrôle de la prise alimentaire.* Thèse de doctorat, Université de Lausanne.

Chesters, L. (1994). Women's talk: food, weight and body image. *Feminism and Psychology,* 4, 449-457.

Clot, Y. (1997). Avant-propos. In L. Vygotski, *Pensée et langage* (pp. 7-18). Paris: La Dispute.

Clot, Y. (1999). *La fonction psychologique du travail.* Paris: Presses Universitaires de France.

Clot, Y. (2001). Méthodologie en clinique de l'activité. L'exemple du sosie. In M. Santiago Delefosse & G. Rouan (Eds.) *Les méthodes qualitatives en psychologie* (pp. 125-147). Paris: Dunod.

Clot, Y. (2002). De Vygotski à Léontiev via Bakhtine. In Clot, Y. (Ed.), *Avec Vygotski* (pp. 165-185). Paris: La Dispute/Snédit.

Cole, M. (1996). *Culture in mind.* Cambridge: Harvard University Press.

Connors, M. E., & Melcher, S. A. (1993). Ethical issues in the treatment of weight-dissatisfied clients. *Professional Psychology: Research and Practice,* 24, 404-408.

Daniels, H. (Ed.) (1993). *Charting the agenda. Educational activity after Vygotsky.* Londres: Routledge.

De La Rocha, O. (1996). *Problems of sense and problems of scale: an ethnographic study of arithmetic in everyday life.* Thèse de doctorat, Université de Californie, Irvine.

De Groot, A. (1965). *Thought and choice in chess.* The Hague: Mouton.

Di Vetta, V., Clarisse, M. & Giusti, V. (2005). Régimes amaigrissants: lesquels conseiller/déconseiller? *Revue Médicale Suisse,* 1, 818-822.

Elias, N. (1973). *La civilisation des mœurs.* Paris: Calmann-Lévy.

Engels, F. (1925/1975). *Dialectique de la nature.* Paris: Editions sociales.

Engeström, Y. & Middleton, D. (Eds.) (1996). *Cognition and communication at work.* Cambridge: Cambridge University Press.

Fairburn, C., & Cooper, P. (1989). Eating disorders. In K. Hawton, P. Salkovskis, J. Kirk, & D. Klark (Eds.), *Cognitive behaviour therapy for psychiatric problems, a pratical guide* (pp. 277-314). Oxford: Oxford University Press.

Fischler, C. (1993). *L'homnivore.* Paris: Odile Jacob.

Bibliographie

255

Friedrich, J. (1997). Le mythe de l'unité épistémologique de l'école historico-culturelle. In C. Moro, B. Schneuwly, & M. Brossard (Eds.), *Outils et signes. Perspectives actuelles de la théorie de Vygotski* (pp. 19-33). Berne: Peter Lang.

Foucault, M. (1984). *Histoire de la sexualité 3. Le souci de soi.* Paris: Gallimard.

Foucault, M. (1989). *Surveiller et punir.* Paris: Gallimard.

Foucault, M. (1990). *Histoire de la folie à l'âge classique.* Paris: Gallimard.

Garner, D. M., & Garfinkel, P. E. (1980). Socio-cultural factors in the development of anorexia nervosa. *Psychological Medecine,* 10, 647-656.

Garner, D. M., Garfinkel, P. E., Schwarz, D., & Thompson, M. (1980). Cultural expectations of thinness in women. *Psychological Reports,* 47, 483-491.

Garrow, A. (1981). *Treat obesity seriously. A clinical manual.* New York: Churchill Livingstone.

Genette, G. (1972). *Figures III.* Paris: Le Seuil.

Gilbert, M. (2001). *L'identité narrative. Une reprise à partir de Freud de la pensée de Paul Ricœur.* Genève: Labor et Fides.

Giusti, V., Navarro, C., Suter, M., Jayet, A., Zysset, E. & Héraïef, E. (1999). Indications de la gastroplastie dans le traitement de l'obésité. *Revue Médicale de la Suisse Romande,* 119, 469-474.

Giusti, V. (2004). Le profil du patient obèse. Souvent, les restrictions diététiques sont efficaces pour grossir. *Cardiovasc,* 2, 8-11.

Giusti, V. (2006). Le parcours thérapeutique du patient obèse. *Revue Médicale Suisse,* 2 (59), 858-863.

Gordon, R. (1992). *Anorexie et boulimie, anatomie d'une épidémie sociale.* Paris: Stock / Laurence Pernoud.

Goodwin, C. (1996). Professional Vision. *American Anthropologist,* 96 (3), 606-633.

Greimas, A. J. (1976). *Maupassant: la sémiotique du texte, exercices pratiques.* Paris: Seuil.

Grossen, M., & Pochon, L.-O. (1997). Interactional perspectives on the use of the computer and on the technological development of a new tool: the case of word processing. In L. B. Resnick, R. Säljö, C. Pontecorvo, & B. Burge (Eds.) *Discourse, tools ans reasoning. Essays on situated cognition.* Berlin: Springer.

Guillerot, A., & Laxenaire, M. (1993). *Anorexie mentale et boulimie, le poids de la culture.* Paris: Masson.

Hawton, K., Salkovskis, P., Kirk, J., & Clark D. (1989). *Cognitive behaviour therapy for psychiatric problems.* Oxford: Oxford University Press.

Hegel, F. (1970). *Encyclopédie des sciences philosophiques, I. La Science de la Logique (dite «petite logique»),* pp. 554-555. Paris: Vrin.

Héraïef, E. (1992). Obésité: de l'anamnèse au choix du traitement. *Revue Médicale de la Suisse Romande,* 112, 925-931.

Herman, P. C., & Polivy J. (1975). Anxiety, restraint, and eating behavior. *Journal of Abnormal Psychology,* 84, 666-672.

Herman, P. C. & Polivy, J. (1984). A boundary model for the regulation of eating. In A. J. Stunkard & E. Stellar (Eds.), *Eating and its disorders* (pp. 141-156). New York: Raven.

Hutchins, E. (1993). Learning to navigate. In S. Chaiklin, & J. Lave, (Eds.) *Understanding practice. Perspectives on activity and context* (pp. 35-63). Cambridge: Cambridge University Press.

Hutchins, E. (1994). Comment le «cockpit» se souvient de ses vitesses. *Sociologie du Travail*, 4, 451-473.

Hutchins, E. (1995). *Cognition in the wild.* Cambridge (MA): The MIT Press.

Jeammet, P. (1988). *L'anorexie mentale.* Paris: Monographies Doin.

Jefferson, G. (1978). Sequential aspects of storytelling in conversation. In J. Schenkein (Ed.) *Studies in the organization of conversational interaction* (pp. 191-221). Londres: Academic Press.

Kassirer, J. P., & Angell, M. (1998). Losing weight, a ill-fated New Year's resolution. *The New England Journal of Medecine*, 338, 52-54.

Latour, B. (1994). Une sociologie sans objet? Remarques sur l'interobjectivité. *Sociologie du travail*, 4, 587-607.

Lave, J. (1988). *Cognition in practice. Mind, mathematics and culture in everyday life.* Cambridge: Cambridge University Press.

Lave, J. & Wenger, E. (1991). *Situated learning, legitimate peripheral participation.* Cambridge: Cambridge University Press.

Lawrence, M., & Dana, M. (1990). *Fighting food, coping with eating disorders.* Londres: Penguin Book.

Lowe, M. R. (1993). The effects of dieting on eating behavior: A three-factor model. *Psychological Bulletin, 114*, 100-121.

Maury-Rouan, C., Vion, R. & Priego-Valverde, B. (2006). Le patient et son interlocuteur. In M. Grossen & S. Salazar Orvig (Eds.) *L'entretien clinique en pratiques. Analyse des interactions verbales d'un genre hétérogène* (pp. 37-212). Paris: Belin.

Mauss, M. (1950). *Sociologie et anthropologie.* Paris: Presses Universitaires de France.

Mead, G. H. (1932/1997). La chose physique. *Réseaux, 85*, 195-211.

Mead, G. H. (1934/2006). *L'esprit, le soi et la société.* Paris: Presses Universitaires de France.

Mennell, S. (1991). On the civilizing of appetite. In M. Featherstone, M. Hepworth, & B. S. Turner (Eds.) *The body, social process and cultural theory* (pp. 126-156). Londres: Sage.

Moro, C. (2001). La cognition située sous le regard du paradigme historico-culturel vygotskien. *Revue Suisse des Sciences de l'Education*, 23, 493-511.

Moro, C., & Rodriguez, C. (1989). Les interactions triadique bébé-objet-adulte durant la première année de la vie de l'enfant. *Enfance*, 42 (1-2), 75-82.

Moro, C. & Rodriguez, C. (2005). *L'objet et la construction de son usage chez le bébé. Une approche sémiotique du développement préverbal.* Berne: Peter Lang.

Norman, D. A. (1993a). Les artefacts cognitifs. *Raisons Pratiques*, 4, 15-34.

Norman, D. A. (1993b). *Things that makes us smart. Defending human attributes in the age of the machine.* Reading, MA: MIT.

Nylander, I. (1971). The feeling of being fat and dieting in a school population. *Acta Socio-Medica Scandinavica*, 1, 17-26.

Ogden, J. (1993). The measurement of restraint: confounding success and failure? *International Journal of Eating disorders*, 13, 69-76.

Orbach, S. (1978). *Fat is a feminist issue I.* Londres: Hamlyn Peperbacks.

Orbach, S. (1987). *Fat is a feminist issue II.* New York: Berkley Book.

Pochon, L.-O. & Grossen, M. (1997). Les interactions homme-machine dans un con-texte éducatif: un espace interactif hétérogène. *Sciences et Techniques Educatives*, 4 (1), 41-65.

Polivy, J., & Herman, P.C. (1987). Diagnosis and treatment of normal eating. *Journal of Consulting and Clinical Psychology*, 55, 635-644.

Preda, A. (1999). The turn to things: arguments for a sociological theory of things. *The Sociological Quarterly*, 40 (2), 347-366.

Quéré, L. (1992). Espace public et communication. Remarques sur l'hybridation des machines et des valeurs. In P. Chambat (Ed.) *Communication et lien social: usages des machines à communiquer* (pp. 29-49). Paris: Descartes.

Rabardel, P. (1995). *Les hommes et les technologies. Approches cognitives des instruments con-temporains.* Paris: Armand Colin.

Rabardel, P. (1997). Activité avec instruments et dynamique cognitive du sujet. In C. Moro, B. Schneuwly, & M. Brossard (Eds.) *Outils et signes. Perspectives actuelles de la théorie de Vygotski* (pp. 34-49). Bern: Peter Lang.

Rabardel, P. (2002). Le langage comme instrument? Eléments pour une théorie ins-trumentale élargie. In Y. Clot (Ed.) *Avec Vygotski* (pp. 265-289). Paris: La Dispute/Snédit.

Ricœur, P. (1983). *Temps et récit I.* Paris: Seuil.

Ricœur, P. (1984). *Temps et récit II. La configuration dans le récit de fiction.* Paris: Seuil.

Ricœur, P. (1985). *Temps et récit III. Le temps raconté.* Paris: Seuil.

Ricœur, P. (1990). *Soi-même comme un autre.* Paris: Seuil.

Ricœur, P. (1995). *Réflexion faite. Autobiographie intellectuelle.* Paris: Esprit.

Rochex, J.-Y. (1995). *Le sens de l'expérience scolaire.* Paris: Presses Universitaires de France.

Rosenbaum, M., Leibel, R., & Hirsch, J. (1997). Obesity. *The New England Journal of Medecine, 337*, 397-404.

Sacks, H. (1972). On the analyzability of stories by children. In J.J. Gumperz (Ed.) *Directions in socio-linguistics: the ethnography of communication* (pp. 325-345). New York: Holt, Rinehart and Winston.

Sacks, H. (1992). *Lectures on conversation II.* Oxford: Blackwell.

Säljö, R. (1997). Learning and sociocultural change. Inaugural Lecture presented on June 13, 1997 at the acceptance of the Belle van Zuylen quest professorship at the Faculty of Social sciences of Utrecht University. *Research Papers*, 4, 5-23. Utrecht (Pays-Bas): Vakgroep Algemene Sociale Wetenschappen, Universiteit Utrecht.

Scheller, L. (2001). Clinique de l'activité et pouvoir d'agir. *Education permanente*, 146, 161-174.

Scheller, L. (2004). Clinique de l'activité et conflits dans le travail. *Bulletin de psycholo-gie*, 57 (469), 99-103.

Schneider, J., & Agras, W. (1985). A cognitive behavioral group treatment of bulimia. *British Journal of Psychiatry*, 146, 66-69.

Schneuwly, B. (1988). *Le langage écrit de l'enfant*. Lausanne: Delachaux et Niestlé.

Selvini Palazzoli, M. (1978). *Self starvation: from individuation to family therapy in the treatment of Anorexia Nervosa*. New York: Aronson.

Sève, L. (1997). Présentation. In L. S. Vygotski, *Pensée et langage*, (pp. 19-34) 3ᵉ édition. Paris: La Dispute.

Sève, L. (2002). Quelles contradictions? A propos de Piaget, Vygotski et Marx. In Y. Clot (Ed.) *Avec Vygotski*, 2ᵉ édition augmentée, (pp. 245-264). Paris: La Dispute.

Striegel-Moore, R. H. & Franko, D. L. (2003). Epidemiology of binge eating disorder. *International Journal of Eating Disorders*, 34, 19-23.

Stunkard, A., Harris, J., Pedersen, N., & Gerald, M. (1990). The body-mass index of twins who have been reared apart. *The New England Journal of Medecine*, 322, 1483-1487.

Suter, M. & Giusti, V. (2005). La chirurgie de l'obésité: indications, techniques, perte pondérale et complications. *Revue Médicale Suisse*, 1 (12), 832-836.

Turner, B. S. (1991). The discourse of diet. In M. Featherstone, M. Hepworth, & B. S. Turner (Eds.) *The body, social process and cultural theory* (pp. 157-169). Londres: Sage.

Van der Veer, R. & Valsiner, J. (1991). *Understanding Vygotsky. A quest for synthesis*. Padstow, Cornwall: T. J. Press.

Van Strien, T., Frijters, J. E., Bergers, G. P., & Defares, P. B. (1986). Dutch eating behaviour questionnaire for assessment of restrained, emotional and external eating behaviour. *International Journal of Eating Disorders*, 5, 295-315.

Veggetti, M. S. (1978). Vygotskij e la psicologia sovietica. In L. S. Vygotski, *Storia dello sviluppo delle funzioni psichiche superiori. E altri scritti* (pp. 9-39). Florence: Giunti-Barbèra.

Veresov, N. (1999). *Undiscovered Vygotsky*. Frankfurt am Main: Peter Lang.

Vygotski, L. S. (1925/2003). La conscience comme problème de la psychologie du comportement. In L. S. Vygotski, *Conscience, insconscient, émotions* (pp. 61-94). Paris: La Dispute/Snédit.

Vygotski, L. S. (1925/2005). *Psychologie de l'art*. Paris: La Dispute.

Vygotski, L. S. (1927/1999). *La signification historique de la crise en psychologie*. Lausanne: Delachaux et Niestlé.

Vygotski, L. S. (1930/1985). La méthode instrumentale en psychologie. In B. Schneuwly & J. P. Bronckart (Eds.), *Vygotski aujourd'hui* (pp. 39-47). Neuchâtel: Delachaux et Niestlé.

Vygotski, L. S. (1930/2003). Psychisme, conscience et inconscient. In L. S. Vygotski, *Conscience, insconscient, émotions*, pp. 95-121. Paris: La Dispute.

Vygotski, L. S. (1931/1978a). *Storia dello sviluppo delle funzioni psichiche superiori. E altri scritti*. Florence: Giunti-Barbèra.

Vygotski, L. S. (1931/1978b). *Mind in society. The development of higher psychological processes*. Cambridge, Mass.: Harvard University Press.

Vygotski, L. S. (1934/1997). *Pensée et langage*. Paris: La Dispute.

Vygotski, L. S. (1984/1998). *Théorie des émotions. Etude historico-psychologique.* Paris: L'Harmattan.

Walsch, B. T. (1992). Diagnostic criteria for eating disorders in DSM-IV: work in progress. *International Journal of Eating Disorders*, 12, 301-303.

Weber, M. (1972). *L'éthique protestante et l'esprit du capitalisme.* Paris: Plon.

Wenger, E. (1998). *Communities of practice. Learning, meaning, and identity.* Cambridge: Cambridge University Press.

Wertsch, J. V. (1985). *Vygotsky and the social formation of mind.* Cambridge (MA): Harvard University Press.

Wertsch, J. V. (1991). *Voices of the mind: A sociocultural approach to mediated action.* Cambridge (MA): Harvard University Press.

Wertsch, J. (1998). *Mind as action.* New York: Oxford University Press.

Wilfley, D., Agras, W., Telch, C., Schneider, A., Cole, S. L., & Raeburn, S. (1993). Group cognitive-behavioral and group interpersonal psychotherapy for the nonpurging bulimic individual: a controlled comparison. *Journal of Consulting and Clinical Psychology*, 61, 296-305.

Winnicott, D. W. (1975). *Jeu et réalité. L'espace potentiel.* Paris: Gallimard.

Wood, D. J., Bruner, J. S., & Ross, G. (1976). The role of tutoring in problem solving. *Journal of Child Psychology and Psychiatry*, 17, 89-100.